女人的

Wild Feminine
Finding Power, Spirit & Joy
in the Female Body

身心療癒
地圖

ove

Power

全方位骨盆治療，
整合妳的女性身體，
喚醒生命野性活力！

Sex

著——塔咪・琳・肯特
Tami Lynn Kent

譯——鍾尚熹

目錄
Contents

目錄
Contents

推薦與書評

在古遠的記憶深處，有一個地方，那裡的女人用吟唱編織衣裳、藉雙手撫癒傷痛、以舞蹈連結萬物，在月光的洗禮下進行儀式、與大地對話……這是個真實的地方，它在每個女人的心靈深處，是源頭也是歸屬。

作者提供的各種方式像是一張地圖，將帶領每個女人踏上這塊領土，探索妳的「野性女人」，迎回將內心黑暗潤化為璀璨光芒的美與力量。

何靖媛（靈性肚皮舞老師、能量療癒工作者）

國內婦女的骨盆腔問題很多，較常見的經痛、子宮內膜異位、子宮肌瘤等病症，多半與壓力、環境荷爾蒙、不當飲食及生產過程等有關聯，以上種種因素皆可能會造成骨盆腔的傷害。作者對於女性生理及心理問題有十分深入、精闢的見解，在探討疾病根源後，提供的療癒方法很值得推廣。此外，她對於不同文化背景所產生的性別議題，有著寬闊的視野、深入的思維，令人讚嘆！

許瑞云（慈濟醫院醫師、《哈佛醫師養生法》作者）

身為女人，妳認識的自己，是否大多來自於外在文化及媒體所強加於妳扭曲的女人形象？

作者透過鼓勵認識內在「野性女人」的概念，將女人與生俱來、充滿生命力及創造力的能量活出來。作者透過多年的研究與豐富的實務工作，在書中結合了案例說明，實務練習，女人身體的想像探索認識、陰道按摩、淨化負面能量、情緒的自我探索，家庭溯源、骨盆運動及骨盆靜心，一步步帶領妳走向「野性女人」身心靈整合的祕密途徑。

張慧卿（羅夫結構整合治療師、費登奎斯療法治療師）

人們總說：了解自己後，才會明白自己要的是什麼。可是，什麼是真的「了解」呢？對東方女性來說，我們的教育對於「性」及「女性的器官」的了解，一直是隱諱而保守的。在這本書中，我才知道，原來聆聽並了解自身女性器官，是一種內在療癒的方式。原來左卵巢與右卵巢各司其職，就像是左腦及右腦，帶給我們不同的影響及意義。這本書也讓我想到了「曼陀羅」，從一個圓，一個代表著孕育生命的子宮，我們可以有無限的發揮及想像，雖然個人的能力有限，但我們可以創造無限的可能性。

海藻綠（31歲，上班族）

這是一本打掃書，重新打掃了我們內在和外在空間。

以前當遇到大大小小人生挫折時，最常聽到的安慰是，時間過了就好了。所以我們真的相信，擺著不管，那些情緒就會自動消失不見。直到看了這本書，我開始對自己的身體說，對不起，讓妳累積了這麼多壞能量，以後我不會再假裝視而不見了。

原來身體這麼美。我們都應該好好珍惜。

綠夏天（26歲，行政人員）

「妳心裡很清楚，不必浴火，妳也會飛上枝頭——妳其實就是美麗的鳳凰。」多年前，一支女性專屬信用卡廣告，清晰傳遞了這個我非常喜歡的概念。

人類的身體、情緒、靈性三個層次是一個完整的結構，其中一部分失衡，整個生命勢必會全然歪斜。本書分享的實際案例，讓我在閱讀的同時也思考著：我覺得生理期很煩嗎？我討厭自己是個女生嗎？非生理期我就完全遺忘我的子宮與卵巢嗎？

很感謝作者，讓有幸閱讀這本書的我們，不必如她浴火，也能與她同步自我療癒，並蛻變為有力量飛上枝頭的，美麗的鳳凰。

張絲絲（瑜伽老師、靈性工作者）

《女人的身心療癒地圖》是我們都需要的一帖靈藥，讓我們重拾女性身體裡，天生具有的力量及喜悅。

克莉絲汀・諾珊普醫學博士
（著有《女人身體，女性智慧》、《母女的智慧》及《更年期的智慧》）

我從來沒有看過任何作者，能把身為女人最深刻的精神意涵及永恆的象徵，用文字表現出來。肯特的書，是每一位研究女性身體、女性能量奧祕的學生及老師，一定要讀的書。

蘿西塔・阿維戈（馬雅腹部按摩阿維戈技術的創始人，
著有《光之石》、《靈性沐浴》及《雨林藥草居家療方》）

塔咪・琳・肯特為我們指引方向，提醒了我們已經遺忘的道路。這本書帶給女人、自然生產以及女性身體莫大的希望。

伊娜・梅・蓋絲金（助產士，
著有《靈性助產術》及《伊娜梅教妳分娩》）

　　我非常推薦塔咪・琳・肯特這本獨一無二的著作。每一個女人都能夠因為讀這本書而受益。無論妳正在尋求情緒或性創傷的療癒，或者妳只是想知道如何能夠更享受，並且擁有妳的女性天賦，這本書將是妳的良師益友。

伊莉莎白・萊莎（亞米迦協會的共同創始人，
著有《追尋者的指南》及《破浪而出》）

親愛的讀者：

　　我要邀妳與我進行一趟深度之旅，深入妳身體的最根源之處，去到妳的根源區，去到所有女性的根源區。發現妳內在野性女人的美麗景致，找到創造能量流與妳身體核心的連結，重新綻放出妳最真實的光采。

　　書中每一則故事，都映照出與我一起工作的女人。她們引導我們了解並意識到，女人骨盆與女性能量的潛在力量。每一則故事，我都親眼目睹了療癒的真正本質，但我也需要保護這些協助我完成這本書的女性朋友的隱私，因此做了一些改寫。妳不需要是一位專業的治療師，也能為妳的身體與生活帶來深刻的轉變，這就是我寫這本書的目的，希望來自女性身體的集體智慧所提煉出的精華，能夠幫助妳。

　　這本書不能取代醫療建議，也不能取代妳的直覺。

　　祝福妳，也祝福妳的身體。

偉大的工作正在展開，人們開始明白，女性是神與人之間的橋樑。

——瑪莉安・伍德曼（Marion Woodman），
《骨質：死裡重生》（*Bone: Dying into Life*）

女性身體可能是女性主義最少觸碰過的領域，也許會是最後的邊境了。

——卡羅琳・納普（Caroline Knapp），
《肉欲：為什麼女人想要》（*Appetites: Why Women Want*）

女人的療癒地圖，
就在我們的身體內

　　二十一世紀的女人，面臨了前所未有的新挑戰。重大的社會變遷，女性主義者贏得了很大的成就，使現代的女人可以參與公眾事務，這是前人過去無法想像的事。還記得嗎？美國女人可是在一九二〇年才擁有投票權。擁有正式的公民權，得以進入男性社會的身分，儘管是件令人欣喜之事，但對於更早以前、全然活在母系社會的女性祖先來說，她們從來不需要面對某些議題。

　　舉例來說，女人在辦公室、工廠、各種機構工作，我們如何調適每個月的生理期所帶來的身心變化？我們怎麼能確信，我們的工作條件不會傷害體內的寶寶呢？我們有沒有可能為了工作與寶寶分開，但還是可以餵母乳？孩子還小的時候，我們可以繼續就業嗎？如果是的話，怎麼樣才能最符合小孩權益，讓他們得到需要的照顧呢？當我們處於更年期的過渡時期，需要我們回到內在工作的重要階段，我們該如何保持自己的外在形象？

　　這些例子凸顯出許多女人，面臨著在男性世界中平衡自己的需求與關注之間的衝突。其中一種反應，也是我們文化中最普遍的一種，就是否定女性身體：以偽裝成男性化的方式，去貶低我們身體與生俱來的女性機能。社會鼓勵這樣的態度，用各種手段：避而不提月經、介入生產、無視身體的自然運作、分開母親與嬰兒、餵食嬰兒配方乳品，以及

使用荷爾蒙治療更年期症狀等。

這些方法在當下也許是最便利的方式（在文化上來看，這些都比選擇在月經期靜養、自然生產、哺育母乳、讓母親與嬰兒共處，以及不用藥物的更年期治療來得更簡單），但其實帶來了負面的影響。我們每一次否定自己的女性機能，就使我們離身體的自然之道更遠，最後，我們會離自己的女性根源愈來愈遠。這將對我們的身體造成壓力，也會在身體及情緒上，為我們自己及家人帶來更多的問題。

例如，反對哺育母乳（以及母親和嬰兒之間其他形式的親密接觸）的社會壓力，大量促銷配方乳品給人類的下一代，導致整個世代的母嬰否定了母乳的獨特優點以及在發展上的益處。研究人員發現，現代盛行的心臟疾病、高血壓、肥胖、乳癌及幼童糖尿病等，與這項女性機能的大量被剝奪有關。近年的研究報告發現，使用荷爾蒙藥物抑制更年期症狀，可能增加罹患乳癌及心臟疾病的風險；但荷爾蒙最初的功用是預防疾病。

不過，還是有一些好消息：無論多麼強烈的否定女性身體，與它背道而馳，我們的女性身體仍然沒有遺忘這些女性機能。我們的身體深植這些感知，它會呼喚我們用自己特有的方式，重新恢復女性本質。這些常讓我們深受其苦的女性領域，像是月經、性行為、墮胎、流產、生產、照顧小孩、更年期等，但它們卻為療癒我們內在的野性女人提供一條道路。

「療癒」（healing）一詞就字面的意義，意謂「成為完整」，這個完整對我們每一個人來說，都是獨一無二的。因此，除了真實及喜悅之外，沒有固定的程序，也沒有刻板印象的女性特質，無論是透過做愛、忘我的生產過程，或是哺乳時的愉悅感受，對我們的身體而言，這些就是愉悅及滿足的來源。甚至，在天時地利的情況下，月經也可以帶來很大的愉悅。

在《女人的身心療癒地圖》中，有一段很棒的真實描述：我們的女性身體現在迫切需要我們，透過最親密的結合，我們才能得到所需要的智慧、女性野性力量、熱情、歡愉、活力以及真實。

塔咪‧琳‧肯特不只給予我們這個訊息，她也告訴我們實用的方法，讓我們恢復女人原本的力量與熱情。這本書介紹女性能量地圖，就在我們的骨盆之內。塔咪提出「全方位骨盆照護治療」（Holistic Pelvic Care）的方法，對這個區域展開探索，重新建立連結，為我們找到重返女性根源區的道路，當我們重新發現自己的女性能量時，就是回到我們真正的家。這是身心靈療法中，最棒也最神聖之處。

《女人的身心療癒地圖》也提供練習活動、觀想及儀式，幫助我們了解及整合身為女人的經驗，並且要我們愛自己。這本書就像一位良師益友，鼓勵我們了解自己的完整，找出自己的方向，解除我們的限制，使我們在生活時時刻刻都能覺察自己。塔咪‧琳‧肯特將她的女性智慧織在字裡行間，使我們更深入了解內在野性女人與女人的週期循環，也就是每個月的排卵及月經週期，以及從月經、懷孕、生產、哺乳到再次月經，這個更大的週期循環。

二十一世紀的生活，對女人來說也許充滿了挑戰，但我們也得到愈來愈多的資源指引。《女人的身心療癒地圖》帶來智慧及指引，讓所有的女人與文化中的女性本質都有機會獲得療癒。

——莎拉‧柏克里（Sarah J. Buckley）醫學博士，
莎拉是一位家庭醫師，也是四個孩子的媽媽，
著有《溫柔生產，溫柔照護》（*Gentle Birth, Gentle Mothering*）
www.sarahjbuckley.com

開場
找回妳內在的野性女人

　　我在打鼓。二十位女人躺在地上，形成一個圓圈。她們的頭靠在一起，雙腿伸直，就像一顆由內向外放射的大星星。隨著鼓聲的律動，我要求大家用身體的根源區去感受鼓的振動。子宮是生命的肇始之地，她們隨著鼓聲，把節奏傳遞到子宮。

　　被圓而平滑的骨盆包圍著，女性身體的根源區就像是一個碗。從子宮裡，女人可以找到支持自己的能量，找到滋養她創造的力量。幾個世紀以來，女人就像碗或是編織籃子的人一樣，她們編織出盛裝食物與水的容器，她們就像這個碗，用自己的身體，為孩子及家人裝滿能量。在現代都會裡，儘管女性角色已被重新定義了，但女性身體仍在根源區保有能量、釋出能量，就和過去一樣。

　　女人是能量的守護者，她們的身體記錄著過去的事情。當女人到自己身體的根源區一遊，回到儲存她累積能量的骨盆時，會發現她被賦予的力量，這會讓她以此為起點，走向未來。

　　鼓聲停歇，女人從地板上坐了起來。她們看著彼此，臉上帶著野性的氣息。她們到女性的根源區遊歷了一回，憶及長久以來被遺忘的那片景致，她們開始談起祖先、古老的歌曲、出生及靈性，這些都是野性女人的領域。每個人內在的野性女人都甦醒了，流露出純淨之美。在呼吸吐納之間，她們喚回自己的野性女人，重新循著路徑回到自己的根源區，恢復女人原始的野性能量。

女人，妳準備好回家了嗎？

　　我不是一開始就在女性健康的工作領域中，尋找我的野性女人，其實是野性女人發現了我。我對她的存在渾然不覺，直到我發現女人們一個接著一個，都與身體的根源區嚴重脫節，我才知道她的存在。女人身體的根源區，是容納骨盆器官的地方，也是女人創造能量流動的管道。

　　我母親對舞蹈的熱愛深植在我的細胞裡，我總是把身體當作一種表達的工具。我發現自己在行走、運動、做瑜伽時，只要活動我的身體，我就能得到很大的快樂，這讓我找到身體治療的方法。我活潑好動的兒子們若是看到我懷孕時行動遲緩，或一直坐著餵奶，應該會非常驚訝。但活動為我的身體工作帶來許多靈感與啟發。

　　雖然在女性健康的領域工作一直是我的夢想，但我從沒有聽過，女性健康可以是一門獨立的醫學學科，所以我考慮進醫學院。我對於運動模式以及它們如何影響身體深感著迷，這帶領著我進入物理治療的領域。在我研究所三年級時，發現女性健康的領域。一位客座講師分享她為女性進行物理治療的實務經驗。從她的演講中，我發現結合物理治療及女性健康照護，才是我真正想做的事。

　　我在一間大醫院的門診執業，擔任女性健康物理治療師，我的個案大多過了更年期，有嚴重的骨盆病症。泌尿科的醫師將她們轉介到我的門診，她們總是把我的門診視為膀胱尿失禁或子宮下垂手術前的最後一線希望。骨盆手術不是非做不可，但如果骨盆長期失衡，就有可能非做

不可了。骨盆失衡可能導致不必要的背痛、骨盆疼痛、性欲降低及失去活力。一個長期生活在骨盆失衡的情況下的女人，會跟自己的創造中心脫節。治療這些個案的身體，讓我感受到個案對於這樣的失落有說不出的難過，但那時候，我並不知道，問題在於核心的失衡狀況。

我生了第一個兒子之後，產後照顧自己的陰道時，我才發現我跟自己的根源區太過疏離。我第一次開始關心自己的骨盆，發現女人情緒的起伏，與長期遺忘女性需求有密切的關係。去辨識並處理這些女性需求——在生活保持淡定，擅用自己的創造能量，接受每天的滋養——我繞了一大段路才回到自己的女性領地。我學會快樂過生活，又生了兩個孩子，與更深的源頭建立更深的連結，滋養我自己、我的創造力以及我的孩子。

「全方位骨盆照護治療」的藝術

與我自己的根源區建立連結的經驗，引導我在女性健康的實務工作領域重新出發。我離開醫院門診，開設一間更有家的感覺的工作室，也提供預防性治療及產後骨盆照護。我也發展出整合的照顧治療方式，我稱為「全方位骨盆照護治療」（Holistic Pelvic Care），透過這個治療程序恢復女性骨盆的平衡。傳統的西方醫學也承認身心靈整合治療的益處，但女性的骨盆健康還沒有普遍納入全人治療。「全方位骨盆照護治療」結合陰道按摩的物理治療，透過觀想及身體感知調整器官，恢復女性骨盆內部的平衡與能量流動。

我發現大多數的女人，因為缺乏整合性的骨盆照護，只能默默承受生產、持續的壓力，以及各種事件造成的骨盆不平衡。完整的照顧治療，不僅能改善慢性的骨盆症狀，也是女性健康不可或缺的要素。現代女性因為骨盆健康及保養的常識不足，使得核心長期承受壓力，例如：長時間久坐，使得骨盆能量阻塞，與野性女人失去連結。女人會因為了

解自己的野性女人而受惠，打破限制她們的活力與自我表達的隱藏模式，重建新的模式。將女性身體根源區的照護當作基本保健的一部分，配合全方位的觀點，我們能夠找出並治癒明顯及細微的失衡狀況，扭轉女人長期以來忽略骨盆需求的趨勢。

隨著我的業務成長，到我工作室來的女人，從生產照護，到跟身體根源區失去連結的女人都有，她們也介紹自己的朋友過來。儘管我的治療對象通常比較年輕，她們更重視結合身心靈的全方位治療，也是較為積極進取的一群人。她們發現自己多年來從未真正去了解自己的根源區。我不斷看到與骨盆失去連結的普遍問題。這種失聯有時是生理上的：有一位女士感覺不到自己陰道的肌肉。有時也可能情緒上的：一位對自己的女性特質及身體有一些痛苦聯想的女士，以切斷與自己的骨盆的連結，處理她的情緒。這種失聯的狀況，有時也會發生在能量層面，但這更不容易覺察。當女性不能經常性或有意識的使用核心的能量時，她們骨盆的能量就會愈來愈弱；因為她們不知道如何滋養自己體內的女性能量。

物理治療是我的藝術創作，在女性身體的根源區工作則有如雕刻，需要治療師調和深層的流動，塑造出一個身體的結構。解讀骨盆裡的身體模式，恢復生命能量原本的流動，這個技巧在於虔誠聆聽身體的智慧。一雙巧手是天賜的祝福，大多數女人基於畏懼，很少觸碰自己女性的根源區。我的手與我的心陪伴過許多女人，我尊敬女性身體與生俱來的創造能量。

女性身體與能量的關聯

當我致力於讓女人與骨盆肌肉重新連結時，我開始思索，身為女人要如何顯化女性特質，這也讓我開始研究，身體用什麼方式記錄身為女人的意義。我以女人的根源區為基礎，聆聽女人的故事，我開始注意

到，根源區的能量模式與女性創造本質的關聯，也注意到這些模式如何影響女人，在日常生活中運用她的創造能量。我把這些模式的資料，一點一滴的記錄拼湊之後，發現一個更大的主題。

能量是我們細胞的燃料，帶給我們身體生命，也賦予我們能力去創造健全充實的生活。能量在身體內的流動，就像是河流。能量流與身體的互動，就像是水流與河床一樣。創造能量流對我們生活中的各個層面造成影響，藉由了解它與身體模式的關聯，我們可以強化那些有益的模式，改變限制我們真正潛力的模式。

我在女性工作的領域中，發現身體模式可以改變成有益的模式，我們找出骨盆的能量模式，再轉化其形式，女人可以有意識的運用她的創造力。配合卵巢創造種籽以及子宮孕育的能力，女性身體擁有無限的創造潛能（就算器官被摘除，能量仍然潛藏在那裡）。當女人知道如何進入她的根源區，就能找回這種能量，建立她的創造夢想，進行她的創作，改變減損她的光芒的核心模式。她會探索身體模式與能量流的關係，並與自己的野性女人交談。

女性能量的回歸

我剛開始只是想把治療的案例記錄下來，作為個案研究之用，最後卻成了一本書。這本書引導女人探索活力十足的女性領域，女人可以從這裡得到理解和復原。這本書為新興的女性運動發聲：各年齡層及各背景的女人，都應回到自己的女性身體，恢復來自中心的創造力，發現它在日常生活中的潛力。女人的根源區提供我們絕佳的資源，去創造並整合出女人最有力量的表達。

書中出現「神性」（divine）、「神聖」及（sarced）「靈性」（spirit）等概念，我不是從宗教的觀點來探討，但讀者可以將自己信仰以女性靈性的修練方式結合在一起。更準確的說，我要著重的是，個人在每天生

活中的靈性經驗。個人與靈性的關係是獨一無二的旅程。它意味著，妳在每一個時刻或任何生活形式中，都能意識到與神聖性的連結。

女人的生命中，只要少了力量、靈性或喜悅，就會與自己野性的能量失去連結。每個女人的失落，都深植在她身體的根源區，女人一定要重回自己的身體，才能找回自己的野性女人，全然表達出自己。

儘管我研究的是女性與男性能量，但這本書的內容只著重在女性的部分，因為女人開始認知到自己並恢復內在的女性能量，非常重要。身為一個能量的守護者，並為社群孕育新生命，我們必須學習如何修復自己身體裡的女性能量流動。女人一旦回到女性身體，男性能量就自然會被激發出來，去創造新的外在架構（角色、關係、工作及家庭），這樣的架構更符合永續發展，賦予生命更新的方式。核心一旦恢復了平衡，自然系統才會自行調節。

此外，我們的創造生活正在轉型階段，過去五十年，因為節育與就業機會，女人生的孩子愈來愈少，或選擇不生孩子。只不過兩、三個世代，女人從平均生六到八個孩子，降至只生一、兩個孩子。結果就是，女人在生育力旺盛期間，有更多的生理期，而衛生用品的普遍化，讓愈來愈多的女性可以在生理期進行大量的活動，不管身體的週期。因為選擇晚生孩子，女人也愈來愈難懷孕，或無法撐完完整的懷孕週期。儘管我們的生育週期歷經了數千年的發展，但近年來我們身體的生育經驗改變得非常快。我們身體的節奏仍然與女性祖先緊密連結，她們的創造潛力基本上是透過懷孕、生育、養育孩子來展現。

我身為女性健康物理治療師，花了多年的時間研究骨盆，體會到創造自由的諸多優點，例如女人擁有許多就業機會與生育選擇，但這些也會把我們帶離創造的中心。我有機會親眼看見許多女人重新與自己的身體連結，她們的身體反映出更多以母性、家庭及土地為根本的特質。然而，就算改變過去的女性生活，骨盆裡豐富的資源仍然可以協助我們。

回到我們的身體，並不需要讓生活開倒車，而是在我們現在的生活中，展現自己原本就擁有的創造能量。

因為我們體內的創造能量流，會隨著懷孕及生育而改變，觀察這些生理變化（以及檢視排卵、經期、流產及更年期）等，就可以更了解這股創造能量。我的希望是，不管妳有沒有孩子，不管妳是不是還有月經，都可以讀讀這本書中的故事，找到更深層的模式與線索，揭開屬於妳自己的創造本質，與它重新連結。這些身體的經歷，可以讓我們對自己一生的創造週期有所啟發。返回根源區，是為了讓我們明白，根源區蘊含了多麼重要的女性資源。

妳內在的強大力量

妳的創造本質，是一股流貫妳全身的強大力量。妳可以與身體中心的創造能量流直接接觸，而不是藉由外在的因素（職業、配偶、孩子、過去的經驗等等）塑造或是定義妳的創造能量。當妳把焦點放在這裡，妳會發現妳內在那股巨大的潛力——它是來自身體內全面性的能量資源與指引，也與妳內在的靈性連結——而我們通常只接觸到這個領域的小小一部分。與其探究創造核心的全部能力，不如先接受我們的限制（讓我們退縮或關閉創造能量的限制）。那些來自遺傳、過去創傷或扮演特定角色造成的傷害，使我們與生俱來接受真正的療癒、新的資源、生命能量及未開發天賦的能力愈來愈弱。

這本書將教妳，如何與根源區的身體結構合作，透過特定的器官能量，改變妳與環境和更偉大靈性領域之間的關係。透過別人的故事以及練習的引導，妳會找到身體根源區裡完整的創造領域，妳會發現自己跟它在能量及身體上的連結。這些連結會使妳開始去檢視那裡有什麼，然後妳會開始信任，並在日常生活中運用根源區所帶給妳的潛力。

第一章我先說明內文使用的一些用詞，我用這些字來描述治療個案

時所見到的情況，以及我如何滋養我自己內在的野性女人。第二章要教妳解讀自己骨盆的生理模式，如何按摩陰道，並說明妳的生理模式如何影響妳的創造能量流。第三章敘述如何破除讓女性受限的認同，使妳的「女性」靈性重生。在這個章節中，我們會探討一些情緒能量，如：羞恥、難過、悲傷、害怕、生氣及愉悅等。當我們與骨盆能量建立關係的時候，這些情緒常常會浮現。與其積壓或控制情緒的能量，不如激發妳的覺察能力；每一種情緒都有不同的目的，協助妳回復女性領域。

第四章及第五章，我們會提到卵巢及子宮的能量，讓妳了解女性體內的能量運用，以及如何淨化妳的骨盆能量。第六章要告訴妳，當家族創傷的能量被轉化，妳的女性領域將會更寬廣。第七章分享在日常生活中，製作並運用自己的根源之藥，所能帶給妳的喜悅。書中的每一個章節中，都有一些教妳照顧自己根源區的練習，滋養身體與能量之間的關係，以形式去展現妳創意的表達。

附錄裡提供了一些建議，教妳如何運用這本書的資料探索妳的野性女人。無論是有同伴或自己一個人，妳會找到許多方法去讚揚女性的光采。無論妳的身體有什麼樣的過去，妳可以從現在開始發現女性身體之內的強大資源。

透過《女人的身心療癒地圖》書中的練習，我們學會如何把力量與活力帶回核心。我們發現，技術純熟的身體治療，通常能解決許多骨盆上的失衡狀況，治癒子宮脫垂、骨盆疼痛、產後的肌肉不平衡、尿失禁、性欲降低，或失去連結的問題，還能提升感官與性欲的健康，以及接受歡愉的能力。收復的女性領土，在身體上可以療癒過去的性創傷或骨盆創傷。清除我們核心能量流的障礙，就能見證自己的創造力重獲生機。我們讓自己的女性及男性能量復甦，就能使我們的工作、人際關係、角色扮演及外在架構充分發揮，並獲得深度的滋養。

但更重要的是，女人要辨識出骨盆中的潛能，它與宇宙能量連結，

這股能量也創造了萬物。為了探索宇宙能量與女性身體交會的區域，我們回到內在的神祕之地，與給予身體生命、把身體交託給生命的神祕結合。

未出世女兒的靈魂

我的意外總是發生在秋天。我的流產也不例外。樹葉才剛開始轉紅，我就開始出血了。雖然有些異常的徵兆，我的身體已經為即將發生的事做好準備。儘管多年來，我對這個節奏心裡有數，但我還沒準備好接受這件事情。

流產與我猜想月經不預期來了是很不一樣的。我流產的那一天，我從夢境中醒來，在夢裡我正在流血。醒來之後，夢中的恐懼依然揮之不去。鮮紅色的血液證實了我的身體早就知道：流產正是生死同時發生。流產是一種狂喜的連結，也是無法抑制的失落。子宮就像生產的過程一樣，會膨脹收縮。這後面伴隨著一種古老的悲傷，活在過去的祖母與母親們的悲傷，所有已逝女人的悲傷，全從子宮裡傾瀉而出。

子宮收縮最強烈的時候，我感到非常疲倦。我向這個未出世的靈魂投降，我躺在地板上，靠近窗台。這裡是我靜心冥想的地方，我可以從這裡看到窗外那棵巨大的雪松。我閉上眼睛。現在回想起來，我還能記得這個靜止的畫面，它代表一個嬰兒從子宮出來的時刻。呼吸暫時停止了，寧靜永無止境，處於這個狀況，我才再度了解這一切。

時間消逝，但我渾然不覺，直到我的子宮顫抖，我才恢復知覺。突然之間，我女兒的靈魂充滿了整個房間。我感受到她的身體正在離開我的身體，我伸手去摸她的胎盤，發現它跟我的手掌一樣大。

我把她小小的身體裹在布裡，不知道下一步該怎麼做。沒人告訴過我該怎麼辦，我只好把小小的包裹放在口袋裡，茫然過了一天。直到太陽下山，我與兒子和先生站在後院。我屈膝跪在一個淺淺的墓穴邊，猶

豫不決。我不想讓她走。我用手把她從口袋裡拿出來，輕輕放在鬆軟黑暗的泥土裡。直到我聽見兒子的聲音，才憶起自己身在何處。我的心中湧起一陣悲傷，隨著風聲在空中打轉。

第二天，我繼續被來自子宮的悲傷圍繞著，儘管忽略它會更容易一點。治療女性身體是我的專業，但這個經歷使我看到，不願去承認的悲傷是永遠不會消失的，它只是被埋了起來。女人否定它，埋掉身體上的悲傷，她有可能再也無法走回自己這個領域。隨著時間消逝，她會找不到女性領域的入口，有時她會像局外人一樣，在自己的生命外漂流。

我盡情宣洩我女性身體內的悲傷，發現其他被我遺忘的區域，我感覺自己與子宮嚴重失去了連結。我知道自己是一個堅強的女人。但在這個核心之地，我卻是一個陌生人。透過抒發悲傷的情緒，以及失去孩子的其他感受，我也發現了自己身為女孩與女人，卻很少被讚美的的悲傷。

經歷過這些悲傷，我開始感受到平靜，這是我一直以來都在追尋的平靜，最後在我內在最深處的野性女人裡，終於找到了。透過表達深埋在心中的悲傷，我探索到女性身體輪廓下的自己。我已經找到回家的路。

透過子宮的悲傷，我一層層剝開儲存在其中的各種情緒，這些情緒阻礙了我進入自己的根源區。當我在核心認出那些難過或失落，我才了解，身為女人的我，一直以來承受了多麼沉重的負荷。想為未出世孩子的靈魂哭泣的心，讓我超越了過去允許自己觸碰的界線。感受到核心每一處失落的能量變輕了，我不再害怕去發現任何事。我把身體裡一塊塊的石頭搬開，直到我感受到那片淨土。我第一次看見內在那片遼闊的景致：一片屬於我的開闊的創造領域。

與根源區建立連結，我把身體視為我的盟友。在我流產的三年前，當時是我第一次懷孕，我應該遵照自己的意願，照顧我的子宮，讓骨盆

裡的每一塊肌肉都緊實。現在，我跟隨根源區的引導，信任野性女人傳達出來的訊息。

我在身體平靜中，呼喚女兒的靈魂。我詢問她，該怎樣紀念她，我聽到這樣的回應：

教導女人，讓她們知道自己的身體之美，讚美她們內在的女性。

第一章
開始妳的身心療癒之旅

　　女性身體是讓我們與靈性相遇的神聖空間。女人是這個宇宙的編織者：她們透過身體，擁有純粹的創造本質，從而有效的創造出動態模式。現代女性只要知道如何與塑造她們創造力量的潛藏模式相互合作，就能夠運用意識來掌握這個能力。在這個章節裡，我們將檢視這與生俱來神祕的創造過程，找出如何在日常生活中與它互動、滋養它，以恢復我們內在與神聖力量的親密關係。

　　「野性女人」（wild feminine）是一種難以解釋的造物。就像所有野性的事物一樣，她總是不經意的出現：在全然的寧靜中現身，而當人們覺察她的存在時，她已經飛身離去。我在治療工作的時候，她會與那些女人一起出現，稍一驚動，立即隨風而去。當女人與她們內在這片原始之地重新連結時，某種純淨又深沉的力量就恢復了。寫這本書的時候，我最大的挑戰在於，要如何準確解釋這個重新連結的過程，讓女人能夠找到自己的方法回到根源區。

　　我一開始並沒有認出野性女人；我對女人的了解僅止於女性身體構造。直到我親眼目睹她返回時的能量，還有當中女人展現的風貌，我才算真正看見真正的女性本質。當女人找到了她核心的野性女人時，會展現出個人獨有的光采與智慧。她讓我改變了過去對「女性」所有的認知。每次與這樣真實的女人相遇，都帶給我莫大的啟發。

　　我想了解神祕的女性本質的渴望，讓我把兒子留在家給他們的爸爸來照顧，飛到東岸參加紐約市舉行的一場女性會議。就像生物學家追蹤稀有動物，我要前往野性女人最可能出現的地方去找尋。

　　出發前的幾個星期，我在照顧孩子與家務時，一個不切實際的念頭突然閃現，我想要去紐約旅行。我可以住在我最要好的女性朋友家裡；這五年來，她從來沒有看過我放下兒子，單獨出現。這趟旅程將會滿足我隻身前往大都會探險的欲望。

　　我的紐約行，從離開家裡舒適的客廳開始，就一路心情愉悅；但現實就沒那麼順利了。我到達朋友家時，已經很晚了。我的乳房腫脹，因為我還在為小兒子餵母奶。我從行李箱裡找出擠奶器，試圖減輕脹奶的壓力。令人喪氣的是，擠奶器一點吸力也沒有。我才發現到，我把一個重要的塑膠片留在家裡了。糟糕！那片像隱形眼鏡大小的塑膠圓片不僅具有過濾的效果，還能提供抽吸功能。少了它，擠奶器就只能反覆送風而已。我看著鏡子，刺眼的燈光照在我腫脹的乳房上，我的雙手抓著那擠奶器，徒勞無功吸不出半滴奶水。我開始大笑，這荒唐的景象簡直讓我笑到岔氣。

　　我的朋友或許是累了，乖乖上床睡覺，留下我和一對腫脹的甜瓜獨處。我對著我的乳房說話，希望這段談話能讓她們配合：「女士們，我知道妳們有點不舒服，我保證很快就會帶妳們回到小寶貝的身邊，在這之前先將就一下吧。」我對著洗手槽的方向前傾身體，開始擠壓（後來在會議期間以及在機場的時候，每隔四小時，我都要去洗手間重複這個動作，直到兩天後，我終於和小兒子相聚為止，希望我的乳房願意原諒我）。

　　離開家和孩子讓我覺得很不習慣，但對於進行探索，我又感覺到已經做好準備。第二天，我精神奕奕，準備更深入了解這一切。當紐約沐浴在清晨的金色陽光下，我已經從朋友家出門。我在會議廳裡找到

座位坐下來，聽到周圍女人的笑聲及談話。當瑪莉安・伍德曼（Marion Woodman）開始演講，我等著接收那些我想知道的事情。

　　瑪莉安是一位女性靈性老師，也是榮格分析師，畢生都在研究女人。如果有任何人能闡述女性的本質，她就是不二人選了。在一般的文化裡，只要提到女人，通常會用「女性」（feminine）來代表刻板印象中的「女性特質」（femininity）。我很好奇，瑪莉安會以什麼事情或什麼人來定義「女性」。

　　瑪莉安似乎能看穿我心思似的，她一踏上講台，對裝飾講台後方的一塊漂亮的女性化旗幟評論一番，又針對它的顏色質料，以及它與女性的關聯喃喃自語之後，瑪莉安對聽眾們說，要了解真正的女性很不容易，因為經驗過的人少之又少。

　　我大老遠來參加會議，就只聽到這幾句話。在我的工作室，我和女人直接面對面，我親眼目睹某些事物在我眼前恢復，那是我過去從沒看到過的。瑪莉安・伍德曼讓我確定了一件事：女性的概念充斥在我們身邊，但刻板印象裡所謂的「女性特質」，並不是「女性」的真正形式。真正的女性經驗太過稀有，即使在數百位女人齊聚、探索女性特質的會議中，也難尋其蹤。身為女人，我們本身就具有女性的本質。為什麼野性女人的出現會這麼難以理解呢？

　　真相是，「女性」從未離棄我們——是女人跟男人先放棄了它。我們忘了該如何依照女性的原則生活。我們的生活與土地完全脫節，我們的生活節奏遠離了內在的自然韻律，自然韻律使我們在擴展的創造期與恢復的退卻期之間更迭輪替。但我們現在僅能在極少的珍貴時空中，才能瞥見我們的「女性」。事實上，除非我們回到與「女性」初次相遇的地方，回到女性身體，我們才找得到它。

　　當我們內在骨盆回復原貌——讓「女性」充分展現的能力，就在我們女性身體內——我們就能親眼目睹「女性」重回到我們的生活。當

我們在身體的根源區認出她的本質，「女性」將再也無所遁形，不會瀕臨滅絕了。「女性」是真實自我的展現，不被性別的架構限制，唯有讓「女性」的核心全方位恢復，我們最後會得到來自野性女人的滋養。

野性女人的景致

這本書裡，我使用「根源區」（root）、「女性領土」（feminine terrain）、「野性女人的土地／景致」（wild feminine graund/landscape）這些字，喚起女人身體與土地之間的共鳴。我將女性身體比喻成土地，我們在土裡種下挑選好的種籽，學習栽培它，讓收成能夠餵養我們，展現我們身為女人最真實的形式。

我將女性身體的內在部分，稱之為「野性女人的景致」——那裡是我們的能量及身體模式互動的地方，記錄著我們與「女性」之間的關係，也展現我們天生的創造潛力。我們身體根源區的模式形成一個過濾系統，我們透過它去覺察到我們的創造生活，塑造女人的經驗，它同時也給我們一塊沃土，讓我們去發現自己的豐盛。我們根源區的模式往往反映了文化及家庭帶給我們的限制，這常常阻礙我們的創造，讓我們無法展現自己真正的本質。為了學會解讀骨盆內的身體及能量模式，我們要挑戰這些限制，重新熟悉我們完整的女性景致。

我們活在自己的身體裡。我們有思想、有身分認同，也有既定的關係模式及情緒模式。我們傾向於相信，我們的身體模式與生活模式是永久的。然而，每一個模式，小至最深層的細胞，大至創造能力，都是一種會隨時進化與改變的動態表現，它們也會因應周遭的環境做出反應。探索女人身心靈層面的過程中，我們可能會碰到兩種限制：一是我們的女性特質受到壓抑，二是我們的靈性面無法展現。我們發現，這股充滿生機的活力存在於我們之內、我們周圍，它並沒有固定的結構。

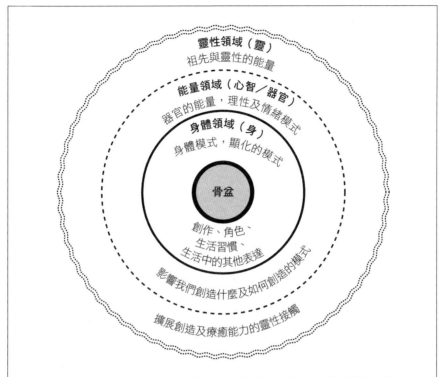

在骨盆裡，身體上的緊張與能量阻塞，會限制核心的活力及能量流動。相反的，身體和諧與平衡的能量模式，會創造出健康的狀態，為我們的身體與生活帶來更豐沛的能量。

改變模式

　　改變塑造內在景致模式的關鍵，是去檢視妳的內在，看看妳是用什麼模式建立與外在世界的關係：

1. 感知地圖（透過身體接收到的刺激，去感知空間及所在位置），藉由內在的身體感知所形成的模式。

2. 動覺地圖，記錄下身體活動模式的訊息。

3. 身體的緊繃或柔軟，通常能透露出有意義的感覺或情緒訊息。

4. 心智建構，透露出期待或可能的模式。

5. 身體內的能量流動管道。

　　這些模式的交互影響，形成我們日常活動、習慣、狀態，以及參與各種經驗的潛力。與身體覺察、身體動作、情緒張力、心智習慣及能量流協同、調整模式，妳就可以顯化——也就是讓它深入妳的身體裡——運用妳的創造能量。儘管，我們身體內這些模式的層次各自不同，但我們會把焦點放在骨盆，以及影響我們創造能量流的根源區模式。

　　與身體的根源區重新連結，並開始與妳自己的模式合作，妳必須先會見長久以來一直滯留的能量，它通常是無意識的，在情感與心理上（某種模式）會阻止妳去愛護自己的女性本質，阻止妳接近妳核心的光采。當妳去觀想妳的骨盆，並認出滯留在妳核心的過往時，妳將會知道，妳過去怎樣評估自己或輕視自己的女性面。妳也會發現，妳是以什麼模式來貶抑自己的豐盛，使妳一直活在中心之外。妳也許不會知道祖先的故事，妳也不知道這些故事如何形成妳女性自我，但妳可以看見骨盆裡的能量，並且發現妳繼承的天賦與挑戰，妳會知道它們是如何影響妳能量的流動。清除了核心的能量阻礙，或找出根源區的能量模式之後，妳就可以重新塑造這些世代相傳的模式，配合妳的女性角色，運用妳的創造能量，以輕鬆愉快的新方法，在生理、能量及靈性上，具體呈現出妳的「女性」風貌。

女性能量 vs. 男性能量

　　這本書談的多半是與女性有關。當然，每個人都同時擁有女性及男性能量，兩者發揮互補的作用。「女性」就像是「吸氣」，內在直覺與靈感會塑造、影響吐出去的氣或男性能量。當兩者平衡時，女性與男性

能量能夠產生大量的創造，這種平衡中出現的形式，同時具有生產力和持續力。

當男性能量得到女性能量的平衡時，會變得強健活潑，能夠以美與愉悅創造出它的形式。然而，我們現在無論是在身體及生活上，都將兩者徹底分開。少了「女性」，由失真的「男性」主導，不但具有破壞性，也無法持續。從各個層面上都可以看出，這對我們的世界與實際生活，都造成嚴重的傷害。只有當我們與「女性」恢復連結，我們才會看到生氣蓬勃的「男性」出現（我將在第四章繼續探討「男性」與「女性」的差異，以及療癒的潛在能力）。

與我們身體的根源區合作，我們能夠重新校準並界定身體與能量的模式，讓身體與生活的能量流不再阻礙。清除骨盆裡停滯的能量及情緒負擔，我們就能擁有更多的創造能量，運用它們實現我們的渴望。改變我們的核心模式，就能淨化這個過濾器，透過它經驗我們的「女性」，改變接收能量的方式，賦予我們的創作更豐富的生命力。

在子宮裡，我們的身體成形：靈性初次變成了身體。如果我們了解根源區的潛能，它能夠賦予形體靈性，我們就能夠認知，靈性能量是我們過著喜悅的生活並實現創造夢想的根本能量。我們所感知到的生命，比我們遇到的狀況更偉大，讓靈性能量流過我們的核心，就能在每一刻都帶來活力與靈感。我們將這些形式顯化，無論是生理層面的身體、創意設計、伴侶關係，或我們在生活中建立的架構，都會變得更有活力、更敏銳、光采耀人；換句話說，我們回到野性的狀態，我們所有的外在的表達與創作都會綻放最原初純粹的光芒。

女人的故事：接受自己的「女性」

吉兒是朋友介紹來的，這位朋友曾經經歷與自己骨盆重新連結帶來的深刻體驗，於是吉兒也想知道是什麼堵住了她與骨盆的連結。知道自

己的骨盆有些不太平衡，吉兒注意到，她習慣於跟一切她認為很「女性」的事物保持距離。

她發現自己感覺不到自己的骨盆，她幾乎從不處於身體的這個區域。吉兒發現，她家裡的男人受到尊敬，女人則被忽視，她也以排斥自己的女性特質，來回應身為女人所受到的限制。在她還是小女孩的時候，她把自己當成小男孩。之後，當她開始有月經，她對於每個月都被提醒一次她是女生的事實，覺得很尷尬、很羞恥。吉兒討厭這個女性特質，她排斥月經，把它視為軟弱的象徵。

排斥自己的女性特質，最後也限制吉兒展現自己的女性魅力。她避免任何女性化的做法，使得她的創造力、生命力及熱情都無法發揮，這些都與「女性」有強大的連結。

我協助吉兒，討論子宮週期蘊含的智慧，子宮內膜的循環運作，提供女人一些指示，提醒女人何時需要勇敢面對世界，何時應該要休息。外在行動與身體自然節奏其實是息息相關的想法啟發了她，激勵她擺脫過去的羞恥感。

當我治療她的身體時，吉兒發現自己很難將注意力放在陰道上。這種失聯的狀況也出現在她的身體上：她感覺得到陰道的某些肌肉，但對其他肌肉卻毫無感覺。我鼓勵她保持呼吸，注意骨盆裡的每個區域。當我用手指按壓她骨盆內部邊緣的每一點，吉兒可以感覺到骨盆形成的碗狀結構。我持續引導她去感覺根源區的感受，吉兒注意到她內在有股巨大的悲傷。

吉兒觀察自己的悲傷，觀想著骨盆持續呼吸，她發現她的感受有如浪潮。悲傷的浪潮湧起，強度增強，然後減弱，最後消散無蹤。吉兒發現，這個她感覺悲傷的地方，有一個根本的、最原始的需求，想要被觸碰及連結。一股從女性核心湧現的渴望，它的力量與純淨讓吉兒感到驚訝。吉兒從身體的根源區找到了強烈的決心。

她發現在她的女性身體裡有一股堅定的力量，挑戰吉兒「女性」等於軟弱的觀念。當吉兒開始在日常生活中關照自己的根源區，她有意識的重新評估她對「女性」的看法。每當她把覺知帶到骨盆時，都得到同樣的純淨與引導。一段時間之後，吉兒重新建構了自己的「女性」，她開始跟自己的女性本質連結，讓女性身體裡的內在資源再度覺醒。

　　吉兒改變了自己與身體的關係，觀察到她的性生活也產生很大的轉變。治療以前，吉兒在做愛之後，總是覺得跟伴侶之間很疏離。她對他們之間的性生活不滿意，但當她說出自己的挫折感，希望對方能試著配合她的需求，她的伴侶總覺得她在挑剔，吉兒認為他不肯傾聽她的心聲。這樣的情況持續很久，一直無法解決。

　　當吉兒對她的根源區感覺敏銳時，她做愛時也對自己的身體更有覺知。她感官與情緒的範圍擴大，性經驗變得更自然，更出自本能。開始關注自己的骨盆，使吉兒更容易被伴侶的男性氣息激發情欲。她的伴侶用身體回應吉兒，兩人都因這樣的性互動獲得更多的滋養。

　　無論是跟隨骨盆的引導，或是在核心發現自己與「女性」的關係，吉兒找到不同的方法接受女性能量，並用它來創造。

女人內在的律動，就是一種生態學

　　生態學指的是，一個有機體與它外在世界一連串的相互關係。我在大學時曾修過生態學，對於每個環境中相互作用的關係深感著迷。每種生物都有生態學，有各式各樣的方式與周遭環境溝通連結。女人也有自己的生態學：我們天生內在循環的節奏，引導我們與外在世界互動。女性身體與女性景致之間的互動，就是我們培育與轉換創造的地方。當我們改變了骨盆裡的模式，有意識的運用器官的能量，我們也改變了從環境中汲取的能量與創造的能力了。

子宮的週期循環

女性身體最主要的生態交換發生在子宮的週期循環。骨盆內所有的器官都在子宮的週期循環裡扮演各自的角色，進行一連串更小的週期循環，我稱為：轉化週期、創造週期，以及更新週期。*

子宮具有轉化週期。就如海洋因為月亮引力而有潮起潮落，子宮也有自己的血液潮汐。子宮內膜會增厚腫脹，然後變薄，這就是它的韻律。我從自己的身體與個案身上發現，在每個月形成內膜的期間裡，子宮在能量與身體上都在孕育女人的創作，帶給她更多的能量，讓她去達成想要追求的目標。當子宮排出這層內膜，女性身體則會釋放出她不再需要的能量，讓她去休養生息；把注意力放在下一個創造週期。我將子宮週期與轉化結合在一起，因為它與生死的關係最密切，也與創造過程緊密相關。新的能量進入，舊的能量釋放，我們這一生中會經歷無數次生死的週期循環。

卵巢維持創造的週期，每邊卵巢輪流排卵，將卵子送入子宮。我把卵巢週期稱為創造週期，因為卵巢包含女人所有潛在的創造種籽。我在觀察個案卵巢的能量模式時，發現左卵巢會從身體的「女性面」獲得能量。它是向內的能量，具有女性包容的特質，所以左卵巢在女人的創造週期裡，成為靈感及補給的來源。右卵巢則是從身體的「男性面」汲取能量，這是向外的能量，具有男性外顯的特質，右卵巢為女人的創造提供形式及表達。兩邊卵巢一起運作，平衡女性身體及骨盆的互補能量，

---

* 作者注：女人就算已經切除子宮，或拿掉一邊卵巢，她還是可以滋養自己的器官能量。在她的身體裡，器官原本在的地方仍然在運作，就好像能量中心與跟那器官一直連結著。以下章節會談到子宮的週期循環，說明了女性身體有自然的韻律。無論她是否曾經生育，就算她已經進入更年期，女性身體內的能量會配合月亮盈虧、個人的創造力及生命週期，持續流入，向外擴展，休養生息。我鼓勵所有的女人，藉著留意自己身體及能量上的變化，去找到自己的內在節奏。

當我們接觸到完整的女性及男性能量，我們就能有更平衡的生活，既得到充足的自我激勵能量，也有活躍的外在表現。

陰道是一個守門員，掌管更新的週期。我把更新與陰道連結在一起，是因為在子宮週期的不同時期裡，陰道會視其需要，敞開接受或釋出，讓女性身體恢復生機。當女性身體能夠敞開接受新的刺激時，陰道肌肉會變得柔軟，潤滑度增加，以接受伴侶的性能量。在月經期間，陰道肌肉變得柔軟，釋出子宮內膜，排除身體不再需要的部分。相反的，當女性身體正在整合接收的東西，或子宮內膜正在增生，陰道會比較乾澀，陰道肌肉也會變得緊繃。女人與陰道建立緊密的關係，在日常生活中的感官會更敏銳，也更有享受歡愉的能力。

女人骨盆與內在器官的循環週期是互相依存的，它們共同運作，支持、激勵及改變女人的創造潛力。包括排卵的節奏、子宮的充血、陰道的潤滑，或骨盆肌肉彈性的改變，以及懷孕及生產，這些都是生理週期。但更微妙且更有力量的是，這些週期的能量流動，才是最根本的生命能量。女人無論在生命中的哪個階段，都會與骨盆裡的生命能量互動。

女人透過呼吸、有意識的去覺察自己的生育力及內在的創造週期，滋養子宮的能量，她們會親眼看見身體的改變。我的個案說，她們經期的長短、月經來的時間都改變了，經血的顏色、身體的感覺、骨盆的狀況、陰道的潤滑及子宮的分泌物也不同了。她們還說，自己更能發揮本能的智慧，清晰的運用自己的創造能量。當女人留意到女性生態學時，她們與自己身體的關係也會不同。她們在描述這樣的改變時，覺得更親近、更以女性身體為榮，對女性身體的神奇感到不可思議，這也影響了女人跟環境的關係。每當我聽到女人提到她們恢復自己對根源區的尊敬時，我就對她們未來的女兒、兒子及伴侶充滿希望，因為這些女人知道要如何慶祝自己的「女性」形式。

能量流動了，女人是天生的藝術家

在西方文化及醫學裡，能量（energy）一詞與「新時代」（New Age）有關，摸不到也沒有具體形象。但許多文化及古代醫學裡，把能量視為恢復健康的生命力，它會流經身體，帶給細胞活力，促進健康。在瑜伽及印度草藥學裡，這種能量被稱為普拉那（prana，生命力），在東方醫學裡，被稱作「氣」（chi）。

這種能量在女性骨盆裡流動，包括卵巢、子宮、陰道，會影響一個女人整體的活力。就如植物從土壤中汲取生長所需的養分，流經女性根源區的骨盆能量流，決定了這個女人的活力。她身體的根源區包含了女人創造的能量系統，其中有第一與第二脈輪（chakra，能量中心，規範核心身分與創意表達），還有她的骨盆與女性器官能量。一個女人要是了解如何運用這個系統，就能改變或滋養中心的能量。

當女性根源區的能量阻塞，無論是生理的緊張或情緒的負荷，都會抑制體內的能量流動。女人學會評估骨盆的能量，就能找出阻礙生命能量的障礙物。透過本書提供的練習，使用子宮及卵巢能量，女人就可以淨化自己的骨盆能量，並在每日生活中運用這些能量。從情緒負荷或家族傳承模式裡，釋放她的核心能量，她就會在生命中發現更多創造能量。

我治療初期，為了恢復女性骨盆的平衡，會先做大量的體內按摩，釋放根源區骨盆肌肉的緊張。當我愈來愈了解這股內在能量運作的力量時，我會讓女人透過呼吸，把注意力放在我按摩的區域。我發現，將能量集中在這個區域時，肌肉幾乎立刻就能夠放鬆。在全人醫學的治療中，體內主要的阻塞，其實是活力根源的阻塞；正是這些能量阻塞，導致了身體的疾病。儘管我是以物理治療為基礎，但我也發現，女人只要好好照顧根源區的能量模式，我們在骨盆區域的治療就會少一點。

每個女人對自己的身體都擁有內部覺知。當妳閉上雙眼，仍然可以知道自己的手臂位置，這是因為妳對妳的手臂有內在的覺知，也就是本體感受（propriocaption）。體內的能量移動，回應我們的內在的覺知與專注呼吸。透過觀想妳體內的特定區域，把妳的呼吸引導到那個地方，妳就可以滋養出自己的能量。我們可以從身體使用或活動最頻繁的部位開始練習，例如手與腳，當妳的覺知愈敏銳，也就更容易專注。

因為骨盆不常被注意，大部分女人除了在性交或生產之外，對身體的這個部分缺少內在覺知。透過呼吸、觀想、骨盆靜心或陰道按摩，妳的覺知會變得更敏銳，甚至能夠影響核心的能量，將更多的創造能量帶入妳的日常生活。

練習：觀想妳的骨盆

1. 把妳的覺知帶到骨盆，看看能不能找到妳的骨盆邊緣。即使妳對自己的生理結構不確定也沒有關係。試著用妳腦中的眼睛描繪出骨盆的形狀，讓妳的覺知繞著骨盆邊緣走。注意它的形狀與特質。它是圓型嗎？或者它是有稜有角？

2. 骨盆的內在組織與能量會讓人聯想到鳥巢。試著去感覺，骨盆裡有沒有任何部分好像被壓到，就像是凹進去，或是擴散開來，讓人難以感覺它的邊緣。這些可能就是妳與野性女人失聯的區域：妳女性表達的直覺與創造力。

3. 把妳的呼吸帶到不夠柔軟、不夠圓滑的區域，看看有什麼變化。讓骨盆裡的能量順暢，就像是鳥兒將自己的鳥巢修整平順一樣。

4. 當妳完成時，與妳的骨盆與女性領土說聲謝謝。

女性身體：把風水帶入妳的骨盆，成為靈感的來源

　　女性身體，是設計來展現創造的。妳的創造能量有新的活力，妳才會有個人的創意展現。雖然我們總是為某些特定的人貼上藝術家的標籤，但任何珍視自己創造本質的女人，會發現自己正在創作藝術，例如：孩子、花園、食物、聖壇、新的生活方式，及其他充滿活力的創作。觸及自己創造力的女人，就把自己視為藝術家、老師或夢想家，在致力於某種特定創作時，體驗到來自根源區的喜悅。然而，如果她的創造力只用在單一領域，她的能量會被區分開來。妳的創造本質是一個巨大的能源，它就像一股匯聚的勢能，讓女性所有的潛力交織在一起。

　　這個創造過程是持續性的，它能為妳與妳誠心創作出來的作品，帶來豐盛的能量。子宮的自然韻律會指引妳，告訴妳如何創造、何時創造，並補充身體所需的能量。調整自己，配合子宮的循環週期進行妳的計畫，妳會發現當自己順著創意的浪潮直上時，妳會充滿活力，不再感到精疲力竭。

　　許多方法能讓妳發現骨盆內在的能量流動，增加妳接觸根源區潛在創造的能力。利用生理及能量的方式照顧骨盆，恢復骨盆區的整體能量流動，將能擴展妳的創造力。與「女性」發展出個人的關係，能讓妳有更多的能量去創造。提升骨盆能量的流動最有力的方法，就是跟隨妳的喜悅去創造，提供妳的「女性」靈性一個可以玩耍的地方。

　　當創造帶給妳快樂時，妳的身體就會從環境中把能量拉進來（女性的表現），再以特定的形式將它展現出來（男性的表現）。妳可以寫作、繪畫、養育孩子、跳舞、烹飪、裝潢房子等，以一種玩樂的方式運用妳的創造力，而不只是做出某樣東西；這麼做的時候，能量會流經妳的骨盆。在妳感到快樂的同時，也可以做許多事。例如：打掃房間可以提升正向能量流（這是一種調整室內環境、改善風水的方法），或做一

件事來啟發自己，但重點是在感受核心的能量活動。如果妳在過程中感覺能量充沛，就表示能量正在流動，妳不會感到枯竭。當能量在骨盆內流動，它補充女性身體的能量，讓「女性」靈性可以展現出來。這種具有創意的玩樂會有週期變化，引導妳創造出最棒的作品。

妳一旦找到與生俱來的創造循環週期，學會讓身體將妳引導至特定的創意種籽，進入活躍的創造期，或安靜的休養期。妳也許會發現某些阻礙創造過程的障礙物。例如：有些女人展開她的計畫，卻無法持續下去；有些女人開始並持續她的計畫，但無法完成。有些女人追逐豐富的靈感，但沒發現那是自己內在的創造力在引導她。有些女人無法與自己的創造力之火建立關係，靈感來源只能外求，或靠別人的火來啟發自己。

創意的阻礙就在根源區，身體與情緒的緊張，常常會造成女性能量系統的阻塞。去除阻礙，才能恢復每一個器官完整的循環與能量。遇到創意受阻時，有可能是骨盆緊張導致能量滯留。妳會發現，阻礙出現的目的，其實就是要引導妳將注意力回到阻礙上（不只是想除掉它），它能教妳如何重新接觸體內特定的能量流，或部分的創造能量。把這些阻礙與妳的核心能量調合，就像是把風水帶入妳的骨盆，不但能改善阻礙，還能成為妳靈感的來源。

每個女人天生都有創意，但大多數的創造能量都受到環境或角色的限制。等妳知道如何運用創造能量，增加體內的能量流，當它遍及妳生活的每一個領域，妳就會發現自己真正的潛能，去創作，去改變。

練習：自發性創作

當妳想要激發骨盆裡的創造能量時，進行這項練習。

1. 把覺知帶到妳的根源區。把手放在骨盆上，體會一下手心下方的感覺。這個區域是溫暖或寒冷呢？密閉或開放？安靜還是活躍？注意這裡能量的品質。有些女人在感覺能量時，會有特定的感覺（刺痛、熱，或柔軟），有些人會看到色彩或光亮。

2. 給自己一點時間去想想這個根源區的能量，選擇一種媒介做自發性表達。花五分鐘時間，隨興書寫、塗色、跳舞、唱歌、表演或任何能代表妳創造能量的方式。讓自己跟隨被喚醒的核心移動。

3. 在五分鐘的創作之後，將注意力回到妳的身體。再次注意骨盆區的能量與品質，有什麼樣的改變？妳的能量發生什麼事？

儀式及創造意圖的重要性

儀式，是一種含有特定意圖的創造活動。它邀請神聖臨在，透過符號的力量，與女性社群、神聖存有或比自己更偉大的存在建立連結。儀式，是一種根據其架構，運用特定的模式或物件，保持或移動能量的形式。一再重複時，這個儀式有了更多生理與能量的架構，它會更有力量，協助能量移動與轉化。這本書提供一些儀式的範例，透過簡單的行動去榮耀妳的「女性」，並滋養女性身體內的神性能量。每個女人都有能力頌揚自己內在的神聖女性。在她頌揚的同時，她的內在中心也會轉變。

就和藝術一樣，儀式能夠移動能量，也是恢復骨盆能量流不可或缺的要素。當妳在「女性」的領域中舉行儀式或創造神聖空間，妳就邀請靈性存有進入妳的創作與日常生活。儀式為無形的事物賦予形式，如哀

悼悲傷、療癒靈魂創傷、移除有害能量，以及給創作作品的原始素材更大的空間等。當妳建立了自己的儀式，並時常舉行，它們會撫慰妳，使妳的療癒潛能更深，或慶祝妳的生命。

　　我最喜歡的一個儀式，在我忙碌於家務事時都能進行。它淨化我骨盆的能量，並植入創造意圖。創造意圖可能代表我當天想做的事或創意設計，無論是什麼，當我感受到那股力量及神性直接從我的核心升起，我為自己感到驕傲。

練習：淨化骨盆能量，植入創造意圖

1. 閉上眼睛，將注意力放在骨盆，花一點時間注意根源區的能量品質。

2. 沿著骨盆的邊緣前進，先從前面開始，往右邊走。在進行的時候，運用呼吸並觀想妳揮動雙臂，清除骨盆裡的阻塞能量。允許妳的身體清除不再需要的東西，清除掉任何會阻礙妳接近靈性，或妳自己美好特質的東西，想像這些多餘能量如光或水般落下，灑在妳的根源區，滲入土裡。

3. 當妳走完一圈，掃過整個骨盆，直接走向骨盆核心。子宮的能量就在這裡。坐在中心點，問自己：「我最偉大的創造意圖是什麼？」看看妳得到的答案，不管它是文字、影像或只是一股新的能量。然後再問：「什麼能夠滋養我夢想的種籽？」再次聆聽自己的答案。把妳得到的答案當作種籽，種在妳的根源區。

4. 在這個種了新種籽的根源區上再走一圈，從靈性領域汲取有益的能量，讓它包圍妳。完成這個觀想，然後謝謝妳的骨盆，它是妳創造一切的根源。

找回野性女人，從妳的身體著手

恢復妳的野性女人，表示妳要去恢復自己的女性本質。妳要開始去思索，是什麼塑造妳的女性認同，妳決定用什麼核心模式保持幸福生活，以及妳要用什麼新形式生活。妳骨盆內的身體與能量模式，主宰了創造能量的流動管道，影響妳的活力，以及妳能夠創造什麼。一旦妳能了解它們如何限制了妳的創造，這些模式都能夠改變。探索這片內在野性女人的景致，並了解它如何塑造妳的外在世界，就要從引起妳興趣的特定領域開始。

妳可以選擇，先從身體開始著手。透過按摩、練習或有意識的照顧，從身體層面與骨盆建立連結。或者妳可以從能量層面開始，透過清除阻塞能量、使能量流動，提升骨盆活力。身體層面的密度其實是最高的，反應更直接的方法，例如觸摸。能量層面的密度較低，對輕微的接觸會有反應，例如專注呼吸與觀想的練習。把注意力放在妳的感官以及內在感受上，鼓勵妳的覺知去連結妳的身體與能量。想要改變模式，身體與能量雙管齊下的效果最大，我們了解兩者的關係，才能獲得更深入更持久的結果。

當妳思索野性女人與妳體內的模式時，探索現在的妳是用什麼方式經驗妳的女性特質。妳曾跟隨妳的女性身體天生的韻律嗎？妳曾展現出妳「女性」靈性的渴望嗎？妳家裡的女性處境如何？妳如何展現妳的女性特質？妳的女性特質在哪裡受到阻礙？妳何時覺得自己被女性特質的刻板定義限制？調和自己各個領域的「女性」，妳可以有意識的滋養妳的「女性」能量，收復妳完整、原生的女性領土。

滋養野性女人的景致

1. **身體模式**：透過陰道按摩、自我照護、運動、身體感官的覺知、保持根源區健康的生活習慣、正念練習，來舒緩緊張，增強活力。

2. **能量模式**：透過呼吸或觀想的練習，加強與淨化妳的能量、滋養骨盆器官能量、接觸完整的器官能量、隨著與生俱來的創造週期，移除停滯的情緒能量，清除根源區的負面能量，注入正向且充滿愛的能量。

3. **連結身體與能量流**：觀察根源區身體與能量的平衡，看看它如何影響妳日常生活中創造能量的流動（妳用來創造生活的能量活動）。強化妳感到放鬆的地帶，療癒妳展現創意與性感的阻塞能量；改變角色、作息、行為舉止的結構，改變任何限制妳、讓妳無法展現活力的形式，明確表達自己的價值觀與真正的渴望。配合儀式，讓妳的野生之地與靈性建立關係，親自經驗妳的「女性」，透過家族連結滋養妳的潛在能量。

讓妳的創造能量流動

身為女人，我們能夠透過身體，讓能量流入我們的生活。導引宇宙活躍的能量流經我們的身體，這種滋養及創造的方式，來自女人獨特的天分，也屬於每一位女人。儘管，我們很積極運用我們的創造能量，建立我們的生活；但在對待伴侶、孩子、工作等所有的一切，我們常常是無意識的，對根源區發生什麼事渾然不覺。這種能量為我們帶來保護力、療癒力與活力，但只有在我們有意圖的使用它時，這些力量才會發揮力量。

有意圖的運用這些創造能量，表示妳要知道自己曾經如何使用妳的創造本質。耗盡能量、浪費能量、付出甚於得到、想用能量去證明自己的價值，或履行義務，這些模式都只會讓妳的生命力耗竭。女性常常使用她們的創造生命能量，因為她們想要表現得好，文化鼓勵她們把別人的需求放在第一位。當我們更能辨識自己如何運用自己的創造能量，我們才會真的做好一切。

在妳接近妳的創造能量以前，感受一下妳對這件事真正的感受是什麼。如果妳覺得有壓力，那麼問問自己理由。如果妳覺得難以說不，那麼，再問問自己為什麼。讓妳點頭同意的唯一理由，應該是妳感受到一股能量從妳的中心湧起。透過這種方式，妳的身體讓妳與那股滋養妳的更深層能量連結在一起，甚至妳會以為這股滋養妳的能量是出自於自己。有意圖的運作創造能量，妳得處於自己骨盆的中心，並且療癒任何讓妳把創造能量和價值、效能劃上等號的模式。當妳很清楚自己與生俱來的價值，妳就會了解，自己擁有的創造能量是一個珍貴的資源，要小心滋養，以喜悅澆灌它。

收集妳的女性資源

把妳的女性資源當作恢復野性女人的必要補給。這些包括個人天賦、妳已具備的能力，以及妳在不同的女性領域中擁有的各種潛力。例如：運用骨盆肌肉的力量，在體內裡建立一個穩定的核心。淨化骨盆能量，為了提升創作更具啟發性作品的能力，也為靈性的巨大資源開創更大的空間。擁抱妳的情緒，釋放情緒重擔，妳會對每一個經驗到的「女性」有更深的感受。運用天生的孕育週期，來滋補妳消耗在創意計畫上的能量。

收集妳的女性資源，也是指去榮耀妳在女性社群中得到的禮物。欣賞其他女人的智慧，妳會找到自己可以貢獻之處，還能學到其他技能。

也許在別人提出發人深省的言論時，妳可以為那個場合帶來輕鬆與歡笑。一位媽媽用身體表演教別人表達自我，另一位媽媽透過說故事，幫助孩子找回自己的聲音。有人負責聚集全部的人，有人則安靜在畫室作畫。每個女人都用自己的方式做出貢獻，以獨一無二的方式與環境連結，她們以合作滿足社群的需求。

運用在女性社群中可以得到的支持，分享這股力量。看看妳所處社群的女人裡，誰的計畫或作品啟發妳去創作自己的作品，去榮耀開路的女人們。妳可以隨自己的興趣，參加課程、專業團體或其他活動，讓妳有機會接觸其他活躍的女人。建立妳的圈子，在每個滿月時聚會，與分享大家最近的作品，邀請女性友人一起參加儀式，舉辦愛宴，思考關於女性的議題，舉辦一個創意之夜，讓女人一起為某個計畫努力，也享受女人之間互相陪伴的情誼。和其他女人相聚，是讓自己的創造能量恢復活力最好的方法。

妳開始了解自己的野性女人時，妳也能夠找到天生就擁有的資源，以及那些妳想要發展的能力。妳在妳的療癒之路上，可以尋求執業醫師引導妳走出困境，也可以向社區的健康照護單位尋求協助，或找一位靈性導師針對妳的需求協助妳。妳也可透過儀式或祈禱，召喚靈性存有、祖先與大地的協助。在這個旅程中，妳並不孤單。在處理妳的情緒，移動能量，為妳的野性女人創造新的模式時，尋求協助是明智之舉。

關於收集女性資源，妳可以想想以下問題：

- 妳與生俱來的資源是什麼？
- 妳想收集什麼資源療癒自己？
- 在妳的女性社群裡，有什麼可用的資源？
- 妳已經擁有哪些個人資源？

我在工作時曾經看到，骨盆失衡或與骨盆失聯的模式一旦療癒，每

一個女人都能與整體女性建立連結。例如，一個女人從流產中復原，而另一個女人學到要如何珍惜自己：這兩件事情都是透過女性身體的羞恥議題，恢復「女性」的完整性。我寫這本書的動機之一，就是要提供一個觀點：讓女人能在一個更大的社群中，去了解她們個人經驗。

當女人接近根源區的智慧時，她就加入了整體女性的社群。妳的生態學，就是妳的身體與外在環境的連結，也就是妳與其他女人的連結。一個人難以單獨面對的處境，在別人共同分享經驗之下，就變得比較能夠忍受。在這本書中，我寫下這些女人的故事，就是要提醒妳，妳不是孤單一人。我希望這些故事能夠帶來希望，引導妳療癒自己的女性傷口，開發妳的女性潛能。

這段個人旅程是為了世界轉化而展開的基礎：我們每個人都要找到回歸自己的道路，打造過程之中所需要的工具。喚醒身體裡最「女性」的部分，我們就開始療癒並滋養我們的野性女人。讓身體恢復與「女性」的連結，我們便打開一條通往靈性的道路，讓綻放光采的能量流入我們的生活。我們一起種下這些種籽，它們會長大，滋養我們所有野性女人的靈魂。

只要一點點努力，對妳影響深遠

重新定義妳的女性身分，承認妳的女性創傷，重建骨盆架構以及創造能量的流動，這些想法對妳來說要是有點壓力，那麼就記住，只要一點點的努力，就能對妳影響深遠。身為一個女人的自我概念，就能為妳的生活帶來遠大影響。妳與「女性」建立關係所走的每一步路，妳對於自己的「女性」多一分珍惜，都會帶來相乘的正面效果。妳也許會注意到某些改變，例如，妳覺得身體更自在，妳變得更容易表達自己。有些改變或許一時不容易覺察，但還是一樣有影響力。妳也許會開始重視自己的創造力，或更能意識到哪些想法長期以來一直影響著妳。

與野性女人一起運作，有如照料一片土地一樣，要日復一日，以它能夠接受的速度，轉變它的風貌。下列這個自我照護的清單，是我一位個案列出來的，這是一個很棒又簡單實用的方法，可以照顧女性所需。

自我的照顧：

- 按摩骨盆肌肉的激痛點
- 以呼吸釋放骨盆的緊張
- 承認身為母親的憤怒、痛苦及厭惡
- 承認失去兒子的悲傷
- 感謝我的身體養育嬰兒及辛勞

療癒的行動：

- 點一些代表過世女性祖先的蠟燭，承認她們的靈性存在
- 對十四個月大的兒子談談祖母們，以及家族世系
- 把它寫在日記裡

進階的做法：

- 對於備孕這件事，與我的身體和解
- 找到方法處理並轉化我的憤怒
- 持續關照我的子宮，與它對話

　　照顧妳女性需求的方法，就在妳的骨盆裡。妳的女性身體擁有最偉大的創造資源：當妳觸及根源區的潛力，它就屬於妳了。

　　雖然每個女人在身體和靈性上與自己身體根源區（以及創造領域的完整能力）失去連結的經驗不同，但造成分離的基本問題是同樣的：靈性會遠離忽略它的地方。女性身體常常被視為是恥辱的來源，而不是一

個值得頌揚的地方，不被視為神聖空間。女性本質往往被認為是不必要的，或者是軟弱的。我們不會居住在一個不受尊重的地方，因此我們在根源區阻塞了，就切斷了女性力量的來源。

女人屬於神聖空間。我們的女性身體是神聖的，我們影響子女的未來，我們也有潛力，能夠改變過去家族傳承中受限的模式。創造生命的力量透過我們的身體而實現。當我們記得，這股力量是神聖的，我們就會記住，我們內在的野性——這是女性所獨有，且受到上天祝福的原始靈性力量——而且只有這麼做，我們才能展現自己，找到我們生命中的歡樂。

祝福妳找到無限的創造潛力。

第二章
探索妳的女性領土

　　女性身體值得妳付出更多的關心，得到更多的照顧，女人要先了解身體的語言。這個章節將會教妳解讀女性骨盆肌肉的生理模式，舒緩阻礙能量流動的緊張。現代女性的骨盆長期緊繃，影響女性身體的生理健康與能量流動。女人學會注意自己的根源區模式，能讓核心的能量流動順暢。很多人害怕按摩自己的陰道，但學會這個方法及其他工具，卻能讓女人受益無窮，激勵女人去照顧她們的身體。

　　我想要把從女性身體學得的知識，分享給大家。首先，女性身體總是對自己說實話。女人生氣時，陰道周圍的肌肉摸起來是灼熱的。在春天，或女人肚子裡懷著孩子時，骨盆裡的能量充滿了新潛力。女人孤單害怕時，根源區會傳達需求，讓她放下戒備。如果女人吃好睡飽，她的根源區會與面對壓力時不同。

　　要知道這一點：女性身體是靈性居住的神聖之地。有一次，我把手放在一個女人的肚子上，她在生產時失去了她的孩子，她發現自己的身體一直要她記起失去女兒這件事。這位很有靈性的女士努力要去感受女兒的靈魂。

　　我只想陪這位悲傷的女士靜靜坐著。儘管我的手只能給予她冰冷的子宮一點慰藉。我們兩人坐在一起，我的手放在她肚子上，兩個人都一語不發。突然之間，房間溫暖了起來。我原本是閉著眼睛，但我睜開了雙眼，想看看是誰站在我身旁。我沒有看到任何人，只感受到我身邊有

一股巨大的溫暖。

我的手依然放在她的肚子上，很明顯感覺有另一隻手疊在我的手背上。我的手與肩膀都暖和起來，這股暖流從我的身體傳到她的肚子，擴散到整個房間。我們坐著，被一種細膩的溫柔包覆，事實上，每個女人的子宮裡都有一條神聖的通道。

這位女士睜開雙眼，眼睛裡充滿淚水。在這個過程中，她看到了她的孩子就在她的身體上方。她說孩子彎身撫摸她的肚子，也觸摸著我。那一整天，我的手與肩膀散發著微微的熱氣。我的心裡銘記著這段經歷，這位媽媽與女兒穿越通道，擁抱彼此，也被彼此擁抱，這無限的愛，是靈性賜予她們的禮物。

與女性身體的連結，總是很微妙，又意味深長。我們的子宮都有這種觸及靈性的通道。觸碰根源區的失落，讓我們向靈性敞開。愈深沉的失落，愈能讓我們打開，接受我們內在的奇蹟；我們愈打開自己去接受，靈性能給我們的就愈多。但這需要配合自己的意願，觀看內在，探究那裡究竟有什麼。

呵護妳的根源區，顧好女人之本

從女人在這個世界上的行動方式，就可以看出她身體的狀況，以及她學習到的生理模式。直立而開放的姿勢，表示她與他人相處很自在。內縮的姿勢顯示出她的內向。姿勢來自於基本人格，但它也可能是透過個人經驗形成的。比較難以覺察的是，身體肌肉與結締組織的緊張程度會影響這些模式。這些模式把數千次的遭遇，與現在仍持續影響女人的一些互動及生活方式編碼。這些模式被保留在根源區，不但影響女人的健康，也反映出她身為女人的經歷。

身體工作者（物理治療師、脊椎按摩師、整脊師）學會解讀人們的

生理模式。我身為一位物理治療師，要評估是哪些模式維持著身體，哪些模式加強了身體架構；我也要評估是什麼阻斷活力，需要調整。對於女人來說，探索女性領土的首要之務，就是要探索自己根源區的壓力模式。

女性身體的根源區是身體層面的領土，女人可以從那裡開始了解自己與野性女人的關係。如果她注意到自己骨盆肌肉與骨頭形成的身體架構，就能了解根源區的模式，發現自己的身體是如何內化或顯化她的「女性」。她在哪些地方能夠自在表現自己，在哪些地方覺得受到局限，這些都與她的壓力模式相呼應。畫出這些模式，觀想骨盆的結構，她可能會發現，什麼樣的身體與能量模式，界定了她的創造空間。

根源區的模式，也就是野性女人的領土形狀，可以改變、擴展。利用陰道按摩等方法，她能恢復根源區（她的骨盆底）的肌肉活力，那是支撐女性身體最強健也最不可或缺的肌肉。從她的根源區著手，女人的覺知會有更細微的感受。她會感覺到自己那股溫暖的創造能量，知道如何將這些能量保留在骨盆裡。她會發現，根源區的狀況與創造力之間的關聯。滋養並保護她的創造中心，她會在這裡建立真正的支持。

照顧身體的根源區，是女人開始與她神性的女性聲音說話的方式。當然，這段對話也會提醒她所有過去與女性有關的痛苦。然而，女人透過承認創傷，承認內在的天賦，就開啟了療癒的旅程。只要整理過去背負一切，就能使女性領土恢復活力。新發現的創傷與阻礙都會成為骨盆地圖上的地標：女人對這些阻礙的覺知，能讓自己復原。

當我們照顧根源區時，我們就會了解並愛上我們內在的女性領土。透過榮耀我們自己，也給自己的野性女人更大的空間。對於照顧妳的根源區，想想以下問題：

• 妳表達自我的時候，哪裡讓妳覺得自在，哪裡讓妳覺得阻礙？

- 這如何反映妳與身體的關係？
- 妳希望身體的哪些地方增強表達能力或更多的能量流？

學習照顧妳的女性身體

　　桑亞是我的一個個案，她沒有骨盆方面的問題，她來找我，是因為想針對過去的經驗進行身心整合的療癒。她發現，同時做心靈與身體的療癒，結果會非常有效。桑亞擁有婦女研究的學位，研究女性議題讓她有社會力量，她覺得學習照顧自己的骨盆，使她在其他方面更有力量。

　　透過照顧她的根源區，桑亞學會將女性身體的生理領域，連結其他的女性特質，例如她的情緒狀況與骨盆能量。在治療女人的骨盆時，我注意到，骨盆的壓力有特定的模式，通常都與外在世界的經驗有關。女性不同領域之間的連結，可以從骨盆地圖看得出來，這是我教個案們自我照護的方法之一。

　　當我還是女性健康的物理治療師時，我把所有注意力都放在骨盆肌肉上。但我為女性身體徒手按摩時，更深刻感受到，骨盆狀況是如何影響了每一個女人的女性經驗。所以，處理所有骨盆症狀、壓力區域或失衡的狀況，都能幫助女性身體重新恢復活力，並滋養她真正的女性本質。例如，平衡骨盆區的能量，需要女人去擴展自我表達，追悼過去的創傷，讓她把停止進行的創造力再找回來。遵循這個方法，骨盆失衡會引導女人重新發現野性女人更寬廣的領土。

骨盆治療的療程

　　我從桑亞開始，之後才學到要如何協助其他的個案把注意力放在骨盆上。首先，我們先聊聊她骨盆的碗型結構，以及骨盆底──也就是骨盆底部的肌肉。我對她解釋，子宮位於骨盆深處的中心位置，它的周圍結構通常都圍著子宮發展。膀胱的位置比子宮更低一點，位於子宮的前

面。直腸在後面，卵巢的位置稍微高一點，分別位在兩側。桑亞對於我分享的資訊很感興趣，她從來沒有認真想過，她身體的這個部位如此複雜。

我向桑亞說明，她可能會學到的骨盆照護療程，以及自我照護的技巧。骨盆照護的療程，不同於每年做的骨盆檢查。我們不用陰道擴張器，只是把一隻手指放進陰道裡，確定陰道的肌肉狀況。陰道是骨盆底部肌肉的中心，非常適合來評量骨盆肌肉的健康狀況。

雖然一開始，許多女人都很猶豫要不要讓治療師碰觸這麼私密的身體部位，她們也許會懷疑我是不是夠專業做這件事情，但在第一次療程結束後，她們都會強力要求把這項療程納入年度的骨盆照護計畫，她們感受到體內有很巨大的正面改變。就如大多數的身體工作者一樣，我因為擁有專業的技巧，知道如何解讀並處理各種身體模式，才能這麼做。接觸骨盆時，我並非將注意力集中在陰道，而是專注在骨盆的深層模式：包括卵巢與子宮的壓力及位置，骨盆肌肉的協調性，肌筋膜層（在肌肉四周支撐整合的結締組織）的緊張程度，以及療程中出現的能量模式。

我身為身體工作者，學習用整體的角度去看身體。我評估複雜的身體與能量模式，不是只觀察身體某些部分。來找我治療的女士告訴我，她們對這項療程有信心，但仍然得先克服文化上與個人顧慮，才能接受「陰道按摩」，這是我運用的技術能讓肌筋膜放鬆的方法。當我開始身體工作的療程，我個案對身體的概念也隨之擴展。從初時猶豫不決，到後來以全新的觀點，熱衷去了解身體這個部位，並有整體和整合的概念。對我來說，身體這個地方——一個我們生命初始的地方——值得我們給予更好的照顧，我們也應該對內在擁有的這項潛力，給予真誠的敬意。我個人也因投注許多時間學習骨盆的知識而豐富了我的生命。

評估骨盆肌肉健康程度的第一步，是要觸摸並擠壓陰道周圍的肌

肉。這就是所謂的凱格爾運動（Kegel exercise）：收縮整個骨盆底部，以至於陰道肌肉都會緊縮。手指伸進陰道，凱格爾運動會造成擠壓的感覺。在女人重複這個練習時，我會檢查（碰觸陰道內的周圍肌肉）骨盆底部肌肉各個部分的協調性。我將這個圓型骨盆切分成四部分，分別評估骨盆底部的上、下、左、右各個部位。最理想的狀態是，骨盆肌肉的四個部分都能協調，但通常只有部分骨盆底部肌肉是有力的。緊張與疼痛（虛弱能量）的肌肉組織，在做凱格爾運動時反應或收縮都比較弱。

凱格爾運動常用來強化骨盆肌肉的強度與張力，但我發現，除非這位女士的骨盆肌肉完全協調，四個部分能有效運動，否則這個練習沒有什麼效果。凱格爾運動無法改變骨盆模式，它只能強化肌肉。大多數女人的骨盆肌肉並非真的無力，而是出於核心的緊張、過去的創傷與骨盆失衡的情況。陰道按摩能使女人的骨盆肌肉模式得到很大的改善，它能釋放核心的壓力，帶來療癒的效果，並恢復平衡，根源區的肌肉能自主收放。一旦骨盆肌肉自主收放，多做練習就能進一步強化核心，恢復骨盆肌肉的活力，此時凱格爾運動就可成為強化核心療程的一部分。

桑亞對這些知識感到非常訝異，雖然她還沒有生過小孩，她的骨盆肌肉卻無法收放。我向她解釋，每一個女人的骨盆狀況都不一樣。因為每個人的姿勢、情緒壓力、能量阻塞、創傷、肉體傷害或骨盆發生的其他事件等，都會造成骨盆肌肉不平衡，這表示肌肉的某個部分比起其他部分需要出更多的力量。只用部分或四分之一骨盆底部肌肉的力量，肌肉就會失去動態平衡。經過一段時間，肌肉不平衡就會影響女人骨盆的穩定性以及根源區的健康。

骨盆肌肉的緊張會阻擾一個女人核心的血液與能量的流動。骨盆肌肉的健康會影響一個女人的感官覺知，並在性歡愉上扮演重要的角色。當女人從她的根源區感到容光煥發，她就能得到內在的平靜感，更強化她達到歡愉的能量。一個活力充沛的骨盆，造就一個活力充沛的女人，

所以，照顧妳的根源區，就能持續這樣的活力。

觀想骨盆，與妳的根源區連結

要開始自我照護骨盆時，練習觀想骨盆，會對妳有很大的幫助。這麼做是讓妳能夠將注意力集中在骨盆。妳也許會想要找一些圖片，幫助妳了解骨盆結構，但在這本書裡，我鼓勵女人去感受自己的身體，而不只是用頭腦去思考。我發現，最強的能量連結來自於直覺性的觀想，透過觀想與感受，女人更能了解身體中的奧祕（編按：中文版〈附錄五〉骨盆插圖，可幫助讀者更了解骨盆的生理結構）。

開始觀想時，妳可能覺得自己的骨盆像一片沒有地圖的領土，想像自己正在探索一個獨一無二的未開發地，這是妳身體的一部分，它只屬於妳一個人。

觀想骨盆的結構

骨盆是女性身體的根源區，想要更了解妳的創造潛力，或感受核心最根本的能量，就把注意力集中在這裡。

練習：觀想骨盆的結構

1. 首先在妳的骨盆裡，設定一個地標。將手放在骨盆邊緣上方的位置，也就是骨盆頂端，有時候這裡被稱為髂骨。將妳的手朝骨盆的前端移動，找到恥骨（這塊骨頭在尿道或膀胱開口的前面），妳的左右骨盆在這裡連結。默想這個連結的區域。現在再回到骨盆的頂端，感覺骨盆後部傾斜的骨頭。骨盆從這裡連結到薦骨，這是一塊漂亮的三角型骨頭，大小跟妳的手掌差不多，它的末端

就是尾骨（位在屁股之間的尾椎骨），把妳的手掌放在薦骨上，感受這裡活躍的能量（很多神經末梢及血管交織包圍著薦骨，滋養妳的骨盆）。這些地標形成骨盆的碗狀。想想骨盆內部的曲線，以及它在妳的創造中心形成一個保護的碗。

2. 閉上眼睛，想像妳的骨盆，感受骨盆裡的空間感，留意妳對這個空間的內在覺知。妳也許會感受到骨盆的能量超出骨盆的實際界線。再沿著骨盆的邊緣走一次，感覺骨盆的身體與能量形狀。

3. 把覺知放在骨盆深處的中心，也就是子宮。注意核心的這座創造之井，這裡的能量較為稠密。妳內在的創造力與這個重要的女性之地有什麼關聯？感覺子宮的兩側，感受卵巢散發的熱力（光或溫暖），在妳的骨盆兩側綻放光采。妳曾經注意過這個內在之火、妳的創造之火嗎？

4. 將注意力集中在骨盆底部。這裡的結構中心，正位於子宮下方，也就是妳的陰道——這是一個通道。做愛、經血以及自然生產都要通過這個通道。就算是剖腹生產，能量依然會從陰道釋出，透過呼吸與觀想生育的能量移到根源區，就能夠有意識的觸及這個能量。妳的內在視覺是如何想像妳的陰道呢？妳在創造中心釋放或帶入了什麼？

5. 想像骨盆底部與正面，陰道開口兩側的唇狀物是妳的陰唇。然後位於身體前方，一個為妳帶來歡愉的地方，那是妳的陰蒂。在陰蒂與陰道口之間的是尿道口，尿道上方是妳的膀胱。妳在骨盆的前方注意到什麼？

6. 想像骨盆的後方，在陰道開口處的下方，通往根源區的後面部分，有直腸的通道口。兩個通道口之間是妳的會陰，這是一個充滿活躍動能之地，許多肌肉組織聚集在這裡。觸摸這個地方能立

即感受向下扎根的感覺，這是連結大地能量的地方。在生產時，它能夠擴張得非常大。這裡也往往是生產時被撕裂的地方，給予會陰與陰道按摩，有助於疤痕的癒合。這個充滿生命力的地點，是妳蓄積壓力還是落實的基礎呢？

7. 再次找出妳的恥骨及尾骨，想像環形骨盆的前後方。許多肌肉包覆在骨盆底部的整個環形構造。這些活躍的肌肉就是骨盆底部，它們為骨盆裡的女性器官提供支持，保持核心的平衡與穩定，為妳的性歡愉扮演關鍵性的角色。尿道、陰道與直腸的開口，都會經過骨盆底部的肌肉，與骨盆底部建立連結。

8. 再次找出骨盆前方的恥骨，想像這個地方的後方，妳可以透過陰道感覺到它。這就是著名的G點，一個身體與能量的中心點，觸及它可以增強做愛的刺激。當妳把注意力放在這裡時，妳注意到什麼？

9. 結束妳的觀想，想想妳觀察的結果。感謝這一切，感謝妳寶貴的骨盆。

榮耀妳的骨盆

妳觀想骨盆時，有沒有注意到什麼？妳對身體的根源區充滿感謝嗎？妳對於自己的女性身體或女性自我，有任何痛苦的感受嗎？無論骨盆讓妳聯想到歡樂或挑戰，都有助於我們恢復根源區的活力。妳對骨盆的每個新感覺，都會讓妳與這個部位有更緊密的連結。每個傷口或疼痛，都引導著我們走上療癒之路。

妳的骨盆是一個強壯的支持基礎；榮耀它，增強它支持身體的力量，也能增強妳情緒與精神上的支持力量。下面的練習，可以協助妳進

一步探索妳與骨盆的關係。

練習：榮耀妳的骨盆

1. **思考**：把覺知放在妳的骨盆上，仔細思考妳跟女性核心的關係。當妳花時間在妳的創造中心時，注意自己的感覺。找出有哪些地方需要療癒或頌揚。

2. **儀式**：拿一張紙，花五分鐘寫下妳的痛苦、想療癒骨盆的意願，或寫下妳與女性的關係。在紙的另一面，也花五分鐘，寫下妳身為女人的快樂，以及妳慶幸自己是女人的想法。寫好以後，把紙放在聖壇上或埋在花園裡榮耀妳的骨盆。當妳開始為了自己而療癒骨盆所受的傷害，妳的骨盆會感激妳的發現，讓妳更喜悅的顯化妳的女性形式。

預防性的骨盆照護措施

在接受骨盆療癒的療程後，桑亞和我的其他個案一樣，想知道為什麼還有許多女性與醫療護理人員都沒有聽過骨盆照護。部分原因在於，西方醫療不太注重預防性的保健。就如其他的身體系統一樣，女人只會在身體出現嚴重症狀時（例如：尿失禁或子宮脫垂），才會想到要照顧骨盆。儘管骨盆應該成為女人要定期照護的一部分，但它很少是預防性的保健，就算有，女人在骨盆上投注的時間與精力還是明顯少很多。另外，標準的骨盆照護模式是以症狀為基礎，而不是預防性的保健，許多女性都沒有注意到自己的骨盆不平衡，骨盆不平衡初期不會有太外顯的症狀。

另一個原因就是，一般人缺乏骨盆照護的知識。女人習慣默默承受

痛苦，不知道骨盆可以治療。有些女人向一般的醫療護理人員或家人提及身體症狀時，得到的答案通常是這是年紀大了或生過孩子的正常情況。如果她們去找專科醫師，如泌尿科醫生，大多會建議她們動手術。子宮問題最後的治療方式，通常都是切除。

骨盆的症狀，例如：疼痛、尿失禁或骨盆機能障礙，使女人覺得尷尬丟臉，難以啟齒。她們不知道，這些症狀都是可以治療的。女人一定要持續尋求協助，凱格爾運動是最常用來解決骨盆問題的唯一方法。但許多醫療護理人員不知道，徒手按摩治療與全方位骨盆照護治療可以恢復核心的平衡。他們還不知道，這些技巧可以改變骨盆模式，要是少了它們，身體會繼續失衡。

另一個更微妙、更普遍的原因是，女性身體總是不被尊重的。對女性身體感到羞恥，讓一個女人無意識避開自己的根源區，對自己內在不平衡狀況毫無覺察。類似的情況是，大多數的女人有骨盆症狀及骨盆不平衡的情況已經很久了，她們已經習慣用骨盆區裡少許的能量流動生活。她們把根源區的挫折感與阻塞的能量視為理所當然。通常做完一個療程之後，我的個案會因為感受到骨盆的活力而非常驚訝與開心，她們大多數從來不曾感受過根源區的生命力。

畫一張自己的骨盆地圖

評估完女人骨盆肌肉的強度之後，我會用一張紙，畫出骨盆地圖，標出她骨盆內所有的壓力及激痛點。大部分的女人儘管在性交時並不覺得疼痛，但她們的骨盆肌肉都有一碰即痛的區塊或激痛點。肌肉機能障礙的病兆之一，就是因為骨盆的不平衡，導致肌肉過度使用或使用不當。

畫出骨盆肌肉的激痛點，有助於了解這個女人的骨盆模式，才能針

對它治療。骨盆地圖讓我知道必要的訊息，並針對它進行陰道按摩，矯正骨盆肌肉的不平衡。這包括在每個肌肉壓痛的區域施壓與按摩的技巧。我也協助個案將覺知引導到這些區域，教她運用觀想與呼吸練習恢復能量流動，平衡骨盆的肌肉。學習畫出骨盆地圖，有助於女人去了解根源區的壓力模式。在我的女性保健練習中，我教個案用以下的方法，找出自己的骨盆緊張點。

　　骨盆地圖是從陰道口往內開始，以順時針方向觸碰骨盆內部，記錄任何讓妳覺得疼痛或緊張的區域，沿著骨盆邊緣繞一整圈。記錄下骨盆肌肉的緊張點、激痛點，以及感覺怪異的區域。妳可能會發現很多區域一碰就痛，也可能只找到一些。一開始先找出激痛點，有助於提升自己的覺知力，找出根源區已形成特定模式的肌肉狀態。找出緊張點，妳就可以改變這些模式，增加妳根源區的柔軟度與健康。當妳畫出自己骨盆的緊張點，學著認出這些壓力的內在感覺，妳可能會發現，根源模式在對妳發出警告，讓妳知道外在的環境壓力已經嚴重影響到妳的女性核心。

練習：畫出骨盆地圖

　　先把整個練習讀完，熟悉各個步驟。找一個私密且舒適的空間來畫骨盆地圖。妳還需要一張紙、一枝筆，以及一個舒服的姿勢，讓妳可以接觸妳的陰道。做這個練習時，妳可能會發現自己體內產生疼痛或壓力的區域，或是找到自己欣賞喜歡的區域。妳甚至會對自己的新發現感到意外。不要帶著任何預期，只要以一顆好奇的心，打開妳的覺知，探索妳的身體。不用去擔心萬一妳不確定自己感覺到什麼。當妳愈來愈熟悉自己的內在景致時，就愈容易注意到它的改變。要記住，與自己的骨盆失去連結，會讓女人在一開始的

時候，很難有什麼感覺。但隨著經常練習，妳的連結與感覺就會逐漸增強。

1. 在紙上畫出手掌大小的圓，代表骨盆底部的環狀肌肉。

2. 在圓圈裡畫個X型，把圓分成四等分，上方（前方）接近尿道口，下方（後方）接近直腸出口，還有左右兩個區塊。

3. 將食指伸進陰道大約一吋深，開始接觸骨盆內接近尿道口的肌肉，或是骨盆上方的空間。輕輕觸摸這個區域，因為尿道口上方就是妳的尿道，它連接膀胱，那裡很容易受到刺激。

4. 開始去感覺骨盆肌肉的緊張或疼痛，這種感覺就如脖子僵硬或肩膀痠痛一樣，從骨盆底部的上方開始，順時針方向移動，用另一隻手在紙上畫出妳的發現。畫一個小叉（x）代表緊張的區域，以大叉（X）來表示疼痛的區域，把每個痛點按照一到十的程度，記下它的疼痛程度，十代表最痛。用畫圈（○）來代表感覺最不明確的區域。

5. 沿著骨盆肌肉繞圈進行觸摸，並且記錄下來，沿著妳的陰道一點一點觸摸內在的骨盆肌肉。

骨盆地圖的用處

　　骨盆地圖描繪出妳骨盆裡的壓力模式，反映出妳使用身體的方式。首先去注意妳發現的模式。骨盆底部的四個區域裡，有哪一個部分特別緊張？在妳的骨盆肌肉裡，有沒有哪些區域是表面疼痛，哪些的疼痛較深層。有沒有任何區域讓妳感覺麻木，或是不太對勁的感覺？把較緊張與較不緊張的區域相比較，把較痛與較不痛的區域相比較，看看有些什麼不同？

當妳畫出骨盆肌肉的地圖時，就會知道自己傾向於用哪個區域的肌肉來承受壓力。一開始把這些點畫在紙上，是為了要妳看見自己緊張點的分布圖；妳不需要重複做這個練習，除非妳想要再做一趟視覺地圖。妳可以每個星期檢查一次或兩次，也可以在心裡把這些點畫出來。妳可能會發現某些區域一直都有壓力，承受著慢性壓力，某些區域的壓力，會根據整體的壓力程度（身體其他部位的壓力模式）而來來去去。

緊張表示身體在承受情緒與生理上的壓力。妳骨盆內的緊張，顯示出根源區承受的壓力，但承受更多疼痛與緊張的肌肉彈性會變小，反應也會降低。這些肌肉無法協調，便減弱妳的核心支撐力。透過書中提供的方法，直接按摩這些緊張點、增加覺知及能量練習，可以使妳的骨盆肌肉恢復緊縮，改變這些核心模式。

如果妳有一些骨盆不平衡的症狀，例如：疼痛、肌肉無力、無法做凱格爾運動、生產後遺症，或是與妳的根源區失去連結，藉由處理骨盆緊張點，就可能恢復功能及核心的平衡。釋放慢性肌肉緊張，能夠減輕整體的壓力，讓身體知道如何在壓力出現時釋放緊張，能顯著增強骨盆肌肉及器官的長期健康。解除根源區的緊張，將改變妳的骨盆結構及運作模式，這樣妳的創造中心會得到更強力的支撐。必要時，尋求骨盆照護的專業人員協助，多了解自己根源區的領域。

定期照護根源區的緊張點，妳可能會找出造成根源區慢性壓力的來源，例如：妳的創造表現或其他造成能量流動受阻的障礙。這些慢性緊張點，可以直接透過陰道按摩而解決，也可以透過改變外界環境來治癒，外界的環境會不斷將壓力施加在妳的核心。在重大的壓力事件之後好好照顧妳的根源區，會大大幫助妳恢復幸福感。下面這則故事將告訴妳，如何運用骨盆地圖來處理這個情況。

女人的故事：骨盆底部，就像個人生活的測量器

蘿拉來找我，想治療慢性痔瘡問題。這是骨盆底部普遍發生的問題，卻常因為缺乏對骨盆區的照護，而沒有得到治療。蘿拉的骨盆地圖顯示，骨盆底部後面的肌肉，在接近尾骨及直腸口附近，交錯著很多肌肉壓痛及緊張的區域。骨盆底部的緊張常會導致一些身體問題，如痔瘡、便祕及尾骨的疼痛。後骨盆區的功能障礙也許需要靠直腸按摩（減輕根源區壓力的另一種方法）與陰道按摩，恢復骨盆區的平衡。蘿拉的左骨盆區也有麻痺無感的情況。

透過骨盆按摩以減輕肌肉緊張，專注於呼吸練習以恢復能量流動。我協助蘿拉減輕後骨盆區的壓力與疼痛，也提升左骨盆區肌肉的感覺。蘿拉學會如何畫出骨盆地圖，並練習陰道自我按摩，第一個療程結束時，她已經能平衡及放鬆她的骨盆空間了。

接下來幾個星期，蘿拉注意她的骨盆肌肉在各種情況下的反應，並且把它畫下來。她發現最頻繁出現的情況是，任何衝突發生都會增加骨盆的疼痛與緊張。這衝突愈讓人不愉快，骨盆肌肉受到刺激的程度就愈高，包括肌肉壓痛區域的數量及疼痛的強度。與配偶吵架，或是與老闆意見相左，都會使她的骨盆地圖出現這類情況，也會使痔瘡反覆發生。蘿拉的身體反應透露出，她其實比自己知道的更不開心。

當我確認這些沒解決的衝突造成蘿拉的身體緊張時，蘿拉與我分享她在自我照護骨盆時發生的一個經驗。在療癒骨盆的過程中，只要她一想到要開創自己的事業時，她的骨盆肌肉就放鬆了。蘿拉知道，她想要得到配偶及老闆的支持，但他們從來不正視她的需求。從她身體的反應裡，蘿拉發現，她想要擁有新的支持模式。

後骨盆區的緊張通常顯示女人所得到的支持不符合她心理上的需求。女人有時需要的是情緒上的支持，有時需要的是身體上的支持。她

也許需要新的合夥關係，更照顧自己，特定的創意表達管道，或在生活某些層面做一點改變。當每個女人開始去檢視並創造自己追求的支持時，她會發現她的後骨盆區變得更輕鬆，也更平衡。

幾個月之後，蘿拉告訴我，她已經開創自己的新事業了。因為責任變大，外在壓力也變大了，她猜想，她的骨盆可能變得更緊張。她的骨盆地圖卻顯示她變得更健康，骨盆肌肉幾乎沒有任何緊張，疼痛區域也變得少之又少。碰觸左邊的陰道肌肉時，她也變得更有感覺。

蘿拉解釋，她一直想要有自己的事業。回顧以往，她發現為別人工作讓她的內在產生壓力，這在骨盆地圖上清楚顯現出來。一旦她決定過更自在的生活，她的身體就釋放了這些緊張。她不再尋求老闆與配偶的肯定，這都是外在的資源；她發現自我內在資源，使她獲得自己一直渴望的支持。蘿拉從來沒想到，開創她的新事業使她的骨盆放鬆，她的骨盆地圖成為生活經驗中最好的測量器。

當蘿拉創造出自己渴望已久的支持時，她也在她的身體與人生中找到更大的自由。畫出骨盆地圖提供她一幅清楚的圖畫，看到不同的個人選擇，會如何降低核心的壓力，強化骨盆的活力。

骨盆麻痺無感：重新燃起妳的希望

探索女性身體的根源區時，有些女性會出現沮喪的情緒，或碰觸到一些已經失去連結的領域。當她想把覺知放在骨盆的特定區域時，身體的具體感官相當微弱，或是情緒上的麻痺使女人無法專注。麻痺沒有感覺，通常顯示是身體或情感上的傷痛造成骨盆的失聯或分離。即使是猛然跌倒，撞到尾骨，也可能破壞骨盆的協調，造成骨盆分離的模式。

骨盆的失聯可說是身體的保護機制之一，它們對於過度強烈的情況，做出保護身體的反應。當傷痛的事件結束後，這些分離的區域限制女人接近自己的女性智慧，使得骨盆繼續失衡。一個女人若是發現自己

的骨盆麻痺沒有感覺，表示她終於有機會恢復骨盆的現況，並療癒女性身體與「女性」靈性之間的分離狀態。

重新找到這些麻痺或失聯的區域，一開始可能要先傾聽自己過去的傷痛經驗。當妳開始進行以後，用自己的速度進展，收集妳的資源。在進行骨盆的療程中，慢慢體會妳的感受，讓這個過程自然發生，整合所有新的感受及覺知。女性身體就是妳的女性的領土。感官麻痺的區域，無論是情緒表達或骨盆的感受、子宮空間的能量，都有療癒的潛力。找回失去的領土，找回妳在無意識中逃避那些的行為——拿回屬於妳的空間，保護妳自己，照顧妳自己，滋養妳的創造力，表達妳的感受——在各個領域展現自己。對麻痺沒有感覺的區域，思索以下問題：

- 妳的身體裡，有哪些地方是妳感覺不到的？
- 妳需要什麼支持，才能讓妳重新有感覺的能力？
- 妳注意到妳的生活中，有哪些地方麻痺或關閉起來了？
- 妳要如何重新燃起妳的希望，展現在這些領域中？

恢復骨盆的光采

妳的骨盆光采，是一種能量的品質，它顯示出妳與根源區連結的狀況。強大的骨盆光采，使妳能排除能量垃圾，找出能量上的不平衡。堅定的骨盆光采，會積極結合身體的根源區，傳達出它保有女性領土的意圖。

要強化骨盆光采，就要定期關注妳的核心。觀察妳能量或感覺的品質。根源區的能量品質會影響妳在生活中所汲取的能量。每天花一點時間淨化骨盆能量，就能恢復這個重要區域的光采，療癒過去的阻塞。

練習：淨化骨盆能量

1. 把注意力放在根源區的感覺上，確定妳的骨盆能量。如果妳的內心覺得輕鬆平靜，那麼這個能量很乾淨。如果妳覺得很焦慮、消極、緊張、很難集中注意力，那就需要淨化這些能量。

2. 用妳的內在覺知，在骨盆的邊緣走過一圈，從前面開始，往右邊走。沿著整個圓周走，想像妳輕輕掃過、觸碰每個地方。觀想一些自然元素（例如：空氣、水或火）淨化妳的骨盆，平衡能量，協助妳將根源區的阻塞能量送入大地。

3. 特別注意，在妳的骨盆裡，有哪些區域是妳想避開的，將注意力放在那裡。妳的骨盆並不髒，它只是需要妳的關注。用愛跟尊敬，溫柔體貼的淨化妳的骨盆。

4. 完成之後，召喚宇宙能量祝福妳的骨盆。觀想溫暖的金色陽光充滿了妳的核心。

女人的故事：治療性侵情緒，重現骨盆生機

　　卡蜜拉對於骨盆療程很感興趣，希望能夠連結自己的陰道及骨盆，但她感覺不到骨盆肌肉，也無法收縮骨盆的肌肉。她說，她甚至不覺得骨盆是她身體的一部分。

　　卡蜜拉在小時候曾遭受性侵害，覺得陰道與骨盆並不是安全的所在。長大後，她曾經多次從情緒層面來處理這個傷痛，現在她想要與身體的這個部分重新連結。

　　一開始，當她碰觸到那些跟過去的性侵經驗有關的肌肉時，光是將注意力放在骨盆區就讓她覺得承受不住。我鼓勵她去感受肌肉所記得的

感覺，引導她的呼吸到每一個她注意到的區域，協助她的身體去整合新的感覺訊息。在進行我們的療程期間，她也接受一位諮商師的協助，處理她接觸骨盆時湧起的情緒，讓她重新獲得滋養。透過結合身體與情緒的療癒方式，她找到一個最適當的速度，去面對自己的身體。

卡蜜拉發現，要不是別人這麼說，她似乎從來沒有意識到陰道的存在。她形成自己的女性認同，卻對自己女性身體的所有權無感。所以在一開始要把注意力放在骨盆區時，她幾乎完全沒有感覺，身體也沒有任何覺知。

她發現，骨盆區的的麻痺無感，是為了幫助她避開停駐在那塊區域的痛。但她知道，她也錯過了歡愉的感覺。要與自己的身體重新連結，卡蜜拉必須一層層剝開那些感受：害怕、憤怒、難過及悲傷。每一個步驟都讓她恢復陰道及骨盆裡更多的感覺，也覺察到她自己的能量。她最後終於返回這個屬於自己的珍貴領土。

骨盆照護的好處

進行幾次骨盆平衡療程之後，我指導我的個案做骨盆的自我照護。每個女人都能學會怎樣運用她的骨盆肌肉，改變骨盆的緊張模式，以及辨認出生活中造成核心不平衡的緊張來源。藉由學習照顧女性身體，女人與她的野性女人建立新的關係。

骨盆是女性身體的根源，它蘊藏了每一個女人最豐富的經驗。當妳檢視自己的骨盆模式，肯定妳的根源區，尤其是當妳學會骨盆自我照護最基本的方法——陰道按摩的練習時，妳就會遇上妳的創傷與美麗的真實女性自我。

定期按摩陰道，恢復骨盆平衡

非性行為的體內按摩，能舒緩女人核心的肌肉，讓它充滿活力。對於女性健康物理治療師而言，陰道按摩是非常重要的方法，它能減輕骨盆症狀，恢復骨盆在身體及能量上的平衡。運用一般的按摩技術按摩陰道內部，能觸及骨盆的核心肌肉，它們通常承受著骨盆的緊張。陰道按摩比性行為能帶來更多的滋養，因為它深入骨盆內部肌肉，而不是只觸及感覺敏銳豐富的肌膚或陰蒂。

我教導女人自己做陰道按摩，讓她們知道照顧自己的方法。大部分的女人對於身體的根源區只有性方面的聯想，或只用來生育小孩，有些女人從來沒有碰過自己的陰道或骨盆的內部空間。最理想的目標是，讓所有的女人都知道如何在性愛中取悅自己，也如道如何運用陰道按摩來滋養根源區。女性身體的根源區是一個極其珍貴之處；自我照護可讓根源區恢復愉悅與榮耀。女人要是對陰道按摩或骨盆自我照護卻步不前，就該把這種抗拒心理的治療列入她的療程中。

處理骨盆的緊張

骨盆肌肉對於女性整體結構的支持系統、放鬆的感覺，以及享受性歡愉，扮演了相當重要的角色。這些功能都會被骨盆緊張限制住了，透過陰道按摩，這種緊張就能得到抒解。

骨盆緊張會阻礙一個女人在生活中使用骨盆底部肌肉的能力，身體為了代償這個能力，就會給予核心有限的支撐力。身體會適應骨盆失衡的狀況，直到某些事情（受傷、骨盆創傷、生育、壓力，或荷爾蒙出現變化的更年期）阻止骨盆肌肉繼續代償。然後，女人可能會經歷更嚴重的骨盆症狀（如疼痛、器官脫垂或尿失禁），這些都來自於骨盆長期的不平衡。

陰道按摩能在症狀出現之前，先處理骨盆區的不平衡，它應該被列為每一個女人自我照護的一部分。在做完陰道按摩的療程之後，女人們告訴我，她們對自己的骨盆區及陰道有了全新的覺知。陰道按摩軟化了她們的核心，她們從來沒有感受過這麼深層的放鬆，回到自己的中心。

如何做陰道按摩

運用骨盆地圖或依照自己骨盆的感覺，導引妳按摩骨盆肌肉疼痛、緊張的區域。陰道按摩的目的是，增加妳與身體這個區域的連結及覺知。我們身體中有較好覺知力的地方，通常血液與能量流也會較通暢，增進細胞的健康。與其在按摩中用一些特別的技法，不如懷著敬意，與自己的骨盆肌肉建立更多連結。只是去碰觸它，就能提升妳身體的覺知。

接下來的練習，會說明陰道自我按摩的過程，讓女人能夠照顧自己（這個做法不是用來教導專業的治療師）。注意：陰道自我按摩不適合在懷孕時做，至少要在生產後八個星期才能進行。

練習：陰道自我按摩

找一個隱密的地方及舒服的姿勢，讓妳可以很容易觸碰自己的陰道。

1. 躺下來，兩腿張開，身體稍微彎曲，把食指或大拇指伸進妳的陰道裡，沿著陰道口觸摸陰道肌肉。施加輕微的力道，注意身體的反應。妳可以只注意觸摸各個區域時的覺知，也可以用最基本的按摩手法來讓肌肉組織放鬆。不要按摩接近尿道的區域（位在妳的前骨盆區），或是直腸的區域（在妳的後骨盆區），這些區域非常敏感，需要很輕柔的接觸。

2. 剛開始的幾分鐘，先熟悉骨盆內部的感覺。只要去接觸和注意骨盆裡的緊張區域就可以了，不用去改變它的狀態。輕柔移動妳的手指（像是在舒緩肌肉或是感覺它的曲線），從前骨盆區到後骨盆區，遍及每一處；隨妳自己高興，在一些激痛點，施加較大的力道。聽從妳的身體。當妳感覺已準備妥當，在按摩的時候，加強妳與這些區域的連結，放慢妳的呼吸，讓每個緊張的區域放鬆。妳不需要把所有的緊張都釋放掉，就算只釋放一點點，也會開始改變失衡的骨盆肌肉的核心模式。

3. 在疼痛或緊張的區域，畫圈移動，或持續施加力道。沿著骨盆內部的邊緣（感覺骨盆區裡僵硬的程度），按摩陰道口的內部區域。妳可以著重在骨盆地圖上標示一碰就會痛的區域，或著重在妳進行探索時發現的其他區域。

4. 往陰道更深處探索，往兩邊的髖關節（通常骨盆的壓力都聚集在那裡）移動。

5. 結束按摩，向女性身體的根源區表示感謝。

陰道按摩的幾個常見問題

進行陰道按摩最好的方法，就是傾聽身體的聲音，做妳覺得正確的事。然而，當妳的技術進步之後，以下這些問題的答案可能會對妳有幫助。

我要達成什麼目標？與其想達成某個特定的結果，不如說，妳只是在與妳的身體建立愛的關係。妳會對自己的骨盆區域愈來愈熟悉，也學到應該如何解讀妳的核心，與它溝通。透過按摩，妳能夠放鬆妳的身體。身體會對碰觸產生反應，懷著尊敬與愛的觸摸，能夠改變妳的根源

區，也為妳的根源區帶來滋養。照顧妳的根源區，讓妳的身體恢復它正常的平衡。

陰道按摩的好處是什麼？陰道按摩有助於妳得到平靜及深度放鬆，它會增加身體中心的細胞活動，抒解緊張。它能增進骨盆肌肉的健康、強度、活力，讓肌肉發揮功能，成為核心的支持架構。骨盆的健康得到支持，妳的骨盆變得更有能量，妳就能夠接觸到它所擁有的能量資源。妳可能注意到，當陰道的感覺及肌肉狀態都變好了，對性的刺激反應更敏銳，也更能享受性歡愉。

我應該多久做一次陰道按摩，每次時間多長呢？如果妳正在治療骨盆疼痛或有特殊的骨盆狀況（生產、流產、醫學療程，或壓力增加的時期）或是想與妳的根源區建立關係，每星期可能需要二到三次的療程。自我照護療程每次的時間，可能從五分鐘到半小時不等，看妳有多少時間，並按照骨盆區的需求來決定。妳對於根源區的支持，將提升妳接收能量的能力，並且在面對挑戰時更能恢復平衡。定期做陰道按摩，將會使妳激發出新的模式，使核心生機盎然。如果是以保健為目的，每個月只要做一到二次療程就可以了，當妳感到急躁緊張或容易煩躁，這個徵兆表示骨盆底部積壓太多壓力，阻礙了能量流動，需要按摩。骨盆症狀，例如：沉重感、子宮脫垂、尿失禁、月經疼痛等，顯示妳的骨盆肌肉需要專科醫生幫忙重新調和平衡。

如果覺得自己笨手笨腳怎麼辦？繼續做。根源區是妳身體最重要的部分，身為一個女人，這裡是妳最有價值的能量及資源。妳照顧這個區域時，應該是很輕鬆的。肩膀痠痛時，妳會按摩痠痛部位，妳也可以運用同樣手法按摩根源區的痠痛點。試著去感受，透過妳的感覺及身體覺知來處理妳的根源區，詢問自己內心的感覺，不要用頭腦。以體貼尊重的方式接觸妳的根源區，把呼吸引導到那個區域，使妳與核心建立關係。學會抒解核心的緊張，並與妳的根源區有更深的連結，將會大幅提

升妳的創造能量與愉悅，也會增進妳排除阻礙與恢復核心平衡的能力，讓妳更敬畏妳的女性身體為妳所做的一切。

我應該用什麼姿勢？不斷嘗試，直到妳找到一個姿勢能夠讓妳摸到妳的骨盆肌肉，也能讓妳的身體容易放鬆。這個姿勢可能是側躺、用枕頭支撐、坐在浴缸裡，甚至是站著淋浴等等。妳也許要彎身到妳的兩腿之間，或側躺從背後觸摸。找一個最舒適的位置，讓自己的按摩技術變得更好，也許妳會有一陣子覺得自己很笨拙，但妳既然能夠照顧身體的其他部分，那麼妳也能夠靠練習，耐心照顧妳的根源區。

我該把手指伸進多深的位置？妳也許只能按摩到骨盆內部表面之處，或是進到妳能碰到內部骨盆最深的地方。疼痛與緊張的區域有時可能很淺，也可能很深。妳可以隨心所欲，用食指或拇指去碰觸。盡量找到陰道口內部或周圍的緊張區域。

我應該多用力？妳的力道會隨著身體的反應改變。釋放緊張需要多大的力道，妳就在肌肉上施加多大的力道。如果骨盆的緊張不減反增，或是妳覺得身體開始防衛，無法放鬆時，就減輕妳的力道，或是停止療程。妳的身體會告訴妳夠了。同樣的，在接近尿道與直腸的地方，力道要非常輕。想像妳的碰觸，就像在塑造妳的骨盆肌肉，有時輕，有時重，但永遠配合妳的身體，以流暢的線條移動。

如果我沒有發現任何特別疼痛、虛弱或麻痺無感的地方，是不是表示我哪裡做錯了？沒有錯，按摩根源區，在能量的運作比身體來得大，所以不見得會產生生理上的變化，但妳會感覺到能量在流動，就像妳靜心冥想時進入放鬆的狀態一樣。妳腦中可能會浮現一些畫面或念頭，妳可能會看到色彩或光，妳也可能會覺察到身體出現不同的感覺。妳正在擴展妳的能力，與妳創造中心的活力與療癒能量產生連結。

如果我按摩的時候，感覺到一股脈衝或發熱，怎麼辦？這些是肌肉與能量釋放的徵兆，顯示血液與能量流加速流動，舒緩緊張。這是妳在

恢復骨盆活力時，應該會出現的感覺。

陰道按摩會造成性刺激嗎？陰道按摩跟性刺激大不相同，通常比較像一般身體按摩時所感受到的放鬆。性高潮所出現的放鬆，通常比較集中、短暫。陰道按摩會讓整個骨盆（甚至腹部）放鬆，效果也會長久維持（注意：性行為有助於骨盆健康，因為它能按摩骨盆內部，刺激女性骨盆的能量與血液流動，但它無法改變骨盆長期的失衡模式）。陰道通常會讓人聯想到性行為，但不要只把陰道當作性器官。陰道是進入骨盆的門戶，也是女性進入自己身體根源區的入口。陰道按摩可能會使女人聯想到性行為，但她若是對性行為抱持負面想法，她也許需要改變方式才能照顧她的根源區。運用陰道按摩的方法，抒解核心肌肉的緊張，通常會增進覺知能力，放鬆的骨盆底部會增加血液與能量流動，讓人在性交時更能夠達到高潮。

我很訝異在陰道按摩時，找到許多疼痛的區域，為什麼會這樣？肌肉疼痛的區域或激痛點，都是因為長期緊張造成的，這種情況普遍發生在下顎、脖子、背部、臀部及骨盆區。這些區域對於情緒或身體壓力所造成的長期緊張特別敏感。當肌肉處於長期的緊張狀態，它會累積乳酸與其他的細胞碎片。緊張會使血管收縮，阻礙健康肌肉所需要的血液流動。日常生活的姿勢不良、長期坐著，或某些生活習慣，都會使壓力模式長期持續。當壓力增加的時候，激痛點通常會變得更糟，但透過陰道按摩，恢復核心的平衡，建立平衡的生活，就能減少整體的壓力，完全解決這個問題。

在按摩時，如果疼痛點變得更痛，怎麼辦？標準的按摩技術就是直接按壓疼痛點，當妳在按壓這個區域時，一開始疼痛會更劇烈。但疼痛維持一陣子之後，接下來肌肉就會放鬆，緊張釋放，疼痛就會明顯減弱。這是一個很有用的技術，可以改變骨盆肌肉的緊張模式，增加血液與能量流動。運用這個技術時，注意身體的緊張情況。疼痛會引起身

體的收縮反應。如果在按壓疼痛點時，能夠對著疼痛點呼吸，持續放鬆妳的身體，那麼，雖然剛開始覺得更痛，但之後能放鬆下來就沒有問題了。然而，如果持續按壓了好幾分鐘，卻無法改變肌肉緊張，或全身的緊張不減反增，那就要讓妳的骨盆肌肉休息一下。

如果有好幾個疼痛點，我該如何開始？當骨盆肌肉有好幾個疼痛的區域時，一開始的陰道按摩可能會讓人難以承受，甚至會有噁心想吐的感覺。這是因為骨盆肌肉的狀況非常不好，需要關注。如果不加以處理，骨盆健康會受到傷害。運用骨盆照護的方法，一開始的時候要慢慢來。喝大量的水，在每一次的療程之後充分休息，因為妳的身體會排除聚集在那裡的毒素。在日常生活中，要搭配更多的活動；靜態的姿勢會增加骨盆的阻塞。如果感覺痠痛，就在下腹部或靠近會陰的部分，蓋條溫暖的毯子或放置熱水袋。用全人治療的觀點去辨識並改變那些造成骨盆失衡的外在模式，妳就會感覺好多了。

做完陰道按摩以後，還會繼續痠痛嗎？在做完陰道按摩，釋放核心的緊張之後，妳的骨盆肌肉可能會痠痛幾小時或一整天，或有抽筋的現象。這是緊張抒解的正常現象，身體正在學習如何整合新的核心模式。如果痠痛的情況超過一天，表示療程太長（可能處理太多疼痛點或治療時間過久）。泡個熱水澡來舒緩肌肉痠痛，並在下次的陰道按摩療程裡，力道輕一點，或少做一點。

如果緊張的區域沒有放鬆，怎麼辦？有時候，緊張的區域還沒到達能夠放鬆的程度。如果遇到這樣的情況，先處理骨盆裡其他的區域，妳可以問問妳的身體，抓著緊張不放的原因是什麼？怎樣才能釋放緊張？要記住，骨盆裡的緊張儘管只有一點點改善，都能開始改變妳的骨盆模式。在做陰道按摩時，多做不見得效果更好。一次做太多，可能會因為負擔太大而停滯不前，讓妳的身體無法整合出妳正在創造的新肌肉模式。肌肉在釋放壓力時，就繼續按摩；當肌肉停止放鬆時，就結束

療程。

我要如何知道有沒有改變？有好幾個徵象能顯示妳的骨盆肌肉有正面的改善。看看肌肉的緊張是不是舒緩了，例如：妳的手指能夠觸摸到更深處的肌肉，或妳的肌肉變得更柔軟。注意整體放鬆的感覺是不是增加了，也許妳呼吸變得更深沉，覺得身體很放鬆。在放鬆的區域，疼痛的感覺可能會減弱，或完全消失。各區骨盆肌肉收放的能力可能會一區區變多。緊縮圍繞在手指周圍的陰道肌肉，找出骨盆肌肉活動力的改變之處──骨盆肌肉可能會更平順收放，感覺骨盆區的能量流，也許妳能感受到更廣闊或更活躍的能量。

我懷孕了，想為生產做好準備。請問我可以做陰道按摩嗎？按照我的理論，懷孕時應該不要打擾孩子的安樂窩，也不要用陰道按摩來改變核心模式。溫柔尊重的撫摸自己（或與配偶做愛），增加血液流動，滋養骨盆肌肉，以備生產之需。我在生產完六至八星期以後，才開始陰道按摩，骨盆在有良好支持的情況下，恢復情形出奇得好。女人不需要因為生產而擔心根源區，骨盆按摩會幫助她在產後復原，讓骨盆重新調整，通常她們會覺得在產後更有活力。

我是自然分娩，骨盆肌肉變得很虛弱，被撐得很大。陰道按摩對我有用嗎？絕對有用！在妳生產後，陰道按摩能對妳的身體有很大的幫助，既能幫助它復原，也能使骨盆肌肉恢復平衡。在產後至少八星期以後，當惡露排乾淨了，就可以做體內的按摩。生產完的第二天，妳可以做溫和的陰道收縮（一天十至十五次），經歷過生產時的極度擴張之後，提醒肌肉怎樣協調收縮。同樣的，用觀想的方式注意骨盆的感覺，加深妳生產時出現的那股能量的覺知。要恢復妳身體的資源，保護骨盆健康，最重要的方法就是多休息──每天躺下休息許多次，不要提比妳的孩子更重的東西，並常常補充營養。

我發現我對於骨盆區域很排斥，妳會建議我做陰道按摩嗎？如果妳

身體的某個部分會讓妳聯想到悲傷或疼痛，妳很難會對那個部分有覺知，但運用陰道按摩就能療癒這個情況。例如：一個女人流產了，她很可能沒辦法與這個讓她聯想到失落的身體連結。流產是一種生產形式（儘管不是所有的人都這麼認為）──而且，就算是單純的生產，身體也需要休息及復原。陰道按摩有助於這個過程，也幫助女人重新連結身體的根源區，讓她汲取能量，庇護她每次的生產。同樣的，只要女人把骨盆與羞恥聯想在一起，不管是因為曾經被性虐待或其他過去的創痛，女人就可能會排斥她的根源區。但最好的療癒就是從恢復這個區域開始。找到能夠施行療程的人員──加上陰道按摩，或其他自我照護的方法──這才是完整的療癒之旅。

我曾經剖腹生產，但我覺得我的骨盆區改變了，我應該做陰道按摩嗎？即使是剖腹生產，骨盆肌肉、陰道和包覆在肌肉及器官外層的筋膜，都會因為懷孕，或者是為了要支持子宮裡的孩子而被撐開。骨盆裡子宮的位置因此改變，也會使骨盆肌肉的收放能力減弱。陰道按摩恢復核心的平衡，幫助這些肌肉能夠重新協調，讓子宮回到恰當的位置。如果生產造成創傷，陰道按摩會幫妳與根源區重新連結，提供更深層的療癒。

我的會陰因為生產造成撕裂傷，六個月之後，我還是覺得疤痕有點緊繃，而且會痛。陰道按摩可以改善這個情形嗎？任何疤痕都可以藉由按摩而變得更有彈性，減少疼痛，剖腹生產的疤痕也是如此。陰道按摩能減輕骨盆肌肉的緊張，而肌肉緊張會造成疤痕緊張，阻礙血液流通。另外，也可以用蓖麻油或維生素E直接按摩會陰及疤痕。不管這個疤痕存在多久，按摩都會增加它的養分（也會增進血液及能量流動），讓妳的根源區感覺舒服許多。

有特別針對痔瘡的按摩技術嗎？痔瘡是後骨盆區緊張的典型症狀，或源於生產時造成的擴張，按摩陰道肌肉時，針對後骨盆區，也就是直

腸的左側及右側。很多骨盆治療師用直腸按摩的方式來治療這個問題，直接在直腸口的疼痛區域施加力道，並且按壓深及直腸的半公分處。這些地方可能非常敏感，持續施加力道通常會讓骨盆肌肉明顯放鬆，解決痔瘡問題。除了後骨盆區的緊張之外，痔瘡出現的另一個原因是骨盆肌肉的不平衡，使得後骨盆區用力過度。因此，一般的陰道按摩也能使痔瘡症狀獲得緩解。

我有做陰道按摩，但骨盆緊張的情況仍然一再回來。我該怎麼辦？
陰道按摩要經過一段時間之後，才能改變根源區的模式，這些緊張模式有許多層次。妳找到的可能是存在多年的深層緊張狀況。繼續定期按摩，緊張會一層層解除。妳會發現自己的進步，因為妳能夠容忍更深層、時間更長的按摩，而且在妳的觸摸它之後，緊張（或疼痛區域）會更快放鬆。重複進行，骨盆肌肉會變得柔軟，隨著妳的呼吸有所反應（專注的呼吸會恢復能量流動），按摩使得根源區變得更放鬆更柔軟。找出並改變造成根源區緊張的外在壓力來源，同時注意那些傳達需求沒有滿足的情緒能量。

何時該尋求專業人員的協助？如果妳發現自己的骨盆肌肉失衡，而自我照護的療程沒什麼改善，那就需要額外的協助了。妳可能想要尋求外界指導，學習一些專業技術，使妳的骨盆獲得改善。當妳面臨一些骨盆症狀，例如：尿失禁、骨盆疼痛、子宮脫垂或覺得骨盆沉重，就要尋求女性健康物理治療師或骨盆照護的專科醫生提供協助。另外還有一些情況也值得我們尋求專業照護，包括難產、流產、跌倒時撞到尾骨、性虐待、手術等重大事件造成的骨盆創傷。生產過後，妳也許會因為自己身體的改變感到壓力。同樣的，根源區可能因為流產、死產或其他骨盆的創傷，導致悲傷留在骨盆裡，讓我們覺得無法承受。為自己的身體按摩，會讓妳覺得比較舒服；觸摸妳的根源區是必要的，這樣能夠幫助身體能量的流動。接受專業人員照顧妳的骨盆，能提供另一種外在支援。

女人的故事：預防骨盆失衡

艾琳從朋友那裡聽到我所從事的骨盆照護方法。她與她的配偶想要有一個小孩，而她認為，如果在懷孕前能先照顧好她的骨盆，應該會有很大的幫助。她從來沒有任何骨盆方面的問題，所以她不期待我會發現哪些地方需要加強按摩。但她還是認為，骨盆照護是很值得做的事。

艾琳的骨盆地圖讓她大吃一驚。骨盆地圖顯示四個區域的力量都很虛弱，還有多個區域出現緊張及疼痛的情況。她在做愛的時候不會疼痛，所以她沒料到她的陰道肌肉有這麼多個疼痛點。她問我，可能是什麼原因造成的？

我跟她解釋，骨盆地圖上的這些疼痛點都是骨盆長期失衡的典型徵兆。長期的習慣、過去的創傷或每天的壓力，使得骨盆肌肉開始用不平衡的方式運作。只有部分肌肉組織仍然保持活躍，其他的肌肉則變得緊張，很難協調。長期下去，活躍的肌肉變得強壯卻過度使用，不活躍的肌肉則變得虛弱、不聽使喚。肌肉軟弱無力的地方以及長期緊張的模式，都是肌肉失衡的徵兆。

艾琳很幸運，在懷孕前就開始處理骨盆肌肉失衡的情況。女性愈早解決骨盆失衡的情況，問題就愈容易獲得改善。真的，我曾經看到七十幾歲、八十幾歲的女士，生過八個、十個孩子的女人，她們的肌肉模式還是改變了，所以，療癒永遠不嫌太晚。但我還是希望女人能擁有這份知識，儘早開始骨盆照護，並且常常做。

在一次陰道按摩的療程之後，艾琳比較能夠用力收縮她的骨盆肌肉。她也很興奮，當她使力的時候，能感覺到陰道肌肉的反應。在按摩之後，陰道的反應愈來愈好，因為放鬆的肌肉才能協調，才能收放自如，比起肌肉緊繃時所能運用的力量好得太多了。

緊張的骨盆肌肉就好像是抱滿東西的雙臂，還想要去撿東西：妳已經毫無餘裕了。然而，如果妳把一些東西放下，妳就能夠做到。同樣

的，如果妳的骨盆肌肉是緊繃的，就沒辦法隨意收縮它，因為它已經太緊繃了。如果妳減輕骨盆肌肉的疼痛與緊張，那麼在需要的時候，肌肉就可以適時做出反應。

協調妳核心的活力

運用妳核心的活力，讓妳的骨盆肌肉充分發揮到極致。這些肌肉可以收縮，產生聚集在一起的感覺（擠壓），或完全放鬆，產生敞開的感覺。試著觀想一朵花，來表示陰道周圍骨盆肌肉的動作：完全闔起，代表緊縮；完全敞開，代表放鬆。當妳觀想美麗花朵綻放的完整過程——花瓣的開闔——妳就會讚賞陰道肌肉的潛力。

女人在這一方面被教導的方式通常只有一種：凱格爾運動，它讓陰道肌肉自主收縮。這與陰道收縮的動作是相同的，女人只要骨盆狀況良好，與伴侶的性愛就可以如魚得水。然而，收縮肌肉其實需要兩個動作——收縮跟放鬆，這兩個動作對女性的陰道健康有很重要的作用。

陰道肌肉的四個區域充分收縮時，會產生提起的動作。如果妳坐著，收縮骨盆肌肉，妳會感覺到這動作把妳的陰道從椅子上提起來。但陰道肌肉常常是以不平衡的方式在使力。只用到部分的肌肉，會使骨盆的收縮不協調、不平順。如果骨盆底部能均衡作用，骨盆肌肉的收縮會感覺像是平順流暢的提起動作。肌肉收縮之後放鬆，就像是呼氣一樣，釋放掉核心所有的肌肉緊張。充分釋放骨盆底部，讓肌肉休息，恢復健康。恢復健康的骨盆肌肉才能進行更多動態活動。

陰道肌肉的緊張時，常被誤認為是正常狀態或優點。緊繃的骨盆底部可能是肌肉高度緊繃或防衛造成的，這也是肌肉失衡及機能失調的徵兆。狀況良好的肌肉可以全方位的運用，從放鬆到動態收放。而處於長期緊繃狀態的緊張肌肉，在女人想運用時，只能使上一點點力量，或完

全無力。一個女人清除掉骨盆的緊張與肌肉的防禦性失衡，在日常生活中就能得到她陰道全部的力量，並接收這個核心的滋養與支持。

評估骨盆的肌肉收縮

把骨盆肌肉收放動作想成一件很優雅、很有建設性的活動，這是用來滋養妳的根源區，而不是為了應該這麼做才做的練習。溫柔體貼的做幾個骨盆肌肉收縮的動作，透過陰道的整個區域，將血液與能量流帶到妳的核心。妳的陰道收縮是平衡的動作，讓陰道的四個區域都參與。這個練習不只是注重強度，骨盆底部的健康關鍵在於骨盆肌肉均衡收放。如果妳發現骨盆狀態失衡，就用陰道按摩，恢復根源區的能力。下面這個練習可以評估妳的陰道活動。

練習：評估骨盆的肌肉收縮

找一個舒適且私密的地方，可以容易觸碰陰道的站姿。

1. **收縮骨盆肌肉。**站著，把妳的食指伸進陰道裡，收縮妳的骨盆肌肉。妳應該會感覺到，食指四周的骨盆肌肉會從各個方向擠壓妳的指頭。感受一下，四個區域的個別情況，以及共同協調的情況如何，它們緊縮成一個完整的環狀。骨盆肌肉是不是很有力的收縮，哪個區域出力較少，或是使不上力。強壯的骨盆區域會向中心聚攏，然後上提，力量均衡的擠壓手指。活躍的骨盆區域會朝中心聚攏，但不會上提，造成擠壓不平均，但還是可以感覺到手指周圍的肌肉動作。「虛弱」的骨盆區域只有很少或幾乎沒有動作。如果妳感覺不到任何肌肉的動作，躺下來，看看骨盆肌肉收

縮的情況有沒有改善。通常來說，站著做困難度最高，因為骨盆肌肉還要對抗地心引力。

2. **放鬆骨盆肌肉。**當妳放鬆骨盆肌肉，注意有沒有任何緊張留在肌肉裡。感覺一下骨盆裡骨頭的堅實結構，讓骨盆肌肉貼著骨頭休息。讓女性身體的中心充分休息。肌肉的運作，就是收縮，然後放鬆，讓根源區的肌肉或骨盆充分釋放，沒有任何保留。從妳的骨盆中心，讓放鬆的感覺貫穿全身，就彷如活躍的能量從核心綻放出去。

3. **處理骨盆肌肉的失衡狀態。**最理想的情況下，骨盆肌肉的各個區域會很有力的收縮，然後充分放鬆。試著按摩反應比較小的區域，看看骨盆肌肉的動作模式會不會改變。繼續做陰道按摩，或是尋求骨盆專業照護人員的幫助，進一步處理妳發現的失衡區域。感謝這些肌肉支持妳的女性身體。

找到骨盆的緊張點

當妳評估陰道肌肉時，注意那些會痛的區域，或是在骨盆底部四個區域裡，活動較弱的那些區域。這些就是骨盆緊張的區域，因為它們緊繃著，這些區域就無法發揮活躍的肌肉功能。熟悉妳自己的這些區域，加強陰道按摩。

當我處理骨盆的緊張時，我注意到，這些緊張模式與女性這一生的重大議題相應。改變長期緊張的模式，包括要能辨識骨盆緊張的來源。注意那些造成根源區緊張的原因，女人就能夠有意識的降低生活壓力。

傾聽妳自己身體的智慧，做出對妳意義重大的改變。這些有助於生活幸福的個人改變有益於抒解緊張，並支持根源區的活力。

前骨盆區的緊張：妳在害怕什麼？

在東方的醫學理論裡，膀胱與害怕的情緒有關，這也適用在我的個案身上。激痛點接近尿道，通常顯示與恐懼的議題有關。雖然有很多女性把恐懼留在這個區域，但每個人的理由都是獨一無二的。對於前骨盆區的緊張，思索以下的問題：

- 什麼導致妳的前骨盆區維持緊張的狀態？
- 對於妳的女性身體或創造活力，妳在害怕什麼？
- 如果能從這些害怕中解脫，妳的生活會如何呢？

女人的故事：釋放恐懼，活出真實的自己

黛博拉的尿道常常有灼熱的感覺，但檢查顯示並沒有感染的現象（有時候，前骨盆區的緊張會使尿道的感覺改變，如果是感染引起的其他問題，一定要先行治療）。

黛博拉的前骨盆區有好多處緊張的地方，當我按摩這些緊張的肌肉時，它們變得很熱。我問黛博拉在釋放這些緊張時，有沒有感覺到這些熱氣，她感覺到了，但同時她也感覺到強烈的恐懼。她感到恐懼時，呼吸變得很淺，骨盆能量都凍結了。我鼓勵她把覺知帶回骨盆區。這樣做了之後，骨盆能量再次開始流動，她的呼吸也變得正常了。

黛博拉對於恐懼的原因不是很清楚。我向她解釋，當我們習以為常的妥協時，骨盆會承擔緊張。當我們處理這些緊張時，也會引發隱藏的恐懼，它提醒我們該怎樣給自己更好的照顧。我向她說明骨盆地圖，讓她知道她可以利用地圖來了解她的緊張模式。透過觀察骨盆緊張區域的改變，感受核心的能量，黛博拉了解到，外在的壓力來源造成特定的骨盆模式。

兩個星期後，黛博拉回來告訴我她的進展。她開始一段新的戀情，但她在性方面沒辦法採取主動，這種情況從她最後一次的性行為開始，已經持續很多年了。她對於重新探索她的性潛力，感到既興奮又緊張。

　　在畫出她的骨盆地圖時，她注意到，在兩種情況下，她的骨盆緊張明顯增加：一次是她與伴侶剛做完愛時，另一次是當她告訴伴侶對於兩人發展關係的感受時。黛博拉發現，在這兩種情況下，她都會怕萬一她表達出自己的需求，伴侶會離開她。而且，她也注意到，在她害怕的時候，她的核心能量有凍結的傾向。但藉由把注意力放在骨盆上，而不把焦點放在她的恐懼上，她就能恢復她的能量流動。黛博拉發現，她與之前的伴侶，甚至朋友，也有類似的模式，這使得她逃避去得到她渴望的親密關係。

　　藉由觀察她的骨盆反應，黛博拉更了解自己內在的凍結反應，也知道自己傾向於忽略自己的需求。因為她只能短暫否定自己的需求，所以她會避免發展親密關係。她對於骨盆區有更多的認知之後，開始把身體的緊張，以及能量阻礙的感覺當作一個信號，告訴自己，她得承認這個情況，甚至說出這些需求。這樣一來，她停止了自我否定的模式，解決根源區的長期緊張。黛博拉發現，在她覺得招架不住時，她的骨盆肌肉仍然會緊張。但她不再緊繃肌肉，或害怕得動彈不得。她開始覺察，透過呼吸將自己帶回中心，把注意力放在自己的需求上，直到她的身體開始放鬆。

　　恐懼提供一種保護作用，但活在害怕中，會限制創造能量流的流動，也會限制妳充分活出自己的能力。承認妳的恐懼，直接處理它，這麼做能釋放前骨盆區的緊張，讓妳展現真正的潛力。

左骨盆區的緊張：妳接收到什麼？

左骨盆區肌肉的緊張，通常與女性身體接收到什麼有關，或是與她的女性自我在生活中面對的衝突有關。左骨盆區的緊張模式，跟左卵巢的能量失衡很類似，因為左邊通常代表著女性（關於身體裡的女性跟男性特質，在第四章會詳述），也是身體的接收區域。關於左骨盆區的緊張，思索以下這些問題：

- 什麼導致妳的左骨盆區維持緊張狀態？
- 妳接受什麼，不要什麼？
- 如果妳以自己的期待為榮，妳的生活會如何呢？

女人的故事：學會以自己為榮

瑪莉亞用骨盆照護來加強她的骨盆肌肉。她在練習某些核心瑜伽的動作時，無法持久，並注意到有股氣（像是陰道的氣體）流過她的肌肉（骨盆失衡的徵兆），當她想要與骨盆連結時，又感覺連結不上。她的骨盆地圖顯示，在左邊的區域裡，有好幾個緊張及壓痛的地方。瑪莉亞的骨盆很緊，陰道按摩的反應少之又少，這表示有一個強大的外在因素，使骨盆維持這樣的緊張模式。

我告訴瑪莉亞，她的身體似乎還沒有準備好要釋放這個緊張，教她自我放鬆及骨盆地圖的技術。一星期之後，瑪莉亞回來找我，她說，她已經知道，為什麼她的身體之前沒辦法對按摩產生反應。她當時與某人是朋友關係，這個朋友持續提出要求，忽略瑪莉亞的需求。她心裡知道，卻持續這段朋友關係。當瑪莉亞開始把注意力放在自己的身上，她才了解，只要她與這位朋友有什麼計畫，甚至只是講電話，骨盆的緊張都會明顯增加。

在接下來的幾個月，瑪莉亞定期來治療她的骨盆。當她能以自己為

榮，維持自己的界線時，骨盆緊張的情況明顯降低。但每次只要她忽略自己的直覺，沒對這段友誼保持距離時，她馬上就能感覺到骨盆肌肉的變化。瑪莉亞發現，在她的兩性關係上，她有自我否定的傾向，她希望能改變這個情況。女性身體會透露現實生活的真相，她一定要選擇接受這真相，以自己為榮，或拒絕這真相，以自己為恥。

身為女人，妳的身體天生就是善於接納的。但妳的骨盆是一個神聖空間，妳可以選擇要接納什麼進入妳的身體以及妳的生活。清楚知道妳接納了什麼，決定這麼做能不能釋放骨盆裡的緊張，會為妳帶來好處。

後骨盆區的緊張：妳得到什麼支持？

後骨盆區的緊張，通常都跟支持這個議題有關，骨盆後面這個區域正好位在薦骨前方，兩者結合起來就是骨盆最重要的支撐架構了。針對後骨盆區的緊張，思索以下問題：

- 什麼導致妳的後骨盆區維持緊張狀態？
- 妳得到什麼支持？在生活中，妳期望得到什麼支持？
- 妳想要為自己創造什麼支持？妳能得到這樣的支持嗎？

女人的故事：打造後援基地

藍娜在生完兒子六個月後，找我幫她處理後骨盆區的狀況。她在生產完三個月後，做了後骨盆肌肉組織的重建手術，修復她在生產中造成的明顯撕裂傷。她是一個勇敢的女人，她的經歷顯示在骨盆及個人生活中，打造後援基地的意義。

藍娜的丈夫在她生產前的兩個星期，毫無預警的提出離婚，使她成為單親媽媽。她在生產時，覺得自己非常孤單，沒有依靠。藍娜說，她一點也不訝異骨盆肌肉的撕裂，因為在生產的時候，她覺得非常緊張。

　　她把兒子生下來，成為母親。她動了重建手術，進行骨盆照護，希望「讓身體恢復正常」。藍娜與朋友之間有堅實的連結，加上她自己形容為「固執」的性格，讓她能很容易重建她的支持系統。

　　我有好幾個個案都曾經在快生產的時候，承受著來自配偶令人神傷的壓力或面臨兩人分手的情況，她們來找我都是為了處理後骨盆區的撕裂傷。當女人在現實生活中感受不到支持時，不論是因為支持太少或是孤單，都會把這種緊張留在後骨盆肌肉上，以創造內在的支持。肌肉緊張的區域最容易受到傷害，很容易在生產時造成撕裂傷或是喪失活力，因為緊張的肌肉失去了供應動態功能的支援能力。

　　妳的支持系統可以從許多方面獲得：安慰、體貼的行為、有休息的地方、朋友或配偶的愛、用新方式表達自己、釋放舊模式的能力、特定的自我照護模式、令人滿足的創造力出口、令人滿意的職場創造力、透過儀式及祈禱得到靈性或祖先的幫助——以及任何妳現在需要的東西。健康的支持架構，能改善妳的生活，鼓勵妳表現真正的自己。建立外在架構，讓它符合妳現在需要的支持，讓妳可以在這個支持架構裡充分休息，減少對於後骨盆區的要求。

右骨盆區的緊張：妳想要做些什麼？

　　在右骨盆肌肉裡所保存的緊張，通常跟進入外在世界有關，這個區域以及右卵巢跟女人外在的創造力有關聯。對右骨盆區的緊張，思索以下問題：

- 什麼導致妳的右骨盆區維持緊張狀態？
- 在外在世界裡，妳目前正在創造什麼？
- 妳的「女性」靈性想要創造什麼？

女人的故事：從內心深處相信自己

　　珍妮佛前來尋求治療以增加骨盆的穩定程度，解決右骨盆長期衰弱的情況。她的右骨盆肌肉沒辦法收放，很多地方的肌肉一壓就痛。藉由陰道按摩，疼痛的地方減少了，讓她可以在骨盆運動時，自主緊縮肌肉。

　　珍妮佛在三個星期後回來複診，她在家裡做了自我按摩，也畫出骨盆地圖。她發現每次檢查自己的情況時，右邊肌肉都很痛很緊張。骨盆按摩使它放鬆，但隔天又一樣緊張。

　　我要珍妮佛在日常生活中找出她的壓力來源。她說，她最主要的壓力來源與自我評價有關。珍妮佛認為別人都能完成自己想要達成的事，卻覺得自己不可能做到。我要她去想像，因為對自己沒信心而造成壓力的情況。當她想到她質疑自己在工作上的成就時，她的右骨盆區肌肉變得特別緊張。雖然她的工作表現一直得到正面的肯定，她卻常常忽略這些讚賞。珍妮佛發現她飽受自我懷疑之苦，她內在強烈的批判，使她無法感受到個人的成就。

　　珍妮佛很訝異，她的自我價值觀對她的身體造成如此直接的壓力衝擊。她想要改變對自己的看法，減輕核心的緊張。我請她勾勒一幅景象，參與一個讓她自信十足的活動。她想到游泳，她曾經是一個很有成就的游泳選手，參加過許多游泳比賽。當她想到這些時，她的右骨盆肌肉完全放鬆了。

　　她的身體智慧告訴她，懷疑自己的能力會造成什麼樣的結果。因為否定自己、否定自己的能力，珍妮佛限制了靈性的巨大潛力。在她核心的肌肉反覆出現的緊張現象，證明這些衝突造成的衝擊有多大。

　　透過觀想自己最有能力從事的活動，珍妮佛恢復她對於根源區能量及身體的感受。她聽從身體的引導，加入健身房，定期游泳。在水裡優雅前進時，她想要把這種輕鬆的心情帶到她的工作中。下一次，當她在

工作上獲得讚賞時，她觀察到自己的身體有緊繃的現象，她繼續想像自己在水裡自在悠游。她開始微笑，接受讚賞，讓自己接受肯定，也讓自己的潛力顯化。珍妮佛藉著想像身體的自信感，她也發展出自信的內在架構。

當女人打從內心深處相信自己，她就會一次又一次的成功。相信自己來到這個世界時與生俱來的天賦，身為一個女人，妳被賦予能力照亮右骨盆區的道路。

讓骨盆肌肉恢復活力

使陰道充滿活力的關鍵在於，讓骨盆的四個區域都能自主收放。一旦妳的骨盆肌肉能夠完全收放自如時，就可以再進一步賦予它活力。維持蹲下來的姿勢（好像在花園裡工作），是一種動態方法，可以增加骨盆肌肉的耐力。體內按摩能夠放鬆緊張感，每天固定運動（無論是走路、在健身房運動，或練習瑜伽體位法），都會確保骨盆底部的強健。把創意運用在照顧妳的骨盆，強化妳與核心的連結。

練習：肯定妳核心的光采

這是一個站著做的運動，讓骨盆區的血液與氣更有活力。可以清除長期坐姿所造成的阻塞。妳可以列為自我照護的例行運動，任何時候都可以做，肯定妳核心的光采。

1. **收放骨盆底部。**擠壓骨盆底部肌肉，感覺到它們聚合在一起，知道那是妳的活力的來源。放鬆骨盆肌肉，釋放那些不能反映妳活躍天性的能量。重複五次，讓妳的身體得到滋養，確認妳與根源區有正向連結。

2. **用臀部繞圓圈。**雙腳併攏站立，讓妳的臀部繞圓圈，就像是沿著想像中的呼拉圈在移動。同一個方向繞五圈，然後沿另一個方向再繞五圈。把妳的雙腳打開，與臀部同寬，繞更大的圈。試著繞出平順的大圈，意識到妳的身體正繞著妳的能量圈打轉，讓妳的能量流動。

3. **搖動及拍打。**彎曲膝蓋，用快速上下的動作，移動妳的骨盆，並且用手拍打骨盆周圍。移動妳的骨盆，感覺振動從腿到腳底傳到大地。就像是把地墊上的灰塵抖掉一樣，讓骨盆區的血液與能量流更有活力。

4. **讓妳的心與骨盆連接。**一隻手放在心上，另一隻手放在骨盆前方，感覺這兩個地方的連結。有人說，女人擁有兩顆心，因為子宮具有像心一樣的能量。讓這兩個地方連接起來，保持安靜，或說一些肯定語句：我是宇宙的神性造物。

5. **帶入光的能量。**盡可能展開妳的雙臂，聚集彩虹光譜一樣的光能量，觀想將這些能量掃進妳的身體裡，朝著身體的各個方向重複這個動作。宇宙綻放的能量會因為我們發自內心的召喚而湧向我們。

經過一段時間，身體會建立新的模式。改變身體的核心模式需要碰觸（啟動身體模式的改變）與呼吸（改變能量流動）、活動（整合模式），及重複（強化新的模式）。藉由骨盆的陰道按摩與呼吸引導，妳會開始改變核心的模式。經過一段時間，照顧妳的核心，就會整合出新的、更好的模式，並且維持下去。持續唱誦或念出真言（重複妳的意圖或信念，有助於創造新的能量模式）會幫助妳重塑骨盆，增加創造能量的流動：

- 我的根源區是一個充滿活力的地方。
- 我創造我想要的事物。
- 我是一個光采耀人的女人。
- 我喜歡我的女性外表。

　　另一個接近妳核心活力的方法,是去處理骨盆反映出來的需求。仔細想想骨盆區的緊張與強度,看看它帶給妳什麼線索。

練習:思索妳的骨盆區

1. 把注意力放在骨盆區,觀想妳目前生活中正在創造的事物。
2. 詢問妳的根源區,什麼可以滋養妳的需求,什麼外在架構可以帶來更多的支持。
3. 在妳的骨盆區裡,妳擁有各種工具可以創造妳想要的東西,妳可以尋求強度的來源,把它當作這段旅程需要的補給品。找出緊張的來源,處理那些未曾意識到的需求。
4. 讓自己處在靈性的恩典中,妳內心深處將反映出妳女性本質的真正實力。

骨盆自我照護的方法

　　練習這些自我照護的方法,把它當作日常生活的一部分,特別在壓力增加、情緒強烈起伏,或出現明顯的骨盆狀況時。照顧妳的根源區,發現與妳身體巨大資源的新關係,把它當作妳整體幸福的指引與度量器。

淋浴時的檢查：早上淋浴時，將一隻手指放進陰道，快速測量骨盆的健康或失衡狀況。只要觸摸妳的會陰，妳就能平靜穩定下來。注意骨盆肌肉的狀態，它們是緊張的，承受過多的壓力嗎？還是很柔軟、很放鬆呢？妳因為無法滿足的需求而緊張嗎？如果是，妳如何抒解骨盆壓力呢？以規律的方式熟悉自己的根源區，這是很重要的事。這麼做能幫助妳接收根源區發出的智慧訊息。

骨盆冥想：花一些時間對妳的骨盆進行冥想。那裡承受了什麼感覺或能量？這是妳想要的生活嗎？妳的女性身體有力量去創造妳保留在核心的事物。藉由妳想讓什麼留在骨盆裡的選擇，重新肯定妳確實身處在這個創造中心。

陰道按摩：運用體內按摩的技巧，恢復妳的骨盆，釋放骨盆肌肉長期的緊張。發現骨盆失衡時，進行陰道按摩的療程。身體不適時，也可以這麼做。當妳觸摸骨盆內部時，問自己的身體，在每個緊張的區域裡保留了什麼。邀請妳的身體釋放一切它準備好放掉的一切。做愛時，把它當作是伴侶為妳做的體內按摩。

運用骨盆地圖，擴展妳的覺知：接收來自女性核心傳達的智慧，把注意力放在骨盆對每天所發生事件的反應上。把每天的感知與妳的骨盆地圖連結，注意外在事件導致的緊張模式。像解讀地圖一樣，學習解讀妳的骨盆肌肉，找出妳需要什麼，恢復妳的創造能量流。

定期接受骨盆照護：把定期的骨盆照護當作是女性健康照護的例行項目（特別是在骨盆受到創傷，或是生活中發生特定的壓力事件），由「全方位骨盆照護治療」中心的治療師、女性健康的物理治療師，或專門療癒陰道的身體工作者來照顧妳。馬雅腹部按摩（Maya Abdominal Massage），即阿維戈技術（Arvigo Techniques），是恢復子宮與骨盆協調很棒的一種身體療癒方法。這是蘿西塔‧阿維戈（Rosita Arvigo）根據唐‧厄萊吉歐‧潘堤（Don Elijio Panti）的手法為基礎，發展出來的

技術。唐・厄萊吉歐・潘堤是來自伯利茲（Belize）的傳統馬雅療癒師，這項技術持續吸引全世界醫療人員的關注。定期恢復骨盆平衡，預防性的處理骨盆創痛，對女性的長期健康及創造活力，有很大的幫助。

歡笑、唱歌，滋養自己：骨盆和嘴部肌肉是息息相關的。它們在生理上是相連的，在功能上也互相關聯。骨盆與妳的女性創造力有關，它是一種個人表現的形式。嘴和下巴也與妳的自我表達有關。因為這些連結，妳放鬆下巴肌肉時，就能減少骨盆緊張。透過歡笑、唱歌與其他滋養的活動表達自己，能夠恢復妳的「女性」靈性，讓妳的根源區再度充滿活力。

我認為，根源區是很有幽默感的。我的工作時常能夠讓我開懷大笑。大概在我兒子三歲的時候，我們在住家附近逛街，買一些生活及工作室的用品。當收銀員結算我買的醫療用手套時，我兒子很驕傲的說：「我媽媽幫人治療陰道。」我微笑著回應收銀員一臉驚訝的反應。生完第三個兒子以後，我收到同事們寄給我的包裹，我以為是送給小嬰兒的禮物。我抱著孩子，一邊拆禮物，一邊跟我婆婆聊天。結果，裡面是一個很大的陰道絨毛玩偶（這當然是來自舊金山的產品）。我婆婆的眉毛挑得高高的說：「嗯。」根源區告訴我們，放輕鬆，笑一笑。

祝福妳，從妳的根源區去生活，盡情歡笑。

第三章
妳真的很女人了嗎？

　　「女性」是我們進入更大靈性領域的敲門磚，但我們對於「女性」的概念大多受到局限，對於這個深刻存在本質的描繪也不正確。就像是透過針孔欣賞廣袤無垠的風景，我們錯失了周邊美麗的風景。這個章節要探索並擴展「女性」這個概念，開始與我們身體及生命裡的這位神祕人物，建立一段新的關係。

　　我的生產經驗與治療女性的工作，使我看見女性身體的根源區，是靈性駐留的地方，它是一個孕育嬰兒與創造種籽的神聖中心。子宮內的種籽，受到野性女人，這個古老、如風般不羈的靈性臨在呵護著。

　　女人渴望能和這個古老的野性女人能量相連結，接近這個創造的潛力，但我們大部分的創作都是依外在世界的需求塑造，而不是我們身體的內在韻律。子宮就如一片不再有人居住的土地，被人遺忘了。女人只有在想要懷孕的時候，才會急著種下她的創造種籽。生完孩子後，她很快又遺忘了她的子宮，直到她想要再生一個。要不是想懷孕，女人可能永遠不會去探索體內這片豐饒之地。女人無論有沒有生育，她的女性身體都蘊藏著女性的創造能量。女人必須要觸及體內這片女性領土，才能恢復完整的創造力。

　　女權運動把女人從家務者的角色解放出來之後，沒有人會因家中失火而死守著房子，女人內在生活的神聖空間，才是滋養與支持我們的地方。女性身體的根源區，具體展現出家的能量，但女人也常因此感到失

落。女人不再被家庭與土地所束縛,我們的生活有更多的選擇、更大的自由。但我們的身體依然遵循自然的韻律,扮演著過去定義我們是誰的角色。在生活的許多層面中,整合家庭與工作的新模式是必要的,根源區能夠給我們重要的答案,以熱情和令人滿意的方式,幫助我們找到內在與外在生活的和諧圓滿。我們可以從根源區汲取需要的能量,建立我們現代的生活,讓我們能以身為女性為榮,以我們與生俱來的創造力為榮。

重新認識妳自己

我還沒有見過任何一個向我尋求治療的女人,將女性身體根源區的力量完全顯化出來。女人與她的根源區協調時,骨盆會呈現強健的能量,讓她帶入日常的生活中,而且她也會知道如何維持。這種能量在兩種情況下會發揮出來,一是具有挑戰性的情況,例如:面對衝突或外在環境不如預期時;另一種是在高興的時候,她會慶祝她的喜悅。當她能完全顯化她根源區的力量時,這個女人就能觸及核心的能量,療癒她的女性創傷。她能夠釋放自我限制的模式,發揮自己的潛能。

想要改變核心模式,女人可以運用在體內流動的創造能量及女性能量。雖然來找我做骨盆照護的女性,對於自己在現今社會中的角色,都有很現代的觀念,也能感受自己被賦予能力,但在她們的身體內,卻記載著許多方面對於自己的女性特質不自在的感受。這就是女性創傷及女性認同受限制造成的結果。女人面臨外在世界加諸在她們身上的限制時,通常會拒絕自己的女性本質。這麼做,也同時限制了女人去接觸自己的女性能量。

現在,妳有了另外一種選擇。與其只用一小部分認同活著,女人大可挑戰那些限制她們的性別觀念。當女人開始去檢視「女性」讓她聯想

到的角色與選擇時,她就開始改變了。每一個女人都有權利與欲望去表現個人獨特的「女性」:女人的創造潛力是依據她如何善用這自由的能力。要與「女性」建立直接的關係,女人必須有意識的恢復並培育自己的創造之地。

「女性」對於個人的意義

重新定義妳女性認同的第一個步驟是,先評估「女性」對妳的意義。用以下的練習來幫助妳進行。

練習:評估「女性」對妳的意義

準備一張紙與一枝筆。

1. 列出身為「女人」(women),讓妳聯想到的所有事物。
2. 列出身為「女性」(feminine),讓妳聯想到的所有事物。
3. 思考這兩個列表的相似點及相異點。思考以下的問題:

- 妳想列出角色、議題、形容詞或身體部位嗎?
- 妳對於「女人」與「女性」的觀點,有特殊的含義嗎?
- 兩個列表有多相似?它們不同在哪裡?
- 妳所列的內容中,有什麼是妳想為自己改變的嗎?
- 妳需要什麼來支持這樣的改變?
- 妳想在列表上為自己加上什麼?
- 妳需要什麼,才能把這些女性面向帶入妳的生活中?

我自己在做這個練習的時候,基本上,「身為女人」讓我聯想到的都是與身體有關的詞彙:陰道、生產、乳房、血液。我還列了一些負面

的字眼（「不受尊重的」跟「沒人要理的」），還有身為母親的角色。雖然「母親」這個字，對我來說是正面含義，但也許這並非巧合，西方文化傾向排斥母性，而它就列在我對女人做的負面特質列表上。當我在思考與「女人」有關的聯想時，我想得很慢，我發現我原來是用「女人」來定義自己，而不是用「女性」。儘管我並沒有與「女性」這個字直接連結，但我卻非常流暢的寫出這串字：美麗、開放、性感、接納、表達、懂得玩樂。我很驚訝，我在探索女性特質時，腦海中竟然沒有出現任何負面詞彙。事實上，我注意到這些字眼比較是描述性的，相較我對於「女人」的觀點，比較少受到限制。

當我開始去分析這個練習結果時，我領悟到，我一直以來都以「女人」的身分生活。我感受到的限制，都列在我的第一張清單上，它基本上是我自己身為「女人」的經驗，或外在世界對於「女人」的定義。透過思考「女性」，我與自己內在從未觸及的領域對話，我開始覺得，如果能從我的女性身體去感知「女性」，我就能找到我靈性廣大無邊的本質了。

另一個女人可能跟我有類似的經驗，或者她的聯想可能截然不同，這要視她的女性身體經驗，及她個人與「女性」的關係而定。這個練習的目的是，去發掘出我們每一個人需要創造什麼，如何顯化我們自己的「女性」表達。

兒子的粉紅靴子

我很高興自己生來是一個女孩。我喜歡自己的身體，也喜歡女孩的一切，而且，我從來都不想要成為男生。多年以後，當我看到自己生了兒子，卻覺得鬆了一口氣，想像看看我有多驚訝。

我第二次懷孕時，我很清楚意識到自己猶豫要不要生女兒。這種感覺非常奇怪。我這麼喜歡與女人為伴，怎麼會對生女兒感到不自在呢？

這表示我在性別平等的概念上，似乎遺漏了什麼。

我對生兒子感到自在，卻對生女兒感到不自在，這個矛盾的心理一定是與我對女人的某些觀點有關。我沒料到自己有這樣的反應，我想找出原因。我的成長環境裡的宗教總是談到上帝——以及那些與上帝有密切關係的人——都是男的。在學校裡，歷史、政治及所有值得學習的課程中，都沒有女人。

我回想過去，發現沒有任何理由能夠解釋我對於生女兒的反應。然而，我明白，我過去用了許多微妙的方法迴避自己的女性特質，例如，我不讓自己顯得柔弱、看起來容易受傷，甚至不願意穿裙子，因為這些都與我對自己堅強能幹的形象相衝突。

身為一個女人，我一次又一次與我的「女性」本質分道揚鑣。女性之美的限制性定義成為我的包袱，我將它們摒棄在外，使我無法欣賞女性的美。當我知道柔弱會被人欺負時，我讓自己變得跟鋼鐵一樣堅強，幾乎不接受幫助，完全違背了女性的接納能力。在我早年求學生涯中，我的野性女人一直想去上藝術與哲學課程，我的目標卻被導向功成名就。我根據職業生涯的道路選擇人生，最後卻覺得空虛。這些犧牲都需要付出代價。我對於生女兒的恐懼，顯示我對於這些自我背叛的行為一點也不開心。女兒提醒了我曾經放棄了什麼。女兒也讓我領悟到我的核心自我為了什麼而痛。透過生女兒的課題，我穿越了失去的領土，我其實不確定自己是不是夠勇敢。

結果生兒子並沒有讓我免於面對這個議題。養育他們，讓我目睹男孩內在的「女性」被剝奪了。雖然方式不同，但「女性」不被鼓勵，對男孩跟女孩都一樣不利。我踏上同一片失去的領土，但用不同的觀點來看：男性的觀點。

有一天，我在逛一間童裝店，那家店有很多有機材質的衣服、積木，還有其他天然素材做的東西，顯示出經營者的用心。我的大兒子那

個時候三歲大，看到有一堆雨靴在特賣，他選了一雙粉紅色的靴子，上面還有貓的圖案。

他問我：「媽媽，我可不可以買這雙靴子？」

我還沒來得及回答，老闆娘已經從他的手上把靴子抽走。「這不是你的尺寸，我幫你把它放回去。」然後，她對我眨眨眼，小聲說：「我知道妳不想讓他穿粉紅色的靴子，我會假裝那個顏色的靴子沒有他的尺寸。」

我大聲回答她，所以我兒子也聽得到，我說：「其實，我贊成他穿粉紅色的靴子，我想那雙是他的尺寸吧。」我兒子走向那個女人，把靴子拿回來，放進我們的購物袋裡。他摸著我的腿，小心翼翼盯著老闆娘。

當我們回到車上，我跟兒子說：「寶貝，你選了一個很大膽的顏色。」他問我，為什麼一開始老闆娘要把它拿走，我跟他解釋，大部分的人認為粉紅色是女孩子的顏色，而其他的顏色，像是藍色，就被視為是男孩子的顏色。

他雙臂交叉在胸前，鄭重的說：「我要穿我喜歡的顏色。」

「說得很對，寶貝。」我用同樣的語調回答他。我們正在改變模式運作的編碼，至少在我們回家以前是如此。當我們回到家之後，我先生看到兒子的新靴子，他說：「妳怎麼讓他穿粉紅色的靴子啊？」

當我的丈夫——我們家裡那位積極主動、有平等觀念、會照顧人的現代男人——對那雙靴子表現出負面反應，我明白這個世界也和我一樣在塑造我的兒子。等我兒子上床睡覺後，我與我丈夫對於那雙粉紅色靴子做了一番長談。但我們討論的不只是顏色，我們探究的是性別認同，以及缺少了「女性」的結果會造成什麼樣的傷害。

在只注重產出的文化裡，強調的是持續生產，而非自然的循環，於是貶低了女性的價值。這導致我們每一個人都否定自己內在的「女性」。我們的孩子也無意間受到影響，做一樣的事。

在自然的演化過程裡，被視為不必要的事，最後就會被淘汰。每個團體成員要符合團體的期待，並透過別人來知道自己的價值。為了明白自己的價值，男孩與女孩都寧願否定自己內在的「女性」，或認為「女性」不重要，否則他們的價值就有貶損的風險。「女性」瀕臨絕跡的危險，它的位置出現了一個裂口。每個放棄了「女性」的男人與女人，日後都會渴望它的出現，卻不記得自己錯過了什麼。

我希望我的兒子也能有相同的機會去接觸顏色、美麗與自我表現——在本質上，我希望他能與他的「女性」保持連結。我的丈夫也想保護這個孩子，教他做個男孩，以後成為男人，不被人嘲笑。我們都沒有錯。我的觀點是，僵化的性別認同應該被挑戰、被改變。我丈夫的觀點也沒錯：我們所處的文化，仍然是根據性別規範運作，我們應該教導孩子做好準備，去面對這些限制。

兩年以後，我生下第二個孩子，我大兒子因為每天在花園裡活動，以及在後院挖土，他的粉紅色靴子都磨穿了。除非有家人以外的其他人在附近，他會很自在的穿上它。如果有其他人在，他還是會穿它，但他會說：「粉紅色不是我最喜歡的顏色。」

我想，靴子的顏色讓兒子不自在，這是在所難免。但我仍然希望，我兒子在生活中能有很大的空間展現他的「女性」。無論是女兒或兒子都可以接觸所有的色彩，以及被定義為「女性」的廣泛領域。

但要讓我們的孩子恢復他們的「女性」，比起讓他們自由接觸各種色彩，更複雜許多。這些要求，我們也常常做不到，那就是誠實面對內在的「女性」讓我們覺得不自在的地方。為了讓我的兒子們與「女性」保持連結，我去了那個我害怕與女兒一同前往的地方，那裡也是我拋棄野性女人的地方。

我需要勇氣，才能再度探訪我與「女性」之間的關係，不管我的孩子是哪種性別。而且，這不僅只是我自己的一段關係需要處理，它也是

所有女人的普遍狀態。面對「女性」的缺席，並對這個問題的嚴重性渾然不覺，一直影響著我的兒子與其他人的互動。

穿越我自己失去的領土，我想起自己為什麼曾經很高興當個女孩。我學會如何為兒子內在的「女性」發聲，也找到與兒子相處的新方法。我為自己重新找回了粉紅色，還有其他我長久以來拒絕的女性認同及女孩子氣的表達方式。直到有一天，我走出藍色，我才發現自己偏離了多遠，我對於擁有一個女兒的想法感到高興。我終於愛上內在的女孩和「女性」了。

重新表達「女性」

當我一對一治療女人時，我明白有必要帶領她們探索「女性」在社會裡的一些議題。於是我開始教課，談女性身體內的能量系統，以及一些讓女人能夠運用根源區能量的方法，更新她們的女性表達。在我的一個班級裡，鼓勵幾個女人更深入，並找到她們個人與「女性」之間的關係。

有一位女士是位陶藝家，她做了一個陰道碗。她在思索她與自己身體的關係時，做出這個陶土作品，於是她邀請其他的女人一起創作陰道碗。每件作品都反映出創作者的本質，有一個碗上雕了洞穴的圖樣，另一個碗上雕了樹的形狀。這些女人創作子宮碗、陶製卵巢，以及代表各種女性認同的面具。另一位女士是建築師，她想到在她的設計中刻意運用空間，採用一些原則劃分區塊，顯現出她體內的能量。還有一位女士曾經學過武術，根據武術訓練中的紀律與形式，思索出一些方法，使她的「女性」恢復成為更無拘無束的形式。我自己的角色是位母親，同時也是治療師，它讓我去探索「女性」，使我對流貫我身體與生活的古老能量流更覺知，也了解得更深刻。

如果每位女人都能用自己的方法，恢復內在的「女性」，我們就能

集體恢復整片野性女人的景致。找出妳自己內在「女性」最渴望獲得肯定的部分。運用妳的專業能力。當妳開始肯定生活中各個領域裡的「女性」，妳就能在這些領域擴展並好好展現。在妳的家中、工作上、配偶關係、照顧孩子、創意企劃、靈修，以及任何妳想要與野性女人直接連結的領域中，盡情探索妳的「野性女人」。

以「我是女人」為榮

要了解妳是不是「很女人」的下一個步驟，是檢視妳的女性自我哪些地方讓妳引以為榮，哪些又讓妳覺得羞恥。下面「我是女人」的問卷調查，是為了幫助妳自我評量。現在就做，了解自己目前的狀況，然後在妳的探索過程中，再重複做這個測驗，來看看自己的進展。如果對某個問題的意思不是很確定，花點時間好好想一想，或隨意寫下妳覺得可能的意思。以身為女人為榮，並沒有什麼對與錯的方法。這些問題的設計是為了要幫助妳，讓妳去發現女性自我的渴望。

練習：「我是女人」問卷調查

根據下列選項回答問題，把每種選項的對應數字填在句子旁的空格裡：

從來沒有（-2）；不確定（-1）；我會想要（0）；有時候（1）；絕對是（2）

_____我頌揚我的女性自我。

_____我定期滋養我的創造力。

_____我會騰出時間去享受我的創作。

_____我滋養我的女性身體。

_____ 我跟隨自己與生俱來的韻律。

_____ 我使用我根源區的智慧。

_____ 我定期運用全方位骨盆照護治療這項工具，恢復我核心的平衡。

_____ 我承認我的女性自我的創痛，恢復女性與生俱來的天賦。

_____ 我視我的骨盆為一個神聖的空間。

_____ 我有意識的接納我的家族遺傳，並留意自己把什麼傳給了下一代。

_____ 我挑戰文化與家族對於「女性」的迷思。

_____ 我具體展現自己獨特的女性表達。

_____ 我堅守立場，大聲說出身為女人的需求。

_____ 我擁抱我全部的女性光采。

_____ **總分**

現在計算妳的總分，算算妳以身為女人為榮的狀況到哪裡。最高分是二十八分，雖然這個測驗的目的不是要達到某個分數，而是讓自己心裡有個底，知道妳的狀況在哪裡，也讓妳知道要如何以妳的野性女人為榮。如果某些句子的得分是零分或負分，問問自己，妳想要得到什麼榮耀，或是妳要如何以新的方式投入妳的女性面。

聽見妳根源區的聲音

一個女人要與自己的「女性」建立關係，一定要先找回根源區的聲音。這是女人核心的野性女人所發出的清晰、真誠聲音。當女人把注意力放在身體的根源區，常常會聽到這個反映她母性與創造智慧的聲音。來自內在根源區的聲音，總是會認出女人曾在哪裡放棄了她的力量，在

哪裡遺忘了她想創造的夢想，或鼓勵女人從哪裡開始打造自己的幸福。

當女人聽到根源區的聲音時，常常會對於它機智的個性感到驚訝。伊芙・恩絲勒（Eve Ensler）把根源區的聲音放在她的戲劇《陰道獨白》（*The Vagina Monologues*）裡，她訪問了上百位女人談論她們的陰道，寫出這部作品。每個女人根源區聲音都是獨一無二的。有些聲音甜美得像在唱歌，「妳說得對」；另一個聲音卻大聲咆哮，「不是那樣做」。根據女人面對的情況，根源區的每個聲調都有它的目的。探究根源區聲音裡不同的聲調，讓女人找到野性女人渴望被傾聽及展現的面向。

女人的故事：聽到一個新的聲音

瑪莉安想要處理肌肉失衡的問題，所以來做骨盆治療。當她的骨盆情況與核心的肌肉組織變得比較強壯後，她發現自己聽到一個新的聲音。藉由把注意力放在她的骨盆，瑪莉安發現身體上的某些需求——例如：花點時間在庭院裡——變成一件優先要做的事。

在庭院裡挖土，讓瑪莉安更清楚她的身體。她在照顧她的庭院時，仔細思考生活中失衡的狀況。瑪莉安的時間表一向忙碌，她忽略自己身體上的需求，花極少的時間照顧自己。但她的身體發出抗議，讓她開始去照顧身體，使得瑪莉安放慢了腳步，開始做她想做的事，走出戶外，接觸土地。瑪莉安透過身體，恢復了她與土地的關係。女人的根源區會提醒她如何滋養自己，恢復她自然的韻律，鼓勵她找出休息時間，讓她從每天不間斷的壓力中釋放出來。

學習傾聽：肯定自己的價值

女人一定要先肯定自己的價值，才能傾聽自己的內在。這也就是說，女人一定要先與自己的內在協調，而不是一味跟隨或討好外在世界。過於強調外在價值，會使女人無法聽見內在的聲音。她創造出來的

作品，也許是為了讓自己有價值。一個女人如果能從她的內在出發，她就會知道她與生俱來的價值，並且對世界發揮這個價值。她不是憑空創造與生活，而是從她內在核心的豐盛與美好中創造與展現。

傾聽根源區的聲音，開始尋找妳的內在中心。妳的內在中心，是指妳身體的中心，也是妳生命中創造喜悅的核心之地。開始做這個練習，先引導妳的注意力到頭部，然後往下移動，一直移動到妳的骨盆，配合呼吸，把注意力放在骨盆底部。花一點時間去聽。妳的根源區對妳說了什麼？妳創造的喜悅在哪裡？

現在觀想妳這一生中，為妳帶來挑戰的某個特定情況。先用頭腦的聲音回應它，再用根源區的聲音去回應它。妳感覺到什麼不同嗎？妳的頭腦會說類似這樣的話：「不知道他們對於我這麼做會怎麼想」、「我應該這樣做」，或是「我其實無所謂」。頭腦傳出來的聲音通常會讓妳妥協、模糊、淡化妳的需求。而妳根源區的聲音會說：「這就是我知道的」、「這是我的強項」，或是「我要選那一個」。根源區的聲音真誠、直接、有創意，符合妳最大的福祉。就讓她來引導妳吧。

練習：發現根源區的聲音

1. 思考某個妳不太確定的狀況。在腦中回顧整個情況，試著把它想過一遍。
2. 思考是妳頭腦的聲音。現在，把妳的注意力放在骨盆，感覺妳的反應。這個來自深層內在的了解，就是根源區的聲音，也是女性的直覺。
3. 不是從妳的答案來思考，而是注意感覺到的自信與潛在的結果上。妳通常會發現，當妳的「女性」靈性從這個充滿力量的地方發聲時，不會出現妥協讓步的感覺。

4. 一開始妳可能會覺得很怪，但只要透過練習，妳很容易就會發現根源區的聲音。仔細想想妳需要什麼，才能讓妳經常接觸來自根源區的聲音。

對妳的根源區說話

根源區的聲音來自於最深層的女性自我。當妳感到失落時，到這裡傾聽她的聲音。她很強壯，充滿生命力。她是妳真實女人的表達。

身為女人，妳經歷了各種情緒。妳要對妳的根源區說話，承認這些情緒。妳可能會問：情緒與我的骨盆健康有什麼關係？情緒是一種表達形式，沒有表達出來的情緒通常都被保留在身體的核心裡，形成能量流的阻礙，造成身體緊繃，特別是在妳的下腹、陰道以及骨盆肌肉。最後，妳的根源區變成這些未表達情緒能量的容器。承認這些被埋藏的感覺，釋放出這些被囤積的能量，對妳的生命能量流動是一件非常重要的事，也能使根源區的聲音變得清晰響亮。在妳恢復野性女人的旅程上，根源區出現的每一種情緒，都是要妳恢復她的表達。

注意那些妳想要表達或壓抑的情緒。利用下面的練習來幫助妳。

練習：情緒評量

完成下列的句子：

1. 身為女人的經驗，讓我聯想到的最基本情緒是……
2. 我認為我的感覺是這樣，因為……
3. 我常常發現自己覺得……

4. 我很少覺得……

5. 我讓我自己表達出……

6. 我壓抑＿＿＿的情緒……

7. 家族裡的女人常常覺得……

8. 家族裡的男人基本上表現出……

9. 其他人形容我最典型的情緒狀況是……

　　傾聽根源區表達出來的各種情緒。當女人接觸到過去被埋藏的情緒，她體內會有一股強大的能量流，我總是讚歎不已。當情緒出現的時候，妳可以處理它，也可以去檢視特定的情緒模式，或找出壓抑情緒的模式。情緒模式通常能為我們提供線索，讓我們知道核心的能量在哪裡受阻塞、被保留，或停滯不動。壓抑情緒會消耗大量的能量，也讓人失去喜悅。感覺情緒及表達情緒的能力，是人們懷著熱情生活不可或缺的基本要素。

　　承認那些滯留在核心的感受，允許它們表達出來。這種情緒能量的移動通常會變成一種療癒。例如：生氣會爆發潛藏的力量；難過讓人與靈性連結；悲傷讓人擺脫舊有形式，並為未來做好準備。

　　在恢復野性女人的過程中，會有一些強烈的情緒湧現。妳身體的疼痛通常是失落了幾個世代的回聲，需要花一些時間，才能移動一層又一層滯留在骨盆裡的感覺。這個過程中浮現的情緒，也許很私密，但每一種情緒都代表恢復另一片女性領土的可能性（我在第三章到第七章中，會提供更多的故事及資料，進一步探討特定的情緒與它的作用）。

　　根源區會以女性豐富多元的表達說話。探索任何被束縛的地方，看看有什麼開始流動了。思索情緒方面的問題：

- 妳根源區的聲音主要的重點是什麼？
- 當妳遇到不同的情境時，這些音調怎麼變化？
- 妳根源區有哪些聲音妳還聽不到，或只是偶爾顯露出來？

處理妳的情緒能量

女人生來就感情豐富。接近「女性」，讓我們得以進入情緒這股力量的強大洪流，進入這股能夠激發我們熱情與創造能量的洪流。當我們對「女性」敞開時，一開始會遭遇到情緒風暴的席捲。這些感覺是非常重要的，它們讓我們了解自己、我們的需求及渴望。藉由學習處理情緒能量，我們會得到指引去療癒並提升我們的創造能量流。然而，我們需要移動這些情緒能量，而不是用習慣的模式回應它。在能量流與身體兩邊之間運作，我們能夠進入並改變核心模式，讓我們更幸福。情緒湧現的時候，運用下面的練習，擴展妳的潛力。

練習：處理情緒能量

1. 問自己：我覺得如何？
2. 問自己：我在身體的什麼地方感受到這個感覺？
3. 妳現在覺得妳的骨盆平衡嗎？與妳的根源區有連結的感覺嗎？
4. 如果沒有的話，感覺一下骨盆底部與土地的連結。選一個骨盆練習，來淨化及平衡骨盆能量（坐在地上比較有幫助）。
5. 當妳感覺到骨盆穩定平衡時，問自己以下的問題：
   - 為了自己，我需要覺察或療癒什麼嗎？注意妳學到了什麼，以及妳的情緒要告訴妳什麼？
   - 現在的我需要什麼樣的照顧？照顧自己，進一步幫助妳的身體清除那些情緒能量，療癒那些原本應該充滿活力的層面。

- 我想要什麼？這個問題將激發妳的創造潛力。

6. 再次把妳的覺知帶回妳的身體。感受當下的美好。注意四周光線、妳的呼吸，以及妳身體的感受，並且把注意力放在好的感覺上。正面思考能夠調整妳的能量中心，為妳帶來支持；繼續保持妳渴望達成的意圖。

畫一條陰道的時間軸

找出根源區的聲音之後，下一個步驟是，確認妳身為一個女人曾經歷的一切。仔細思考妳的生活與女性經驗，想想什麼可以說明妳的女性特質。認出妳的身體與靈性曾經在哪裡受過傷。仔細思考妳的女性強項與渴望。注意妳與陰道、子宮及女性自我是在哪些地方失去了連結。

我建議妳畫一條陰道時間軸，這個練習是從克萊麗莎・平寇拉・埃思戴絲（Clarissa Pinkola Estes）所著的《與狼同奔的女人》（*Woman Who Run with the Wolves*）之中的練習，幫助妳認出那些把妳塑造成一個女人的經歷。就像立在路邊的十字架標示著死亡一樣，埃思戴絲建議畫出一條時間軸，在上面畫上十字，標示一個人的生命中，那些墓地或「長眠之處」。

練習：畫一條陰道的時間軸

1. 先畫一條長線，代表妳從受孕一直到現在。將妳的年齡除以二，把這個數字寫在這條線的中心點。把這條線的左右兩邊等分成幾個區間，每個區間代表妳生命中的每一年。

2. 找出一些事件，它讓妳聯想到妳的女性身體或女性特質，在哪些時候改變了妳。傾聽根源區的聲音，看看還有什麼其他的事件浮現。選擇能反映出妳女性特質的記號，在時間線上標示出這些事件。思索這些事件對形成妳的女性認同與妳的創造力有何影響。

療癒與見證的潛力

當妳探索女性身體的根源區時，妳會觸碰到傷口、悲傷及痛苦之處，這些都與妳的身體，或妳一心想逃避開的女性特質有關。然而，要收復女性失去的領土，最好的方法就是去檢視這些創傷、照料它們，記起它們代表哪些失落，妳要勇於見證。

女性身體中最具挑戰的創傷，在女性最私密的地方，那是一個沉默、祕密、羞恥、孤立的地方，女人傾向於把能量埋在那裡。在見證這些傷口的真相、承認痛苦、被另一個人看到或聽見的過程，能量就開始移動了。

見證可以私下進行，每個女人都要證明她的經歷是真的（例如：畫出陰道時間軸）。密友或老師可以陪她一起見證她的經歷。見證也可以配合儀式或特定的聚會，用團體的方式進行。

當傷口獲得見證，它的能量就開始改變了。能量不再滯留在體內某個區域，它變成看得見的，也可以移動。妳可以與它互動，也可以塑造它，驅散它，或留住它。先前的能量都浪費在控制傷口，現在妳能更有意識的將妳的能量運用在其他地方。

妳成長過程的傷痛會限制妳，是因為它阻止妳擁有、觸及核心的活躍能量。妳不能改變過去發生的事，但妳可以改變它影響根源區的方

式。妳的骨盆能量是豐富且綻放的。每天照顧妳的根源區，花時間去溫暖它，妳將會使它的光采愈來愈亮。

身為一個女人，不用感到羞恥

阻礙女性根源區力量最根本情緒就是羞恥。不尊重「女性」的本質，導致男人與女人都以自己內在的「女性」面向為恥。女人以自己的身體為恥，自然就會想與自己不喜歡的身體分離。當一個女人視自己的「女性」為恥，她就遠離了自己最重要的那一部分，失去了她廣袤的女性領土。

我在開始從事骨盆治療服務時，感覺治療的過程中，會有一些令人費解的難過與失落。我注意到骨盆在更深層面，有一些有益的情緒與知識。我也發現，當我開始讚美女人骨盆的智慧，以及她們自我療癒的潛能時，她們就不再難過了。承認根源區的智慧，過去的失落就療癒了。我的觀察最後改變了我的治療方法。

與其強調一個女人可能會遇到的骨盆問題，或強化她無意中加諸己身的羞恥感，我寧願多聊聊骨盆的優點及美好。我學會聆聽每個女性身體傳達出的智慧。我的順序是，先教導女人一些預防及自我照護的方法，讓女人有力量去療癒自己的創傷，恢復自己的骨盆平衡。如果有人被強暴或受到其他的暴力傷害，我會藉由教導，幫助她發展出強健的骨盆，重新獲得個人的力量。我在身體治療時，會認出骨盆的情緒，直接切入羞恥的主題，女人知道治療過程會發生什麼事。我說的每句話，我做的每個動作，我所有的工作，都對個案及她們女性身體的創造資源，表示最深的敬意。

女人的故事：療癒羞恥與悲傷，收復自己的女性領土

麗塔對於治療骨盆底部，讓她能夠與自己身體相連結，很感興趣。一開始，她發現自己無法辨識在陰道按摩與骨盆練習中所出現的情緒。我建議她移動這些感覺的能量，不用試著了解它們。當她想知道下一步該怎麼做時，我感覺麗塔對於骨盆有矛盾情結。

當我跟我的個案在一起時，我總是根據這個女人與她身體的關係來引導她。麗塔告訴我，把注意力放在根源區讓她知道，她對於下半身有仇恨似的厭惡感。我與她分享我的觀點，仇恨及其他厭惡的感受常常都與羞恥的能量有關係。根本上，情緒只是能量聚集的一種形式。羞恥的能量可以從身體釋放出來，讓女人收復她的孕育之處。

麗塔深深嘆了一口氣，告訴我她的故事。她還是個小女孩時，受到情緒虐待與忽視。年輕的時候，她的性伴侶常常不尊重她，其中一段關係讓她懷孕了。年紀輕輕又單身的她，認為自己只能選擇墮胎。她沒有告訴任何人，獨自一個人去診所。之後，麗塔流了幾天的血；沉默的子宮讓人什麼也聽不見，最後，她學會完全忽略身體這個部分。

這些痛苦事件帶來的的羞恥，阻礙了麗塔與她的根源區連結。雖然麗塔做了對的決定，但她仍然背負著痛苦的包袱。在我治療過的女人骨盆裡，我都看到羞恥的能量模式。雖然每個人的原因各不相同，但它普遍限制了女人的「女性」本質。羞恥通常會滯留在女性能量嚴重阻斷的地方，她的靈性也放棄了這塊土地。羞恥是失落的記號。承認這個悲哀，憐惜她；透過儀式、身體工作與諮商的支持，讓她的注意力回到核心，能幫助她從這些沉重的負荷中解脫出來。

麗塔分享她的故事，子宮的能量就改變了。如果女人可以持續覺察根源區的能量，就算羞恥的感覺出現，能量也會被淨化，她就能療癒長期以來因為羞恥而分裂的自我。清除骨盆的羞恥感，就彷如讓光及新鮮

空氣進入密閉的房間。

羞恥會孤立一個女人，讓她覺得她是孤單的。在療程中，我們討論羞恥感這個普遍的問題，帶給麗塔很大的鼓舞。她把注意力放在骨盆上，目睹傾瀉而出的羞恥感及悲傷。她花了幾分鐘專注呼吸，把覺知帶回子宮。麗塔的女性能量再度恢復流動。羞恥與悲傷都消失了，麗塔感覺骨盆裡有一股溫暖。麗塔重回身體的根源區，找回完整的自我感受。要維持這種被療癒的感覺，麗塔還需要一些個人的治療。但每一分努力都會強化她的核心。我們每一個人只要清除對自己女性身體的羞恥，就能收復我們失去的女性領土。

羞恥的聲音：尚未開發的潛能

任何滯留在女性身體內的羞恥感，都會阻礙女人完整的本質。女人的羞恥——或是陰道、子宮或女性本身，讓人聯想到的羞恥感——都限制了一個女人的能力，讓她無法運用她的女性本質。為了避免這種羞恥感，女人很自然的跟她的「女性」與身體保持距離。當她與自己的「女性」失去連結，女人會限制自己的光采，以及她保護女性領土的能力。要收復這些，都需要強健的骨盆才辦得到。

每一個女人對身體都有羞恥的模式，甚至是社會的影響，告訴她什麼樣的「女性」才是被允許的。療癒骨盆的時候，我曾經看見，羞恥一出現，女性的創造能量流就立刻阻斷；當妳讚美它，羞恥感就消失了。如果女人碰上讓她感到羞恥的區域，把專注力放在讚美上，而不是羞恥，負面能量就能被淨化。她就能完全恢復那個區域的創造能量的光采。

儘管在羞恥感出現時讚美自己，是一個簡單的練習，但它還是需要有意識的去做。當妳聽到根源區傳來羞恥的聲音，典型的第一個反應就是往相反的方向移動。這個聲音可能會說：「以妳的陰道為榮？但它很

骯髒。」或者是說：「呃，這個月又來囉——真是倒楣。」與骨盆區有關的羞恥，阻擾了妳去關心身體的這個部位。想想看，妳在做骨盆檢查時，有什麼感覺。女人來找我治療骨盆，通常是因為出現一些症狀，才尋求協助，而不是因為愛自己的陰道，希望照顧它們。

基於羞恥，許多健康護理的醫療人員不願意從事骨盆照護的工作。我發現這個問題，在我過去服務的醫院裡，女性健康的職位常常出缺。那家醫院有二十多位治療師，大多數是女性，除了我以外，沒有人想要接受訓練來擔任這個職位。我把它視為獨有的機會，不知道這條風景美麗的道路會把我引領到哪裡去。

當我開始治療女人，我從女人與她身體根源區的關係上學到很多。我發現大部分的女人完全或幾乎與這個區域切斷連結。事實上，我的個案中沒有一個人接觸過她自己根源區的智慧。誰知道在女性身體根源區裡，居然擁有如此豐富的潛力？

我發現女人對於照顧骨盆這件事，常常覺得很尷尬。這一點也不令人訝異。女人被大量要她們改變身材的塑身廣告淹沒，這些強而有力的訊息著重在強調女人的生理週期的麻煩——而不是強調它的力量。這些訊息故意教導女孩與女人，她們的陰道是骯髒羞恥的。另一個羞恥感的來源，是來自童年對於身體或身體功能的負面印象。大部分的女人對自己的女性特質也感到羞恥：包括自我形象、身材、身體的變化、生育後造成的變化、備孕的挑戰、對女性的貶抑，以及根源區的泛性化（over-sexulaization）。

女人因性虐待、強暴、墮胎、流產、性病、難產或死產等骨盆創傷感到羞恥，產生自責。個案來到我的工作室後，要填寫女性健康病歷，她們通常會對某件與身為女人相關的痛苦經驗感到羞恥。承認自己對身體的負面聯想非常重要。這些都與個人、家庭及文化有關，如果它們的能量印記沒有解決，將會堵在妳的核心。同樣的，清除這些身體能量的

障礙，對於收復這片肥沃的女性領土有很大的幫助。清除妳女性身體與女性本質相關的羞恥感，就能恢復這個區域的神聖感。這是一種重新編寫內在程式的行動，讓妳不再以自己的身體為恥，也不再貶抑內在的女性。

練習：清除對於「女性」的負面聯想

1. **思考**：花一些時間思索，關於女性特質與女性身體，妳有什麼羞恥或負面的聯想。它們是如何讓人覺得丟臉？

2. **儀式**：花十分鐘自由書寫（不停的寫，不要停下來，也不要修改自己寫的東西），寫下任何妳想得到，與妳身為女人有關的負面字眼或聯想。寫好以後，把紙張摺好，然後燒掉（放在安全的容器裡）。當紙被燒掉的時候，感受一下妳身體釋放的感覺，那些字眼不再束縛妳的靈魂。現在，再花十分鐘，自由書寫妳希望在核心裡保留的正面意圖及聯想。當妳以自己的「女性」為榮時，讓那些字眼自由流露。妳寫好以後，把這張紙放在聖壇上，或是種在妳的花園裡，當作是送給自己的祝福。沉浸在這份祝福裡，滋養妳的身體，讓自己沐浴在這份被愛的感覺裡：泡個澡、用乳液按摩妳的身體、穿上讓妳容光煥發的衣服等等。隨自己的需要，重複進行這個儀式，用正面的聯想取代負面的聯想，直到只剩下正面的聯想。

女人的故事：經血是件好事，而且是件幸福的事

因為我從事全方位的骨盆照護治療，我開始欣賞女性身體內，保留與釋放更迭的循環週期，以及骨盆調節平衡的機制。這個認知，使我對

月事來潮的觀點，從不滿變成一種輕鬆歡迎的態度。我開始感謝每一次的月經，它洗滌我的骨盆，讓我能達到最大的能力。我也把這種歡迎的態度，擴展到我的個案身上。

某一個星期，我有六位個案都正好碰上經期。每一個女人都對自己來潮感到不好意思，為她們的「一團糟」道歉。我對她們每一個人（以及後來的更多人），分享了我的觀點：女人的經血與身體釋放的週期有關。月經是女人身體最珍貴的天賦。因為女性身體具有保留能量的能力，月經定期且必要的釋出血液及能量。這種釋放淨化了子宮及骨盆內累積的能量，把不再需要的東西排放出來，為下一次的創造做好準備。女人可以配合子宮的釋放（在第五章有更多的描述），更有效舒緩緊張或淨化子宮裡的能量，即使是更年期停經了也可以這麼做。當我們與自己內在的循環週期協調一致，身體會自然淨化並提供補給。

所有的女人都很感謝我這番話。其中一個人透露，我是第一位——絕對是第一位健康照護治療師——告訴她經血是一件好事，不是什麼麻煩事，不是一件無關痛癢的事，它實際上是一件幸福的事情。

連結妳根源區的元素

正如自然界的一切萬有，妳的身體也是元素。將妳的覺知從負面的身體聯想，轉換成憶起妳身體的基本元素。妳可以透過下面的觀想練習，找到與核心連結的新方法。

練習：與妳根源的元素相遇

閱讀這篇文字之後，閉上眼睛，開始觀想。當妳連結妳根源區的元素時，感受並觀察每一個器官的能量，在妳的身體或能量的創造循環中移動時，有什麼不同。

1. 將焦點放在妳骨盆、子宮的中心。當妳專注在骨盆時，感覺一下這豐富稠密的區域。子宮的肌肉是身體裡最強壯的，身體許多其他結構都環繞著它。這裡是妳「女性」的核心位置。子宮代表土元素，保留一塊讓妳可以接收創造的智慧的領域。它常常反映出一種充滿活力的能力，與地球能量的季節轉換有關，並讓妳的創造循環可以持續下去。妳有沒有榮耀妳的女性智慧，並且挪出空間給妳的創造呢？

2. 現在想像著一股液體，流經妳的身體和妳的骨盆。這循環並滋養妳子宮的血液，就像妳每個月流出的經血一樣，它象徵著水元素，妳的情緒性女性自我。陰道分泌的潤滑液，以及週期性釋放出的經血，就像海洋的潮起潮落。妳現在的情緒狀態如何？這情緒如何反映在身體上？妳要在何處釋放它並讓它離去，或是妳要如何表達妳的情感？在這股流動之中，妳感覺在哪裡受到阻礙？

3. 找到在妳骨盆前方兩側，骨盆頂部上方和恥骨中間的位置。這個位置的兩側下方，就是卵巢。試著去感覺溫暖的熱度從妳的卵巢，骨盆區的火元素中綻放出來。卵巢之火，代表的是妳生命的火花，還有妳所創造一切的源頭。留意它們與中央的子宮的連結。妳的創造之火現在正被什麼點燃？妳接受自己的熱情嗎？

4. 將妳的覺知擴展到整個骨盆，想像著妳野性女人的景致。這個結構支持了妳的創造熱情。檢查看看，妳在生命中已經建立好的結構——在妳創造的時候，它們是結實而充滿彈性，能支撐也能彎曲嗎？如果不是，要怎麼樣，它們才更為妳創造的旅程提供更好的服務？留意妳骨盆的邊緣，以及環繞著妳的風元素。試圖從妳內在的中心，連結到妳的靈性能量。妳要如何為輕盈的風元素騰出更多的空間，去接收新的靈感？

5. 結束觀想，去想想妳的觀察。哪些元素最容易引起妳的反應？哪些元素可以提升妳整體的創造力？感謝妳容光煥發的根源區，還有妳的基本元素。

　　將這些自然元素納入妳的自我照護，能讓妳的根源區恢復生命活力。多鼓勵妳的水元素之流或情緒本質，讓自己浸在水中，去海邊或其他有水的地方走走，為妳的情緒表達找到一個宣洩的出口。連結妳的風元素或女性的智慧和靈性，專注呼吸、吟唱或看著天空。找回妳的火元素或創造的源頭，去做桑拿浴，吃熱騰騰的食物，或觀想火的火焰。感受妳的土元素或女性的領土，光腳走路、跳舞或打鼓。當妳連結身體內的自然元素，妳就能顯化妳真實女性的形貌。

改變骨盆分離的模式

　　一個女人要重新得到她完整的身體範圍，最重要的就是要改變她分離的骨盆模式。例如，許多女人在進行骨盆的檢測時，她們的覺知與身體是分離的（暫時性解離），所有女人都有自己特定的引發方式（性、壓力、食物、感覺情緒崩潰），造成她與自己的身體分離，尤其是與她的骨盆分離。當分離發生在一個充滿壓力的事件中，無論是來自情緒或肉體的壓力，身體會感覺到被拋棄，或是被背叛。當一個女人沒有全然與身體同在的情況下，進行醫療的程序或其他骨盆接觸，會弱化她核心的能量，她的身體也比較不容易得到保護。

　　女人常常都願意承擔更多的負荷，對自己妥協，接受關係中不斷的變數，或是允許他人越界，但當她們回到自己的身體，與身體同在時，就可以避免這些情況發生。如果一個女人持續與身體的根源區同在，尤

其是當她遇到挑戰時，她會接受並感恩面前的挑戰。這時骨盆分離的模式就可能改變，導致女人在任何情況下，都更能在她自己的中心屹立不搖。她絕不會放棄自己的活力、身體、情緒根植的地方，讓連結保持得非常完好。

進行骨盆檢查時，練習與骨盆同在

在每年檢查骨盆時，藉由把注意力放在骨盆區的空間，學會與妳的骨盆同在。一開始，先與妳的身體及陰道對話，讓它知道這個過程會發生什麼事，以及妳為什麼同意這麼做。讓自己準備好，辨認出失去連結的徵兆，例如：感到茫然，或忘記自己身處何地。檢查的時候，把注意力放在骨盆。檢查完後，泡個澡或用蓖麻油搓揉妳的肚子，蓋上保暖衣物。感謝身體參與骨盆健康照護的過程。

當妳以全然的意識接受骨盆檢查時，妳可能會注意到，骨盆在檢查之後會隱隱作痛。當妳與身體失去連結的時候，妳比較不容易覺察不舒服，但與骨盆同在，其實是妳根源區的無價珍寶。妳每天生活都與根源區同在，意味著妳在遭遇困難的時候，妳更能覺察到身體及情緒上的痛苦。它會留下較少的能量垃圾，提供妳更多的支持。與妳的根源區同盟，使它過去遭受的侵害得到療癒，讓妳與妳的女性面建立新關係。當妳發現妳對自己的女性身體趕到羞恥，或妳與骨盆分離的傾向，妳就有機會去改變這種模式。這麼做，妳能持續收復妳野性女人的失土。思索以下這些問題：

- 妳什麼時候會想與妳的身體切斷連結？
- 妳內在有哪些潛力，能與妳覺得分離或羞恥的地方重新連結？
- 妳對自己女性特質的哪些方面引以為傲？
- 妳要如何去耕耘女性的榮耀之地，並與它保持連結？

女人的故事：羞恥與女性的力量

　　喬恩是一位成功的商界女性，她來找我治療。她已經接近更年期，有輕微尿失禁的症狀出現。在做體內診斷的時候，我發現她的骨盆肌肉非常緊張。長期緊張使得肌肉功能出現障礙，因為肌肉過度工作，細胞的能量耗損。當我告訴她我觀察到的肌肉緊張程度時，喬恩回應我，我可能覺得她「過度緊繃」，她聲音裡帶著明顯的痛苦。我對她說，我從來不會這麼說，但我知道，許多很有能力的女人都會從男女同事口中聽到這種說法，當他們想要挑戰女人的能力，就會如此。

　　我看出喬恩的痛苦，以及我的內在憤怒，因為這種貶抑的字眼會讓女人否定她們的能力。例如：「潑婦」表示某個擁有權力的女人，不像女性，不性感、不坦誠、不溫柔。許多女人在父權結構的職場裡，會否定她們的女性特質，避免被視為軟弱或無法勝任要職。

　　喬恩的骨盆肌肉在治療之後變得柔軟，她「女性」的那一面也變得柔軟了，她從那些對她的幸福沒有幫助的字眼中，解脫出來了。她不再用外在的標籤來束縛自己，她慶幸自己的強度使她有今天的成就，也慶幸她活躍的女性自我賦予她強大的潛力。

　　傾聽來自根源區關於羞恥感的聲音，辨識出妳的女性創傷。如果妳發現任何與妳女性經驗相關的部分，包括妳的身體、表達、聲音、智慧或女性認同等，讓妳覺得羞恥，妳就有了一個機會，去收復另一片失去的女性領土。因為別人往往會用羞恥來減損妳的力量，羞恥常與妳最珍貴的資產連結在一起。想要拿回這些資產，妳得先發現、看見這些被妳內化的羞恥。利用下面的練習，親眼看見妳的羞恥。

練習：從羞恥中收復妳的領土

1. **思考**：花一些時間，承認妳的身體或「女性」靈性曾經遭受痛苦。想想那些妳因為羞恥而與子宮空間或女性自我劃清界線的時刻。在羞恥的領域中，想想看妳失去了什麼，例如：信任、純真或個人特質。注意妳身體的特定區域是否與這種羞恥有所連結。

2. **儀式**：問自己：「我對＿＿＿感到羞恥？」把妳的答案寫在紙上，列成清單。隨妳愛寫多少都可以。寫好以後，針對妳列出來的每一個項目，表明妳想要收回這些項目：「我清除對於＿＿＿的羞恥，讓我回復＿＿＿。」例如：「我清除對於女性身體的羞恥，讓我回復愛自己、珍惜自己。我清除對於自己的美麗的羞恥，讓我回復欣賞自己的光采。我清除對於流產的羞恥，讓我回復擁有真正的創造力。我清除對於與自己的表達有關的羞恥，讓我回復大聲唱出來，說出真心話。」把寫滿願望的這張紙放在聖壇上，或埋在花園裡。當妳又覺得羞恥，或被羞恥打擾的時候，都可以重複做這個練習。

　　承認妳的羞恥感，最終可以幫助妳，讓妳與妳的女性本質及女性身體裡的神聖重新連結。有意識的收回那些與羞恥感有關的一切，並不能使妳對羞恥免疫，但能夠移除羞恥的能量。藉由處理這些能量，我們過去的傷口會痊癒，拿回女性領土的所有權。傾聽這些訊息，例如：「妳不值得」或是「妳不應該這麼做」。讓根源區發出的羞恥之聲引導妳。當羞恥感浮現時，妳就能夠確定，妳快要看到失去的女性領土了，妳也有機會收復它。

讓妳的「女性」靈性重生

　　身為女人，我們總是為「女性」受到的限制奮力掙扎，也從這些掙扎中，尋得解決方法。克莉絲汀・諾珊普（Christiane Northrup）醫師就是最好的例子。她是一位婦產科醫生，很難在男性主導的職場領域中，平衡自己的女性觀點及角色。在《女人身體，女性智慧》（*Women's Bodies, Women's Wisdom*）一書中，她指出自己背負身為母親、養育孩子的沉重負擔，又遭受到嚴重的乳腺感染。她需要休息，卻又害怕同事們認為她很沒用，所以她沒掌握住治療的機會，導致她的乳房失去哺乳的能力。這個經歷促使她開設自己的女性診所。諾珊普醫師成立這間診所，希望能夠為自己的健康提供醫療，也能照顧其他病患的健康。

　　諾珊普醫師的書，描述她將女性健康照護結合了全方位的醫療方式，但這種方式與九○年代的主流醫學全然不合。儘管害怕會被傳統的醫生們嘲笑，她還是在一九九四年出版了《女人身體，女性智慧》一書。這本書被廣泛接受，許多醫學教育的課程都把這本書當作教材。諾珊普醫師提供一個振奮人心的例子，女人以她自己的女性自我為榮，在她的專業領域中創造改變，而不是去否定自己的女性自我。

　　讓「女性」靈性重生意味著，無論是男人及女人，都要將我們在接納、照顧、創造及直覺的力量等——這些女性自我的根本要素——表現出來，在職場及我們的日常生活中發揮。然後，我們就能夠一起改變當今這種不能滿足人類需求，以賺錢為目的的社會結構。

練習：邀請「女性」進入日常生活

1. 思考妳跟「女性」的關係。做一件事情，邀請美妙的「女性」進入當下，例如：聽音樂、摘一束花、跳舞、唱歌或穿上漂亮衣服。

2. 犒賞妳自己，讓妳的身體更有活力。例如：一頓好吃的料理、悠閒的小睡片刻，讓自己更有朝氣。為妳的「女性」與身體建立、日常的新關係。這麼做能提醒妳，妳是自由自在的創造並顯化妳的女性風貌。

　　所有妳與「女性」以及妳身體充滿活力的存在建立的連結，都能與妳日常生活中的活動結合，改變妳對女性特質的聯想。妳將更能顯化（身體、能量、靈性上）每個改變，把野性女人的能量注入生活中，讓妳更能表現自己的女性風采。以下有一些練習範例：

- 進行骨盆的自我照護療程，讓妳的陰道、子宮、卵巢及整個骨盆恢復活力。

- 檢視骨盆模式，看看妳在社會上、養育孩子、配偶關係、靈修、對內的家庭及對外的職場，妳對於女性角色的既定期待是什麼，去挑戰它，重新定義它。

- 多用愛的話語、尊重的撫摸、展現妳的美麗，去讚美妳的女性風采。

- 多與社區中充滿活力的女人聚會。

- 照顧妳的創造種籽。

- 擴展妳的創造力與覺知力，收復妳的女性領土。

- 運用能量工具淨化妳的骨盆，重新專注在妳的創造能量上。

- 把妳的女性身體視為一個神聖空間，榮耀女人的神性面。

- 傾聽根源區的聲音，承認妳的女性身體還抓住哪些東西不放，接收妳的女性智慧。

女性羞恥的聲音正在改變

　　女性特質引起的羞恥，通常是世代相傳的。妳細胞裡攜帶著家族與文化對於女人的看法。妳繼承了那些女人傳給女人的痛苦與潛力。妳外婆沒有表現出來的創造天分隱藏在她的憤怒底下，妳姨婆的精神疾病可能來自於羞恥，所以妳不想知道自己或許遺傳了這些特質。

　　每一個世代都會帶給我們新的潛能與覺知：每一個留意周遭變化、擁抱新生活模式的女人，都是在進展中。我治療的女人從二十歲到八十五歲都有，我看到一代比一代認同女性身體與女性自我。現在的女人愈來愈願意談自己的身體部位，而這些過去都被埋在羞恥的石堆下。我們在過程中，揭露並實現自己各種沒有被滿足的需求。當我們認同並滋養我們的女性身體時，我們就更能照顧我們的女性自我，發現我們的女性渴望。以下列出骨盆自我照護的幾個階段，妳現在是哪個階段呢？妳希望自己處在哪個階段呢？

1. 沒有覺察到骨盆的需求與失衡，避開骨盆區，或許會在醫師的建議下接受骨盆治療。
2. 因為尿失禁或骨盆失衡等症狀，尋求骨盆的照護治療，以療程或外在的回應為主，比較不願意自行觸摸或進行骨盆自我照護。
3. 對產後照護或一些骨盆方面的治療有興趣，願意學習自我照護，卻不見得會去運用這些方法。
4. 為了自己，想與自己的女性器官及骨盆連結，學習並積極運用骨盆自我照護的方法，清楚了解骨盆的潛力及美麗，教導其他人如何療癒或榮耀「女性」靈性，知道這些行為與連結女性身體息息相關。

　　找出所有讓妳對妳的女性身體感到羞恥的聯想，看看還有沒有任何遺漏之處，才能全面恢復妳的野性女人。羞恥阻斷了妳以自己為榮的能力，擺脫羞恥，準備接受妳自己神聖的女性特質。

修復妳的神聖中心

羞恥對於女人與身體根源區的分離有很大的影響；榮耀妳的根源區，是解決這個問題的強效解藥。其中最有效的行動，就是女人視她的身體及根源區是神聖的。恢復骨盆的神聖感，最終能創造出一個讓女人充滿喜悅的地方。

幾個世紀以來，宗教組織禁止女人參與神聖性的典禮。他們同時也教導人們，女性身體是不潔的。那時，連結大地、崇敬自然循環及女性身體的靈性教導，也備受貶抑。導致許多女人或隱或顯將自己從靈性分離出來。她們否認內在與靈性的連結，也與她們的神聖女性失去聯繫。

神聖女性讚揚靈性的女性面。基於這個觀點，我們知道神性存在於女性身體、女性創造力、性、生產、創造週期循環及母性之中。重新覺察在妳女性內在的神聖，接收它的祝福，也能從其他獨特的女性活動中得到祝福。當妳讚揚根源區的神聖女性時，妳就獲得與這神聖力量共同創造的能力。

女人的故事：以女性身體為榮

瑪雅一開始來找我，是為了調養身體，為懷孕做準備。瑪雅除了恢復活力，提高骨盆感知力的練習，她的核心也恢復了健康。這對她來說是一個嶄新的經驗；她有受虐的經歷，飲食失調，揮之不去的羞恥，使她的能力受到限制，無法與自己的身體連結，也不愛惜自己的身體。

因為個人創痛，以及她與身體的失聯，瑪雅擔心會影響懷孕。她想要小孩，也害怕有小孩。經過幾次療程之後，我引導瑪雅透過靜心冥想，把骨盆視為一個神聖的空間。她對身體產生的聯想，使她開始了解自己與核心的關係，如果她能把身體視為神聖之地，這關係就有改變的可能。

瑪雅選擇在她的身體內建立神聖感，使她能夠淨化自己的能量模式。她找出自己誤用能量貶損自己的狀況：對自己說負面話語的模式、忽略身體的需求。瑪雅注意到，當她感覺到核心失去平衡時，她對自己比較不尊重。她不再用負面的模式生活，開始專注於她的根源區，問自己需要什麼。當她這麼做，接受引導，進行簡單的自我照護，著手處理不健康的情況。

一年以後，瑪雅懷孕了，生下一個女兒。她發現榮耀自己女性身體的潛力，她也不再害怕，以滿心喜悅迎接女兒到來。女兒誕生後，瑪雅理解到，寶寶會繼續從她的身體尋求滋養及慰藉，在哺育女兒的時候，有許多機會將神聖帶入她的體內。

母親的身體，是孩子在身體與能量上的後盾。母親與她身體的關係，會深深影響孩子的自我感覺，因為身體是這個孩子的發源地。此外，母親與孩子一開始不靠語言溝通，而是以母親的身體。

瑪雅與她身體的關係，從躲避羞恥，到讚賞尊重，她的女兒也受到正向轉變的影響，深受其利。瑪雅重新找回身體裡的神聖，讓她用不一樣的方式對待自己及女兒。這些療程帶給她自己以及下一代一份很棒的禮物。

妳的骨盆是神聖空間

創造神聖空間，例如聖壇，是刻意規劃一個特定地方與靈性相遇。一個經過設計的聖壇，是一個讓人承諾去改變的提醒，或讓妳的女性自我象徵性的表達。它是一種直接的方式，承認妳女性的渴望，也是一個安全的地方，在妳重新塑造並開始榮耀妳女性的過程中，可以哀悼自己傷痛的地方。

字典對「神聖」（sacred）的定義為「一些值得深深獻上敬意的事物」。當妳把骨盆視為一個神聖空間，妳就會將女性身體當作一個珍貴

的地方，好好照顧它的核心。當它受到讚揚時，無論妳的光采、孩子、真誠的作品、創意行動，或是其他女性經驗的展現，都會自然顯現出它的神聖性。

觀想妳的子宮空間，把它當作榮耀妳女性的聖壇。把妳的日常生活與靈性修練結合在一起，妳會得到深入的療癒及引導，讓妳的女性自我通往靈性的領域。

尋求神聖

恢復身體神聖性的第一步，是思索妳與神聖的關係。要與神聖建立連結，也許需要去大自然裡探訪、與社群共聚，或進行一場特別的儀式。妳可能在靜心冥想、創作或歌曲裡，找到神聖。妳也許會透過祈禱、散步、吟唱或跳舞，找到神聖，並與妳的女性特質連結。思索一下，尋求神聖包括：

- 對妳而言，神聖是什麼？
- 妳如何榮耀生命中的神聖面？
- 妳會如何讚揚妳神聖的女性特質？

歸於中心

從妳自己的中心，連結靈性。傾聽妳內在揚起的智慧之聲。與其用身體的形象，一種外在的觀點，不如滋養身體的感知力——一種從內而外的經驗。用這個內在之處與別人相處。透過創造、行動及展現，從內在的神聖中心榮耀妳自己。

滋養妳的神聖

要滋養妳內在中心的神聖，先得培育出一處神聖空間，喚醒妳的神

聖。運用儀式、祈禱、藝術或任何事物，與妳野性女人的靈性對話，準備接收這份祝福。用心照顧女性身體的神聖之地，能為妳帶來洞見、療癒及轉化。

　　我的一位個案利用下面的練習，創造出神聖的骨盆空間，淨化了骨盆被誤用的能量。另一位個案，與她女性團體的朋友，分享她以身為女人為恥的經驗，及身為女性的快樂，點燃了一場晚間對話的火花。我經歷過一次流產，我在孩子靈魂離開的第二天，看到一個影像，看到許多靈聚集在一起，他們是這個星球未來的孩子們，我感受到他們渴望在媽媽身體裡這個純淨又神聖的地方住下。我祈求所有的女人都開始了解，她們身體根源區裡蘊藏的神聖潛力。運用下面的練習，觀想妳骨盆內的神聖空間。

練習：創造神聖的骨盆空間

1. 找一個安靜的地方，將整個練習讀過一遍，開始做這個練習。
2. 找一個舒適的姿勢，將注意力集中在骨盆中心。注意妳的感覺及感受，或任何與骨盆能量有關的品質。
3. 淨化妳的骨盆空間。觀想水注入妳的骨盆，或燃燒的鼠尾草煙霧瀰漫妳周圍，洗滌淨化骨盆的能量。用妳選擇的自然元素，觀想流水或鼠尾草，以繞圈的方式淨化骨盆的每個部分。
4. 邀請水洗滌大地，邀請煙霧向上升騰，把任何不能滋養妳身體的事物統統帶走。將這能量被大地或空中接收，再度循環利用。妳的生活已經不需要它了。繼續這個步驟，直到妳的骨盆有寧靜澄澈的感覺。
5. 想像妳的骨盆是一個聖壇，妳將所有供奉的東西放在這裡。供品是妳感謝的表達，感謝妳生活中的豐盛、感謝妳在改變中得到的

支持、感謝妳的創造靈感，或是妳的「女性」靈性帶來的任何事物。

6. 安靜休息，深思並留意妳腦中浮現的字句或影像。傾聽神聖之地為妳帶來的指引及慰藉。

7. 結束妳的觀想，感謝妳接收到的一切。喝杯水，在新鮮的空氣中散散步，或穿上色彩亮麗的服裝，做能夠讓妳榮耀自己的事。允許妳的神聖女性為妳每天的生活帶來啟發。

　　另一種在日常生活滋養神聖的方式，就是在聖壇上擺一個碗——象徵妳的骨盆——裡面放滿珍愛妳女性特質的話語。當妳以意圖選擇這些話語時，它們會成為強有力的催化劑，促進妳轉化。妳也可以加入視覺影像。看著聖壇上的照片及其他物件，能夠喚醒無意識的頭腦，提醒妳常常讚揚妳的女性形貌。

　　要進一步清除妳對身體的負面聯想與印記，可以透過話語或水來祝福自己。我常常在淋浴時祝福我的身體，在洗澡時讓愛的意圖潑在我的肌膚上。花幾分鐘，賦予每天時時刻刻要做的事神聖性，這是一個榮耀自己、展現妳「女性」最美好的方式。把「平凡」創造成儀式，把每一天提升為對自己的祝福。祝福妳的身體是最直接的療癒行為。

　　我們的美麗會在靈性的光中閃耀。當我們把祝福的能量帶到中心時，骨盆內的痛苦印記會愈來愈柔軟。祝福會在深層運作，療癒我們靈性的裂痕：這些就是我們與靈性失去連結的地方。祝福是一種安慰，讓我們恢復自己內在的完整。寫下妳對身體的祝福，或者用下面這篇祈禱文，讚揚妳的神聖自我。

練習：祝福妳的身體

祝福我的雙腳雙腿；願它們用大地落實的能量行走。

祝福我的骨盆；願我懷著身為女人的價值，為我的創作提供空間，把不再屬於我的全部釋放掉。

祝福我的陰道；願我能清楚知道，要為自己的身體或生活帶入什麼，釋放什麼。

祝福我的女性器官；願我能以對我的靈性有益並持續的方法，發揮我的創造潛力。

祝福我的腹部；願我可以處於我的女性力量之地。

祝福我的雙手及雙臂；願它們培育並接受令人喜悅的豐盛。

祝福我的心及胸部；願我能完整接受並給予我與別人分享的愛。

祝福我的乳房；願我用愛滋養我自己時，也滋養了我的創作。

祝福我的喉嚨及頭部；願我能說出真實的話，看得更透徹。

祝福我身後及眼前的道路；願它們轉化我帶進未來的一切。

祝福我目前身為女人所站立的地方；願我能在身體及生活上充分展現自己，慶祝這一刻的祝福。

充分神聖化妳的身體，意味著要清理淨化這個寶貴的空間。滋養根源區的神聖，恢復妳的「女性」靈性及身體的連結，靈性會再次進駐這個神聖空間；透過妳創造中心的潛力，妳就能在靈性中心接受到無限的祝福。

願妳記住，妳的身體是神聖的。

第四章
活出妳的野性女人

　　卵巢移動骨盆裡活躍的女性能量與男性能量，讓我們能夠平衡優美去創造。許多現代社會的模式——從個人習性到工作、政治、健康照護，以及其他形成我們生活的架構——都缺少女性能量，而是被扭曲的男性能量建構的。我們都因缺乏更自然、更有創意的設計而深受其害。這個章節教導我們如何恢復女性能量與男性能量的活動力，讓它們流經我們的女性身體，再度貫穿我們的生命——把靈性的喜悅與滋養，帶回祂原本的中心。

　　我們到達時，草地被雨水浸濕了，一道彩虹橫跨過紫色的天空。現在，四下漆黑。滿天都是星星，我光腳踩在土地上，意外的感覺溫暖。我與其他人站在一起，她們的臉龐消失在夜色中。下午稍早，我們生起營火，熱氣讓我們向後撤退。幾個小時之後，在黑暗中，我們緊貼彼此站著，身體靠近燒紅的炭火，火焰的熱氣在此時變得柔和深沉。注視著跳動的紅色火焰，我感覺到自己的能量，回應著它的節奏。是進行過火儀式的時候了。

　　我第一次聽說過火儀式時，認為那一定是騙人的，現在我親自幫忙生火，看著熱氣從炭火中冒出，我知道這是千真萬確的。再過一會兒，我就會感覺到這股熱氣經過我赤裸的腳。炭火將會灼傷我，讓我的右腳底燙出水泡來。

　　指導我們過火的是一位很有趣的女士，名叫艾娃，她帶我們透過靜

心冥想及身體的練習，做好過火的準備。我們要讓自己的能量和火的能量一致。這個概念是，火不會灼燒如它一樣的能量。我從治療女人的經驗中知道，卵巢蘊藏著女性身體的火能量。我在自己的能量系統裡，無法使我的右卵巢暖起來。當我們準備過火儀式時，我的左卵巢及身體左半邊，變得如火焰燃燒般的溫暖。但我的右卵巢及右腿還是僵硬得跟木頭一樣。

我第一次走過火壇時，右腳被燒傷了。我坐下來，想起艾娃的警告。另一位過火者開始擔心自己會被燒傷時，艾娃提醒她不要為這個想法注入太多能量。艾娃向她保證，這些燙傷都可以痊癒，要她信任她的直覺，讓直覺來告訴她要不要走過火壇。

我感覺到右腳上的燒傷，想到火的能量。當我把注意力放在燙傷的部位時，疼痛的感覺變得更強烈。我很害怕，但我更害怕我右半邊身體會著火，而不只是被燒傷。我忽然領悟到：為什麼我會有像木頭般僵硬的感覺了：我想熄滅自己右卵巢的內在之火，熄滅我清楚可見的人格特質之火。

在火的邊緣，我發現一個很重要的差異。與其去強化我的右卵巢之火，我其實更需要的是放下我想控制它的傾向。我想起一位參與課程的女士。我們談到卵巢及創意表現，她的話在空間迴盪著。她說她已經厭倦了以渺小的方式生活，厭倦了讓自己的光采變得黯淡。每個女人都點頭同意。

我決定讓熱氣從我的右腳擴散。這個決定感覺有點危險。但在我的同意之下，熱氣沖上我的右半邊。從一開始的猶豫，一股開心的感覺油然而生。我站在火壇的一端，開始在炭火上快速跑過兩次，熱氣從我的身體散發出去，沒入夜晚的黑暗中。腳上的熱氣消散無蹤。

第二天早上我醒來時，察看我的右腳底，燒傷的地方留下了一個紅色的記號。一個圓形的紅色區域，就在我的腳中央，它鼓了起來，有一

點起水泡，卻不會痛。這個記號提醒我，要照料我的創作之火：悶燒的火，稍不注意就會燙傷人，但關愛之火卻帶給人們溫暖。我的創造之火，在我克服被燒傷的恐懼之後，就帶給我滋養，並如熊熊火焰般展現開來。

卵巢能量與妳的創造之火

卵巢能量是女人創造之火的能量。它是生命力的能量之源，運用在女人生產，以及帶給世界的創造。卵巢是女人子宮活力復甦的關鍵，它們為女性身體帶來滋養，它們的健康會決定女人的光采。

卵巢是女人最好的女性朋友。當女人專注在她的卵巢力量時，她會發現，女人們很開心的聚在一起談天時，能量就出現了。女人如果將注意力放在某邊卵巢上，她一定會發現，她的渴望會瘋狂流露出來，例如：她會忽然愛上粉紅豹紋靴。因為卵巢的力量，許多人會想要抑制女人的創造之火。女人也可能會想放棄自己的火能量或創造本質。她拿這股能量去換來安全感與接受時，並不了解它的價值。女人的內在之火是供自己所用。

我自己與卵巢建立關係的經驗，使我的眼睛向色彩打開。穿衣服變成了一種感官的體驗；我一反過去習慣的灰白色調，開始依照卵巢每天給我的靈感，選擇各種不同色彩及材質的衣服。我嘗試各種色調的紅色，然後是土耳其藍、亮綠及深棕色。穿著打扮不再僅是為了時尚，變成一種玩樂的形式。穿上激發我能量的材質及色彩，既讓人覺得開心，也能榮耀我的身體。

知道妳可以選擇，妳也有權力運用妳的火能量，來保持卵巢的所有權，以及它帶來的溫暖及歡樂。守住妳的火，那麼妳將會找到自己的繆思女神。

練習：恢復妳的火能量

1. **思考**：藉由掌握妳的創造力，開始恢復妳的火能量。妳現在是如何使用妳的創造能量？它反映出妳真實的女性自我嗎？仔細思索它對妳發自內心的創作，帶來什麼獨特的貢獻？它們是為了妳的生活及保持集體的「女性」本質而服務。

2. **儀式**：首先，寫下三個具有創意的點子，也就是妳野性女人的夢想種籽。然後，寫下讓每個點子更有生氣的一項行動。當妳寫好之後，點一根蠟燭，代表妳的卵巢之火，用妳的意圖點燃妳的創造之火。

照顧妳的卵巢之火

　　卵巢是女人創意生活最強而有力的資源，擁有無限創造的潛力。一個能夠平衡卵巢能量的女人，會有源源不絕的創造能量注入她的作品，並能滋養自己。她的作品能表現出個人的視野，她也能在實現的過程中找到快樂。她可以歸於自己的中心，感到滿足，讓她的生命充滿能量，並與其他人一起分享她的光采。

　　卵巢擁有接收燃料和投射力量的循環週期，可供女人的創作使用。左右兩邊的卵巢共同運作，交替充電或展現女人的創意表達。然而，只有在卵巢平衡時，它們才能滋養、激發女人的創造力。

　　身體及卵巢裡的能量流，就如一條小河。身體裡任何區域的能量或「氣」過多或過少，都會造成能量失衡。如果流過的能量太少，它會不活躍。流過的能量太多，又會容易耗竭。能量流很穩定平衡，它就能順暢流動並補充能量。請注意：即使單邊卵巢或兩個卵巢都被摘除了，女

人還是可以滋養與卵巢連結的能量中心。

　　卵巢能量不平衡的模式，在女性中是非常普遍的現象。也許是因為我們還沒有學會如何去運用這些駐留在我們女性身體內的強大能量。卵巢往往不是被過度使用，就是阻塞，如果不處理這些能量失衡的情況，就會影響骨盆健康及生命力。它們會導致骨盆能量阻塞、罹患疾病或功能失調。要讓卵巢能量活躍起來，就看妳如何照顧自己的創造之火。針對卵巢之火，可以思索的問題包括：

- 妳現在如何照顧妳的火源？
- 妳有為妳的火源增加燃料嗎？還是讓它們逐漸燃燒殆盡呢？
- 妳有坐在妳的火源旁邊，感受它們提供的溫暖嗎？

感受卵巢能量

　　藉由一些練習，妳可以感覺到自己的卵巢能量。雖然卵巢與核桃的大小差不多，但妳可能會感受到，妳骨盆兩側各有一顆如柳橙大小的溫暖。妳也可以從外在感覺到自己的卵巢能量，柔和的光與溫暖，會從妳的皮膚上方約一吋的地方綻放出來。靜心冥想，將專注力放在妳的卵巢及卵巢能量上，是孕育妳創造之火的第一步。

　　觀想從恥骨（陰道上方的那塊骨頭區域）到骨盆頂端（骨盆的最高處），有一條線在骨盆的中間，把手掌放在骨盆兩側，卵巢就位於手掌下方幾吋的位置。觸摸這些區域的皮膚，感覺妳的能量。留意這裡的皮膚是熱的、冷的、緊張的，還是放鬆。如果感覺到柔軟彈性的肌膚之下是溫暖的，卵巢就是健康的。如果有其它的狀況，有可能是卵巢能量失衡的徵兆。處理妳發現的情況，妳就能重新燃起妳的內在之火。

練習：卵巢的靜心冥想

1. 找一個舒適的坐姿。花一點時間感受妳的卵巢。如果妳感受到左
   卵巢散發出來的溫暖，試著用妳的內在覺知去想像它、感覺它。
   妳注意到左卵巢的能量嗎？那是熱的，還是冷的？緊張的，還是
   放鬆的？妳能感覺到卵巢能量的邊緣嗎？妳看到任何的色彩或形
   象嗎？把妳的重心移到左邊，注意左半邊的能量範圍，並且留意
   妳自己是否在這整個空間裡。

2. 現在把妳的注意力放在右半邊。想像右卵巢的能量，感覺它。把
   右邊的卵巢與左邊的卵巢相比較。把妳的重量移到右邊，注意右
   邊的能量範圍，留意妳是否在這整個空間裡。

3. 留意卵巢與能量範圍的差別。左側及右側卵巢的能量品質是否不
   同。如果它們的溫度與能量的感覺完全不同，或許是能量失衡的
   一項警訊。

4. 仔細思考卵巢的創意火花，這深具影響力的器官擁有巨大的資
   源。想像妳得到兩個卵巢完整的光采及溫暖。

5. 結束妳的觀想。感謝妳的卵巢，感謝妳創造之火的來源。

找出卵巢的能量失衡，並拿回創造之火

　　卵巢補充、激發女性身體裡的能量，影響一個女人如何在日常生活
中運用創造能量。女人要滋養核心，就一定要平衡卵巢能量，掌握自己
的創造領域，活出令人滿意的創意生活。

　　我在治療女人的經驗裡，發現卵巢能量最普遍的三種失衡狀態：卵
巢能量阻塞、卵巢無感、卵巢能量過度活躍。這些失衡可能發生在右卵

巢或左卵巢，因為兩個卵巢必須協力合作，一邊的卵巢失衡，會導致另一邊的卵巢用某種方式代償。

卵巢能量阻塞：卵巢阻塞表示僅有很少、甚至沒有能量流動。這種阻塞是因為能量過度累積，導致能量停滯、骨盆阻塞。卵巢能量阻塞是一種保護機制，切斷妳不想要的能量，拒絕某些女性認同。即使它是保護機制，卵巢能量阻塞會使女人接收不到她的女性天賦，也無法發揮她的女性力量。這種模式導致內在的匱乏感，因為潛在的滋養能量也受到阻塞。

卵巢無感：儘管卵巢無感，能量還是在流動，女人通常沒有意識到它的能量流。缺乏覺知會讓女人無法區別能量的進出，最後精疲力竭，分辨不出能量的好壞，全數吸收。能量不斷流經卵巢，但女人沒有接收到這個來自於自己體內的滋養或力量之源。她或許覺得自己是犧牲者、無力招架、困惑，不了解自己也參與了這樣的模式。

卵巢能量過度活躍：卵巢能量太活躍，能量就會過度流動，開始消耗女人的生命力。左卵巢過度活躍的女人，是過度索愛者，從別人那裡汲取太多能量，滿足自己的情緒或其他方面需求。結果，她沒有空間滋養自己的需求。右卵巢過度活躍的女人，是過度協助者，無怨無悔的為外在世界工作。這兩種案例的女人，通常都會耗盡能量，精疲力竭，分散自己生活的核心。

這些不同的卵巢失衡，無論能量是缺乏流動或過度流動，會帶來很明顯的不同。卵巢能量阻塞，會感覺稠密和微熱。卵巢無感的能量，感覺是冷的，甚至很難覺察。卵巢能量過度活躍，則沒有確切的邊境、漫射開來。所有的卵巢能量失衡狀況，都會使包覆卵巢這塊區域的皮膚彈性變差。當失衡的情況嚴重影響到骨盆健康時，活力就會減弱，還可能出現卵巢囊腫。

除非妳對能量有經驗，或知道如何感覺體內的能量，否則妳很難分辨特定的能量模式。這是因為失衡可能有不同的層次（例如：童年時卵巢過度活躍的人，長大後可能被能量淹沒，導致失去卵巢），或因為不同的失衡模式，出現在不同的生活領域裡（例如：妳在工作中卵巢過度活躍，而在親密關係中卻呈現阻塞的狀況）。與其去了解卵巢失衡的特定模式，更重要的是，任何卵巢失衡都可透過與卵巢同在，及恢復卵巢的覺知，修正影響創造能量流的外在模式。卵巢影響每天能量的運用，妳可以透過身體看出妳生活的外在模式，觀察自己是用什麼方式運用妳的創造能量，就能發現它的失衡狀況。外在的創造能量模式能夠反映並持續卵巢的失衡，這能為妳提供一些線索。努力讓外在的生活更平衡，也將會維持妳核心的平衡。當妳核心的卵巢平衡了，妳就能接收到來自於創造之火的溫暖，也能夠表現妳自己的創造之火。

左卵巢和右卵巢：女性能量和男性能量的連結

探討左卵巢與右卵巢的性質，有助於我們更進一步了解卵巢的內在潛力。身體的左半邊與女性或接受的天性有關，左邊的卵巢接收啟發、滋養女人創造中心的能量。右半邊的身體與男性或向外擴展的天性有關，右卵巢將女人創造能量往外送，讓她展現她創作的靈感。

在治療女人的根源區時，我常看到左右卵巢各有獨特的性質。透過神經科學的領域，可以進一步檢視它們的不同。腦部被分成兩個主要的腦葉：右腦半球及左腦半球。腦葉各自有不同功能，也會傳遞許多與身體另一邊相關的訊號。例如，右腦控制身體左側的肌肉及運動，它也控制圖像、非線性、整合式、直覺式的運作──這些屬於女性的範疇。左腦控制身體左側的運動，掌管文字、邏輯及線性運作──這些屬於男性的範疇。因此，撫摸、動作及感知的練習（例如：用不熟練的那隻手畫圖）能夠連結我們特定的腦半球，與它相關的特質，以及我們運用能量

的方式。

外科先驅暨作家倫納德‧史萊因（Leonard Shlain），在著作《字母與女神：文字與圖像的衝突》（*The Alphabet Versus the Goddess:The Conflict Between Word and Image*）中寫到左右腦葉的差異，及大腦構造對文化影響的潛力。他描述右腦（身體左半邊）較專注於「存在」（being），左腦（身體右半邊）較致力於「去做」（doing）。史萊因醫師在地中海旅行時，留意到女神與女人地位，是在人們開始學習寫字的時期開始下滑的，他假設，寫字這個新技巧改變了大腦結構，左腦（它的思考模式強調「去做」）強化，右腦（屬於比較女性化的價值，強調「存在」）就被犧牲了。

我們可以把身體右側（男性）及身體左側（女性）的相同模式，轉移到卵巢的能量：右卵巢的能量與「去做」有關，左卵巢的能量與「存在」有關。我看到許多個案都有這樣的情況，當她們專注去做，或向外展現她們的創造能量時，右邊卵巢就會開始溫暖，變得有能量（增加骨盆右側、右乳房，甚至右手的能量流）。當她們深思如何去接收能量、滋養自己，並把創造力用在不具生產目的的行為上，她們的左卵巢就會活躍起來（使左乳房及左邊的身體更有能量）。然而，女人需要這兩個面向的能量，既有創造力，也有支持力，來維持她身體的健康，並以她個人、靈性的方式去連結創造的過程。

在以生產為基本價值的文化下，「去做」──或是右卵巢──活動，比「存在」更有價值。因此，男性潛能就變得較有價值，也比女性潛能更占優勢。但沒有女性，男性會變得扭曲。真正的男性能量活躍愛玩、精力充沛，光芒四射。但任何只以失衡男性能量為基礎的系統，都無法持久，因為它得不斷輸出（去做），卻沒有補充（存在），變成精疲力竭及沒完沒了，一切就不再有趣了。

男性與女性能量的失衡，會與女性身體產生共鳴，透過核心的緊

張，無法協調，及單側骨盆的感覺變弱展現出來。在能量方面，如果一邊的卵巢過度代償，另一邊的卵巢能量可能就會減弱。在情緒與靈性層面，女人通常都要在外顯（男性）及內斂（女性）領域間做出選擇。所有的女人都面臨生活中內在與外在需求的挑戰——做一份既有社會價值、又有經濟價值的工作，還要追求個人內在的成就感。身為母親的女人，更清楚這種內外對抗的分裂情形，因為她們有呼喚她們回歸子宮、回歸家庭的孩子。除非女人能為自己築出一條新的道路，否則就得在有收入、獲得肯定的職場，以及實質報酬較低的家務工作之間做出選擇。

律師媽媽的兩難

　　有位女士得在繼續當律師與做母親之間取得平衡。這位律師媽媽叫做蒂克・瑞（Dick Roy），她是律師，也是西北地球協會（Northwest Earth Institute）的創辦人，她正是一個在內外領域之間掙扎的最佳寫照。法律是一個講究邏輯、條文明確，以白紙黑字為憑的領域——這是左腦的專業。母親（與大部分的創意工作）靠的是直覺，需要女人自發回應親密關係，及嬰兒給她的原始視覺線索——這是與生俱來的右腦經驗。在我的經驗中，我親眼看見這些女人的掙扎。律師／母親面臨這種分裂的挑戰，亟需一座橋樑，讓她既能從事律師工作，又能照顧孩子。

　　一位律師媽媽到我的工作室來。她在生完孩子之後，有骨盆疼痛及肌肉鬆弛的問題。我治療她的身體時，注意到她全部的力量及活力都在她的右半邊，也就是男性能量的部分。我帶領她去感覺自己左右失衡、骨盆分離的情況。她自己也注意到，她的身體確實回應了生活分裂的狀況。成為母親（或是顯化她的女性）對她來說，是一件很困難的事，因為她從來不覺得自己的媽媽是有價值的。

　　當她年輕時，她刻意向她的父親看齊。剪短頭髮，攻讀法律學位（與她父親一樣），證明自己的能力。她很清楚自己渴望獲得肯定，但

不知道這種分裂的情況保留在她的身體裡。她現在的生活仍處於這種分裂之中。她的眼中含著淚水，告訴我她準備回到工作崗位，而且要「少做一點照顧孩子的事」：與孩子在家裡待了九個月之後，她覺得自己「失去了價值」。她的身體仍然只準備好要接受外在的肯定，但她渴望能得到更深層的東西。

女性─男性的新模式

母親對於男性／女性的分離有敏銳的覺察，但在我們打造女性─男性的新模式之前，對整個社群來說會有一點損失。我們愈來愈看重外在的輸出品（去做），那些與我們的創造力需求及潛能無關的部分，我們不只是建立一個缺乏支持的模式，也使得內在的領域（我們存在的地方）變得空虛。女人是能量的守護者。她們汲取能量（種籽、食物、原料），生產出有形的東西（孩子、餐點、藥物）等，來供養部落的人。女人用這種方式持續循環運作，從女性滋養到男性的形式。她播下種籽，滋養她的作物。每個女人都把這種大地的循環，帶進她的子宮裡，這個生命形成的地方。

當現代文化偏離了傳統集體社會的模式，對「大地─子宮」循環的認知相對減少。女性身體的內在力量與價值愈來愈低落。女人甚至認為月經週期是一種負擔，而不是將它視為創造生命的潮汐。女孩子在年輕的時候，知道她們有選擇：調整太女性的角色，向外在的價值讓步；等到踏入職場之後，承諾會繼續維持這個價值，放棄她們的女性。女人來找我治療時，我看到這種妥協造成了骨盆內在生理與能量失衡。所有的女人（及男人）都活在男性／女性分裂中。只要女人放棄她的創造之地，我就會在她身體的核心發現分離的情況。

回歸女性身體，是療癒仍持續影響我們生活的男性／女性分裂的唯一方法。重新把社會的價值觀調整為以大地為中心，女人一定要傾聽自

己內在的自然循環。當女人根據子宮的智慧，做出比較永續、有機、充滿喜悅的創意選擇。透過子宮的引導，有些律師媽媽可能會轉向家庭，恢復自己內在的價值。有些人可能會把她們的女性活力帶進專業的法律領域中，創造出一個以人為本的運作模式，例如：更有創意的團隊，不要求固定作息的時間表；每個女人都能為自己與她的創作打造最好的生活。

打造出女性—男性的新模式有很多方法，在性別角色的發展持續背道而馳時，我們需要整合內在與身體的資源，繼續進化。藉由處理自己的失衡，我們可以改變核心裡與女性及男性有關、但已經無法維持下去的模式。左右兩邊卵巢，與它們的女性及男性能量，會為女人的創意生活帶來豐盛。當我們了解女性及男性能量的內在價值，我們會知道要在哪裡點燃自己的內在火焰。這時我們的生活就能真的支持我們。

左卵巢：繆思女神與接納

左卵巢是一個很有能量的地方，它會接收女性自我渴望的任何事物。它是女人的內在繆思，帶來獨一無二的美與性感，以及個人對女性的詮釋。

左卵巢直接連接真正的女性，重新激發創造力，女人連結自己的靈性及女性傳承的豐盛。這也是女人一定要與它同在的地方，有意識的選擇，她要把什麼樣的能量與經驗吸收到自己的身體及生活中。我的個案中，尋求與卵巢連結的女人，常常會出現關於女性認同、骨盆界線、女性特質與身體所有權等等的議題。

左卵巢阻塞，女人容易認同外界對女性的定義，而不是來自於自己的想像力。例如：女人透過從外在世界得到的線索，以自己認為恰當的方式穿著打扮或做事，而不是表現自己對色彩的感覺或自我風采。或

者，女人可能會排斥她意識到的女性外表與角色。我常常聽到女人對於讓自己女兒興奮的公主派對抱怨不已。那些柔軟的布料、閃閃發亮的花邊及公主般的夢幻氣質，全都非常女性。女人無論是欣然接受或是抗拒自己的女人味，兩者都是反映她的女性認同，而不是把女性當作呈現自己的美感的創作。當女人觸及左卵巢，就與自己的女性能量有了強大連結，得到新的啟發。左卵巢的繆思單純的享受自己對於美的想法。

左卵巢具有趣好玩的本質，常會受到注重生產的文化瞧不起。傾聽卵巢的智慧，女人就會聽到：「讓我們泡個澡，作白日夢，別去管現在幾點，打扮自己不需要理由，高興就好。」花一點時間，做一些似乎很無聊的事，放縱自己一下，對補充左卵巢的能量大有幫助，也能支持「女性」靈性發揮，最後，就能為外在世界的工作增添燃料。

當左卵巢全然發揮時，妳就能夠接受並恢復妳的「女性」本質，重新創造自己身為一個女人的定義，並從妳的母系家族傳承裡，選擇妳想要的元素。滋養妳的創造力、直覺力，以及其他女性天賦，運用在生活裡。將妳美麗充滿活力的女性特質，徹底綻放出來。關於左卵巢，思索以下的問題：

- 妳到現在為止，對妳的「女性」有什麼樣的體會？
- 妳接受的能力，讓妳接收到任何對妳沒有用的東西嗎？
- 妳如何滋養妳的創造中心？
- 妳左卵巢的能量本質是什麼？妳在生活中如何使用它？

左卵巢失衡

為了讓女人在運用創造能量的同時，也能滋養自己，並確定她的創意反映出個人憧憬，女人一定要讓自己左卵巢的能量流動平衡。因為女人很少進入「女性」，她們的創意生活，常受到外在世界架構影響，例

如：性別期待、收入、工作地點、專業領域，這些往往都貶抑女性，不為女人和她的創造服務。左卵巢是女性領域最主要的連結，然而，外界對女性的貶低，導致「女性」的消失，左卵巢也深受種種失衡狀況所苦。為了恢復生活的平衡，我們需要「女性」。但在「女性」重回我們生活以前，最重要的是讓女性能量先流經我們的身體。

女性能量進入身體，為女人帶來結構上的變化，改變性別角色的限制、個人價值、創造力，以及對外的工作與對內的家庭之間的平衡。女人分享的經驗，讓我們看到卵巢失衡如何影響我們每天汲取的能量。這些故事告訴我們，女人如何不慎阻塞了體內的「女性」，這如何影響她們的生活。這些故事也讓我們更了解，當我們接收左卵巢的溫暖，接收這股野性女人內在之火，為我們帶來多大的潛力。

左卵巢阻塞：排斥女性接納的力量

左卵巢阻塞，是卵巢能量最普遍的失衡狀況，女人會排斥她女性接納的力量。力量通常被視為是一種外在勢能，但女性接納的力量及轉化能量的能力卻常常被忽略，這種力量其實非常巨大。

女性身體透過左卵巢獲得能量，女人也因為這裡的緊張，阻塞了她不想接收的能量，包括對她的女性自我有害的人或經驗所產生的能量。然而，試圖堵住能量，就像要堵住水流一樣，是白費工夫的。它得持續不斷施力，讓阻塞物一直留在那裡，但有些能量仍然在她的周圍流動。這種防衛機制，最後反而使女人暴露在接收別人負面能量的處境中，因為她將注意力全放在她想要圍堵的事物上。

同樣的，當一個女人的「女性」靈性，與家庭或文化的女性認同產生衝突時，她可能會基於自我保護，身體緊繃，使她的左卵巢，也就是有接納力的卵巢再度堵塞。當女人愈少使用左卵巢，便愈容易導致女人無法在外在生活模式中，反映出自己的女性本質與創造的天賦。如果女

人排斥具有接納力量的左卵巢，拒絕祖先或文化限制的女性認同，那麼，她自己的接納能力也會被阻塞。左卵巢的使用減少，創造能量流就難以進入，自我補給能量的能力也會受到限制。

女人阻塞左卵巢，可能是一種自我保護的回應，結果導致她的女性特質、力量、創造力、感性表達都受到傷害。如果女人不相信自己既可以女性化又有能力，她會覺得勢必在左右卵巢的力量之間做出選擇。女性能量之流給予女人她所需要的活力，但如果經驗告訴她，被看見或感性是不安全的，她可能就會在身體層面阻斷她的女性能量。然而，女人的左卵巢狀況良好，才能提供真正的保護。關於左卵巢阻塞，可以思索下面的問題：

- 妳曾經如何限制自己接受女性的啟發或能量？
- 妳需要什麼來補給妳的創造中心，以及野性女人？

女人的故事：能量平衡，獲得滋養

瑪莉到我的工作室，希望恢復骨盆平衡。她全身都顯得衰弱疲憊，一到經期，情況就更糟，她想身體治療也許可以減輕她的症狀。我檢視她的骨盆模式，發現她的軀幹有輕微扭曲的現象，她的上半身偏右，左骨盆有能量阻塞的情況。我告訴瑪莉她的身體狀況，她告訴我，她十年前因為卵巢囊腫，摘除了左卵巢。

瑪莉的卵巢囊腫可能源自於左骨盆的能量阻塞。身體的症狀，常常出現在能量阻塞的地方。即使卵巢（或子宮）被摘除了，器官的能量仍然在那裡，還是可以從骨盆去接觸它。我告訴瑪莉，左側卵巢接納力的能量有多重要，攸關全身的健康。當我開始進行療程時，我鼓勵她把注意力放在她的左骨盆以及左卵巢。

瑪莉無法把注意力放在左半邊的身體上，在療程中，她發現自己會

把注意力集中在右半邊。把注意力集中在身體右側的女人，傾向於完成一件又一件的工作，因為右側的卵巢屬於身體的男性面，連結外在的世界。失衡使得這個女人極具生產力，卻耗損了她的能量系統，她幾乎不留一點時間去進行左卵巢的活動，也就是補給的活動——這活動表面看來，對實際的生產目標沒什麼用處。

當我在描述左右卵巢的區別，以及不同的失衡模式時，瑪莉能夠了解主導的右卵巢及阻塞的左卵巢的相互關聯。她是個精力旺盛的人，認為長時間工作是應該的；她的工作繁重，使她從來沒有時間從事任何與工作無關的活動。儘管她喜歡閱讀，但未完成的工作堆積如山，好好坐下讀一本書，似乎是在浪費時間。

我請瑪莉在觀察卵巢能量時，想像成她正在做她的工作。這麼做使她注意到，當她左卵巢周圍的區域感覺壓縮時，右卵巢似乎精疲力竭。瑪莉才明白，不論她付出多少能量，工作永遠也做不完。她的身體被無止境的工作需求給壓垮了，她理解到，她試圖在外在世界建立一個支持的系統，卻不斷消耗自己身體的精力，這實在是一大諷刺。

我要瑪莉想像自己處於放鬆的狀態，也許就是安坐在她最喜歡的椅子上，讀一本好書。當她這麼做的時候，瑪莉感覺到她的左卵巢變得柔軟又溫暖。差別非常明顯。這時候，她的右卵巢彷彿是進入深沉的睡眠。允許自己心滿意足的做些似乎沒有生產力的事，使得瑪莉的核心能量重新恢復平衡。

當瑪莉感覺她的身體能量恢復平衡時，她才知道多年來，她靠著一個失衡的系統在運作。她的母親是家庭主婦，家裡的事讓她忙個不停，瑪莉從來不覺得母親很享受主婦的生活，瑪莉刻意朝讓她充滿熱情的事業發展，過著與媽媽不一樣的生活。但諷刺的是，沒完沒了的工作模式，和她媽媽運用創造能量的方式一模一樣。瑪莉藉由走出家庭，在外工作，改變了生活的外在架構，但她繼續使用相同的內在能量模式，她

總是很忙，無暇享受自己辛苦得來的成果。

瑪莉選擇了一個很有意義的事業，追求母親生活中欠缺的滿足感。即使在家裡，瑪莉的母親仍然可以把注意力放在左邊，有接納力的那一邊，讓自己的身體享受愉悅的生活。這個連結可能會改變瑪莉的母親以及身為女兒的瑪莉。來自母親的傳承，使瑪莉阻塞她的左卵巢，以及從簡單生活中得到快樂的能力。瑪莉可能永遠不知道，是什麼造成了這種能量失衡，但她仍然可以處理這個問題，改造自己身為女人的經驗。不管女人是照顧孩子，或是做累人的工作，都一定要留心左卵巢的狀況，才能在付出的同時，也接收到能量。與身體裡的「女性」建立關係，女人就能在需要的時候休息，對額外的工作要求說不，在日常生活中重新為自己的能量充電。

我在處理卵巢的能量時，觀察到左卵巢具有一種能力，在當下就可以獲得滋養。右卵巢用來創造及建立，左卵巢則是靈感的來源。它們一起合作，使女人既能開創新局，也能發揮豐富的創造力。要改變卵巢的失衡，常常要靠女人去改變從家族繼承來的模式，這個模式往往控制她如何接觸根源區的創造能量。

瑪莉在壓抑左卵巢的能量時，也同時壓抑了接受女性天生的滋養潛力。無法自我補給，還一直付出能量，讓瑪莉精疲力盡。這種持續消耗卻沒有補給的情況，導致她的骨盆能量失衡，能量減損，最後病倒了。瑪莉的疲累，是身體防止她繼續從事高活動量的工作。她的身體試著用這種方式告訴她，該去改變持續消耗能量的模式了。

為了改變自己的能量模式，讓它更具有持續力，瑪莉可以把斯塔霍克（Starhawk）這位全球知名的社會正義激進分子當作榜樣。斯塔霍克將女性領域的儀式，以及與大地為基礎的靈性活動結合，直接加入她的激進主張裡。斯塔霍克長期以來都是一位激進分子，儘管其他夥伴早已疲倦退出。她相信是連結靈性之後的創造力量，使得她能夠持續她的理

念。將女性帶入行動，擴大了她的創造潛能，因為它為靈性領域帶來更大的能量。

我花了許多時間介紹左卵巢，瑪莉發現，在每天的生活中，其實有許多隨處可得的滋養來源。讓能量流經她的左卵巢，她改變了從家族繼承的模式。接納女性的天賦，不但為瑪莉帶來滋養，也帶給她一些素材，讓她重新展現自己的女人味，這也是她的靈感新來源。

左卵巢無感：讓別人偷走妳的火源

沒有左卵巢的女人，還是會接受她的女性特質，但容易讓別人對她的光采能量予取予求。這種卵巢的能量模式，常出現在關係失衡的女人身上。女人缺少左卵巢，可能會被動接受不請自來的性追求，繼續做讓自己吃虧的工作，不斷允許外在環境限制現在的生活。

女人直覺的繼承女性家族的傳承，但又無意識的排斥這個能力，她可能把沒有卵巢當作一種保護的反應模式。諷刺的是，儘管她們想拒絕這種與生俱來的直覺，但卻仍然讓自己敞開，在不自覺的情況下，任左卵巢汲取負面情緒能量或他人的低頻能量。針對缺少左卵巢，思索以下的問題：

• 妳放棄了哪些創造能量，或女性的能力呢？
• 妳要如何為自己恢復這些天賦？

女人的故事：肯定自己的女性之美

瑪莉莎想藉骨盆治療增進她與「女性」的連結。根據她的病史，她的身體左側曾發生過幾種不同的狀況，包括多次左腳踝扭傷，左手腕骨折，以及左卵巢有兩個囊腫。瑪莉莎在骨盆檢查時，發現了左側骨盆有明顯較弱的情況。她的左卵巢區域的能量很少。

我引導瑪莉莎的注意力到她的左卵巢，她感覺不到那裡的能量。當我要她去注意她的內在感受時，她說她似乎在逃避身體的左半邊。她覺得她的右卵巢像一盞小燈，左卵巢則又冷又孤單。

　　透過對左卵巢的呼吸及觀想，瑪莉莎對身體的左半邊比較有覺知，我感覺到她的左骨盆及左卵巢明顯溫暖起來。它緩緩增溫，充滿她空曠的骨盆空間。她感覺到她的左骨盆也變溫暖了，更有活力，但她仍然不覺得那是她身體的一部分。

　　我向瑪莉莎保證，這個區域當然屬於她，但我也覺得，以她對自己身體的認知，她並沒有收復完整的骨盆。我解釋左卵巢扮演的角色，是選擇從別人那裡收到的能量，並且保護她的能量空間。她告訴我，她很難保護自己，無論是工作上的客戶或私人朋友，常常有她不喜歡的異性猛獻殷勤。瑪莉莎想忽視這些異性對她的關注，但當她不回應時，別人會說她「裝酷」。

　　在我們的談話中，瑪莉莎想起她其他女性家人，包括她母親、姐姐、阿姨等都有類似經驗，受到不喜歡的異性關注。對於如何避免這種情況，她們都束手無策。瑪莉莎注意到，家族裡的女人因為擁有美麗的外表，所以特別醒目，常常受人稱讚，但她並不喜歡自己的外表成為眾所矚目的焦點。瑪莉莎從來不覺得家人重視她的其他特質。

　　所有的文化都重視美麗的事物，並且讚揚它。但當美麗變成一件可以擁有的東西，而不是個體的獨特本質時，美麗就被扭曲了。在西方文化裡，男人否認他們也擁有美麗的風采，只因為他們是男性。其實，女性的本質就是渴望與別人分享她的美麗。

　　有一天，我三歲的兒子騎完舊式的旋轉木馬之後，問我：「媽媽，我漂亮嗎？」自由靈性之美，讓他興高采烈。當男孩變成男人，他們會發現自己的美感經驗明顯受到限制。這傷害了他們內在的「女性」靈性，他們的反應可能轉而崇拜女人的光采，想要擁有她，支配她。男性

關注賦予美的價值和所有權，付出高昂的代價：女人為了交換外在的肯定，放棄了她的女性領土，背叛她的野性女人。

瑪莉莎避開自己的左骨盆，縮小骨盆能量的領域。沒有左卵巢的女人常會覺得自己被打擾，因為她在不理解的情況下接收了能量。她的身體語言無意識的傳達她毫無防備的訊息，她的左側能量空虛，告訴別人她不會保護自己，只要有人接近，她就會放棄自己的空間。

女孩子常會模仿母親的能量模式。瑪莉莎與家族裡的其他女人，常覺得自己是受害者，這並不令人意外。她們家族裡的女人都不會保護自己。這不是她們的錯，也不應該責備她們受到或隱或顯的糾纏。但在防衛護身術的課程裡，女人被教導：直立穩定的站姿，能提供較多的保護，這種姿勢向攻擊者傳達出女人堅守領土的非言語訊息。同樣的，當女人增加能量核心的力量時，就像在聲明這是她的空間，能有效減少那些她沒有興趣的人的關注。

狀態良好的左卵巢除了提供保護之外，女人與她的左卵巢同在，才能與美麗建立良好的關係。左卵巢是她與女性能量的個人連結，帶給她滿足及快樂。她把這個能量帶入身體，會深受周遭色彩及質感的啟發。她會更加渴望表現美，把美麗視為一種能量與美學的形式。

瑪莉莎透過每天關心自己的左卵巢，開始轉變她的骨盆模式，但她發現，當她將注意力集中在自己身體的這個部位時，感覺非常不舒服。舊有的模式太過根深柢固了。她開始練習在每天早上淋浴的時候，把注意力放在身體的左半邊，透過呼吸，將氣吸入左卵巢，改變她放棄女性領土的慣有模式。她注意到，這個練習能增加她的覺知能力，她感覺到淋浴的水流經左半邊身體的皮膚上。

當瑪莉莎又接收到那些不想要的注意，或使她從左骨盆退縮的經驗時，她就觀想左卵巢的溫暖及光。她發現自己對能量的覺知改變了，這個簡單的改變，增加她對自己身體的覺知力，讓她對無意間接收到的能

量有更快的反應。瑪莉莎運用這種方式，收復了完整的骨盆，也傳達出一個明確的訊息，她的光芒屬於她自己。當她允許自己接受女性能量時，她注意到一股奇妙的感覺回到她的生活。瑪莉莎終於知道，她曾經錯失了這個帶來生命深度及能量的最基本要素：她自己的女性之美。

左卵巢過度活躍：滋養超乎所需

左卵巢接收女性身體裡的能量，調節女人去滋養其他人的能力。藉由吸引、保留他人的能量，女人能夠在做愛時接納她的伴侶，為子宮裡的孩子帶來滋養，還能孕育出創意十足的事業。女人養育的能力是一項極有價值的資產，但它卻常常過度使用。左卵巢過度活躍的女人，可能會從別人那裡接收到過多的能量，使她補給自己的燃料及冒險的動力變得匱乏。

當女人接納的能量超乎自己所需要的，就會發生這樣的情況，因為她覺得有義務去迎合別人，或傾向於放棄自己的需求。這種能量的失衡，是基於一般認為女人的價值就在照顧他人。如果她能給予自己滋養，她才會有足夠的能力滋養她的創作或造物。對於左卵巢能量過度活躍的，思索以下問題：

● 妳最近在滋養妳創造出來的什麼作品？

● 妳是如何滋養自己的？

女人的故事：轉化情緒能量的模式

伊娜想要解決骨盆沉重的問題，找我進行骨盆的評估。檢查結果顯示，骨盆左邊的肌肉緊張狀況十分明顯。她的左卵巢又熱又乾，顯示有過度使用的模式。但伊娜感覺自己左卵巢的能量非常飽滿。

我要伊娜把注意力放在左卵巢，她馬上想起幾位家庭成員。她是家

裡五個孩子中的長女，她母親深受心理疾病所苦，所以在早年的時候，伊娜就成為家人的照顧者。但長大以後，她發現這個角色大量耗損她的能量。在過去幾年中，她一直想要改變這個模式，不再擔任弟妹情感上的照顧者。觀察她的左卵巢之後，伊娜發現她仍然下意識用她的女性能量照顧家人，不知道自己的需求及極限。

我們早年形成的能量模式，都是為了回應我們的家庭經驗。失去父母的家庭，無論是生病或死亡，都會經歷席捲而來的深刻情緒。如果父母是承擔家計的人，那麼孩子會期待另一個人，通常是女性，提供他們需要的養育照顧。伊娜能夠勝任這個角色，但她這麼做只是為了滿足弟妹的需求。她在長大成人之前，就為別人擔負起責任，這種模式損害了她的健康。現在該是讓她休息的時候了，停止用自己的創造能量去照顧別人。當她的身體告訴她這些模式正在消耗她的能量時，其實也是在引導她該如何改變這些模式。

當女人改變核心的能量模式時，也會深深改變自己的生活模式。改變舊有模式，運用創造能量來照顧自己與其他人，就能有效改寫這些控制她創造能力的潛規則。她發現了一個新的潛能，可以更容易觸及自己的女性本質，通往她喜悅、力量的自由。

首先，伊娜要先釋放她最基本的責任感，把照顧弟妹是她應該做的事的感覺放下。當她把注意力集中她的骨盆中心，子宮時，發現自己不願意放下這個職責。她知道弟妹都已經長大成人，但她體內的創造能量仍然讓她擔任媽媽的角色。當她想到自己是個女孩子，在還沒有長大時，就一肩扛起母親的責任，伊娜對於年輕時的自己既敬佩又同情。伊娜深吸一口氣，告訴自己釋放這一切，然後吐氣將核心的能量全部釋放出來。

伊娜的中心熱了起來，這很明顯表示她在釋放，當她釋放出肩負的重擔時，左腳開始抖了起來。幾分鐘之後，她的子宮已經完全釋放。伊

娜說她左半邊變得開闊許多，卵巢也悄悄暖和起來。認為照顧弟妹們是自己責任的情緒能量清除之後，伊娜感覺她的能量系統有了新的力量。左骨盆的肌肉緊張也消失無蹤。

改變了照顧別人的核心模式之後，伊娜從無意識接收別人的能量中解脫出來。現在，當她面對家人或朋友的情緒壓力時，她可以對自己的骨盆有所覺知。在她釋放了早年照顧別人的責任感之後，可以很清楚選擇要不要使用她的能量。藉由把注意力放在具有直覺力的左卵巢，就能夠評估自己對於照顧別人的需求。她能夠支持周圍的人，也能夠有意識的選擇支持自己。

練習：左卵巢的冥想

了解左卵巢的失衡模式之後，針對妳的左卵巢及接納的本質進行冥想。

1. 將覺知從左邊骨盆帶到左卵巢。注意妳的感覺，卵巢是緊張和熱熱的，還是冷冷的，沒什麼感覺。它是沒有明確界線的向外擴散，還是柔軟溫暖。
2. 如果妳發現失衡的情況，問問妳的卵巢，應該如何恢復，接納並使用妳的創造能量。注意這時出現的畫面及感覺。妳如何與左卵巢連結？妳是否從事能夠增加能量或骨盆左側覺知力的活動？將呼吸帶到左卵巢，把這股溫暖擴散到身體左半邊的能量區。感覺卵巢溫度升高，妳身體及創造能量的流動。
3. 結束妳的觀想，感謝妳的左卵巢，以及妳的創造之火帶給妳的靈感。

右卵巢：女牛仔與追求

右卵巢是女人主動追求的本源，負責她向世界呈現自己創作的方向和方法。它賦予女人能量修復破損、保護有價值的事物，並打造一條讓別人跟上來的道路。女人內在的女牛仔，也就是右卵巢，有如拓荒的探險者高聲喊著，「我們出發吧！」

右卵巢的能量從女人的外在角色就能看出來。女人一定得要參與，才能主動去選擇該把時間花在追求哪些生活目標上。我協助女人去連結她們的右卵巢時，發現這裡與職業、女性角色，以及及個人擁有創造能力的議題，都有密切關係。

當女人傾聽右卵巢的智慧時，她聽到一個聲音說，「走出去，讓人聽見妳的聲音，發揮妳的才能，投入工作，勇敢大膽，因為妳的付出是非常重要的。」這個聲音似乎很符合以工作為導向的文化，但這個聲音並不只是指有薪水的工作，也包括了女人的「女性」靈性在從事的工作。右卵巢的能量，能夠讓女人將自己的靈性創作，帶入物質的世界裡。

當妳能完全發揮右卵巢的天性，妳外在世界的展現會引人注目：妳就能夠守住妳的女性領土，掌握創造潛力。妳也許可以讓右卵巢為妳打造妳的創意夢想。把妳女性特質的表達帶入創作中，妳就是女性主義未來演進的一分子。女人會將她的女性與工作及個人生活的各個層面整合。關於右卵巢，思索以下的問題：

- 身為一個女人，妳正在生活中創造什麼？
- 妳如何發揮妳的創造潛能？
- 妳的創作如何反映妳獨一無二的女性表達？
- 妳右卵巢的能量本質是什麼？妳在生活中如何表現它？

右卵巢失衡

女人要用創意去創造出她的作品，她就必須先平衡右卵巢的能量流。女人身體裡的女性失衡，受到主流文化的影響，使女人無法得到她們需要的滋養，補充在外工作時必需的燃料。女人要是認為掌握力量似乎不太安全，她的右卵巢就會處於持續枯竭的狀況，她或許會關閉右卵巢的明顯特質。建立影響工作、性別角色、養家活口的男性模範，使得女性能量被忽略，而女人的身體就繼續反映出女性／男性分裂的狀況。

藉由檢查右卵巢的失衡，一個女人與男性領域連結的方式，我們目睹這些失衡的情況，看到它們在日常生活中影響能量的表現。接下來的故事，說明女人如何誤用或無意間阻礙了她們身體與生命中的男性能量。了解處理這些失衡之後，會帶給我們什麼樣的啟發，讓我們重燃野性女人的外在之火，讓蘊藏在右卵巢內的無盡風采，找到展現的方式。

右卵巢阻塞：拒絕男性表現的力量

當一個女人沒有為她的創意計畫挪出空間，她要不對自己的能力評價很低，就是沒有發現自己的貢獻，她的右卵巢就容易發生能量阻塞的情況。

女人可能因為缺乏自我價值，而造成右卵巢阻塞。有權從創造能量得到力量這一點，讓她覺得不安全，或是她看見眼前的機會不符合她靈性的欲望。這個女人不會對她參與的事情有個人的憧憬。她可能會安於現狀而決定不想生孩子，不想過有創意的生活，不想要有充滿活力的婚姻，也不想要有令人滿意的工作，因為她對自己創造的能力缺乏信心。女人可能會認為她沒有權利去展現她的創造力，這種受限的能量最終會限制她的野性女人。針對阻塞的右卵巢，思索以下的問題：

• 妳曾經為了妳的創意妥協嗎？

• 妳需要什麼樣的支持，才能讓妳完全發揮妳的創意？

女人的故事：打破障礙，迎接新生活

芭芭拉到我的工作室治療骨盆，希望恢復骨盆區的平衡。評估她骨盆底部的肌肉之後，發現右側肌肉持續緊張，右卵巢有能量阻塞的現象。芭芭拉把注意力放在右骨盆時，感覺有一堵牆堵住右卵巢的能量。

她試著去觀想她的右卵巢，感覺它的溫暖，但在一開始的時候，她找不到也沒有任何感覺，只覺得緊張。我引導她將注意力放在左側，她逐漸感覺得到左卵巢的溫暖。我再引導她把注意力從左卵巢移回右邊，芭芭拉能感覺到兩邊卵巢的能量了。

芭芭拉從來沒有把注意力集中在骨盆過。她感覺自己的右半邊「堵住」了，她說著，一邊回想起最近她與丈夫及好友談到自己時，也是用這個字形容自己。她對他們說，她覺得她的生活「堵住」了，不知道該如何是好。

我要她把覺知帶到右卵巢，找找看是哪裡的能量堵住了。過程中，芭芭拉腦中閃過一個念頭。儘管她一直想在生活中展現她的創造能量，但她常常覺得受到壓抑。從童年時期開始，她就任由外在環境限制她，並把這種模式帶到現在的生活。在她的婚姻早期，她與丈夫遊遍全國，過著自由自在、充滿熱情的生活。現在，家庭的約束以及一成不變的作息，使她的婚姻及生活落入單調乏味的窠臼。

我要她去想像一個能讓她自由發揮創造能量的地方。她想到了她現在的工作，她的職位能夠展現她的才能，與同事們的合作也很具挑戰性。這時，她右卵巢能量開始流動，她也感覺到骨盆溫暖了起來。但當她一想到要煮飯做家事，還有婚姻中的一些挑戰，右卵巢的能量就消失了。芭芭拉發現，她傾向運用她的外在之火單打獨鬥。她想要的與她的信念相互矛盾，這可能限制了她的骨盆能量以及創造能力。當她發現了

自我設限的模式時，她才明白她生活的許多面，預期她是匱乏的，而不是充滿可能性。當她意識到自己加諸在自身的限制時，她的核心能量開始改變。

她把注意力放在右卵巢，挑戰身體裡的那道牆，信念的柵欄阻斷她真正的潛力。芭芭拉將呼吸帶到右卵巢，請求她的身體在能量的領域為她自己的渴望挪出空間。她觀想自己在家裡有更多的活力，對婚姻有更大的熱情。她感覺到右卵巢的那道牆，於是她請求她的「女性」靈性幫助她超越這道限制她表現的牆，突破那些老舊的想法，以及不合時宜的生活模式。當她超越了限制性創造能量的障礙後，芭芭拉的身體及外在的生活，就能接收外在之火的燦爛光芒。

右卵巢無感：放棄妳的火源

右卵巢無感的能量失衡，常出現在女人運用創造能量時，無法掌控自己的創意方向，就會出現狀況。被視為成功、展現自己真實身分、挺身捍衛自己以及自己價值的女人，受到挑戰時，通常都有這種失衡的情況。具有這種模式的女人，可能會蓄意自我破壞，或貶低自己的成功，避免受到直接的關注。她也可能會放棄自己的創造本質，換取他人的肯定及安全感，或因為她沒有為自己生火，而去偷別人的火源。然而，女人只有置身在自己的火源中，才能夠散發光采。針對右卵巢無感，思索以下的問題：

- 妳曾經放棄了什麼夢想？或是沒有完成它？
- 是什麼讓妳放棄了妳的夢想？
- 妳還想重拾妳創造的渴望嗎？

女人的故事：想要寫作的女人

科拉找我治療她生了兩胎之後的產後症候群。她精疲力盡，每天照顧孩子的工作對她來說苦不堪言。我評估她的骨盆底部之後，發現她的肌肉非常緊繃，右卵巢能量呈現出減少的現象。她過去有右卵巢囊腫的病史。

我引導科拉注意她的右卵巢，要她敏銳的覺察。她說，她覺得身體的右側很沉重，把注意力放在那上面時，她看到自己在寫作的畫面。她解釋，她在大學主修文學創作。她還記得年輕時的她有多麼喜歡寫詩。但在正式的教育體系中，這需要通過嚴苛的考驗，她害怕失敗，便失去了創作的樂趣。這個時候，科拉發現自己有卵巢囊腫。

科拉的右卵巢能量很積極參與了創作過程。然而，科拉因得不到外在支持，得不到想要的肯定，所以她停止寫作，剝奪了重要的自我表現機會。卵巢囊腫的出現，可能就是身體發出的溝通信號，身體要告訴她，當她限制自己的創造能量流時，卵巢的能量就會失去平衡。科拉說，現在她是全職媽媽，她的生命都花在照顧孩子身上，這變成她的職責，談不上什麼樂趣。

當女人不是出於自己的渴望，而是義務或需求，去扮演某個女性角色時，對她的創作及創造能量都會造成負面衝擊。同樣的，當女人緊抓著母親這個角色不放，把它當成唯一的身分，她常常會不自覺、無意識的限制孩子們的潛能。當她用這種方式養育孩子，只是盡義務，卻沒有發揮自己的創造靈感時，她就會靠孩子們不斷依賴她，來建立她對自己的感覺，卻找不到創造本質中的真正渴望。

科拉用她的卵巢能量養育她的孩子，拒絕把她「女性」靈性的表達用在她想發揮的藝術領域上。這種情況下，她會產生厭煩的情緒，而孩子感受得到。這會讓孩子困惑，一方面他們看到媽媽緊守著自己的角色

撫育他們，但另一方面，他們也會感覺到，她的靈性並沒有全心全意扮演她的角色。她的創造能量並不是以支持的方式流動，科拉會因照顧孩子失去自我，感到精疲力盡。最後導致她永遠無法給孩子一份最重要的禮物：孩子沒有看到媽媽以自己為榮，也就不太可能會以媽媽為榮，以其他女人為榮，也不會以自己為榮。

從事能幫身為女人的科拉加油充電的活動，都有助於她照顧孩子各方面。她對寫作有熱情，這能使她的生活更充實，也能鼓舞她擴展自己。這也讓她擁有另一個不同的身分，讓她的孩子能夠獨立成長。當科拉追尋自己的夢想時，也會激勵她的孩子們去發揮他們的潛能。他們會看到媽媽在實現她的渴望，而不是毫無目標的生活。花一些時間在創作上，也會使科拉的卵巢能量恢復生機，因為這滋養了她的內在，也讓她有外在的表現機會。

右卵巢過度活躍：過度耗損的模式

當女人做的事情超過自己的能量所能支持的程度時，就會出現右卵巢過度活躍的能量失衡狀況。一直消耗卵巢能量，卻不補充能量或滋養自己，她就會精疲力竭，能量系統消耗殆盡。我還發現，這種模式下的右卵巢會稍微前傾，好像一個正要踏出腳步的旅人。她的身體反映她在這個世界上呈現的姿勢——不斷活動，幾乎沒有時間安坐在骨盆上，好好休息一下。

當女人認為自己一定要照顧別人，一定要符合生活中一些外在要求，才會得到愛，才會被視為有價值時，就可能有右卵巢過度活躍的情況。年輕女孩們從社會文化中學到這種模式，鼓勵她們配合別人，做個好幫手。最後導致，她們不是從自己的創造中尋求肯定，而是透過為別人做事來得到肯定。女人的創意，是她綻放女性光采及喜悅的重要元素。針對過度活躍的右卵巢，思索以下的問題：

- 妳有騰出時間從事妳的創意工作嗎？
- 妳有多珍惜自己創作的養分以及創造的能力？

女人的故事：恢復自我價值，以自己為榮

南西來治療骨盆，想增強整體能量，因為她覺得自己在創造上毫無目標，也與自己的中心斷了連結。儘管她參與過許多社區活動，她能得到的激勵卻非常短暫。在評估過她的骨盆後，她的骨盆區能量衰退，骨盆底部很難使力，但右卵巢卻過度活躍。

我引導南西把注意力放在她的卵巢上，她說兩個卵巢的感覺截然不同。她注意到她的左卵巢很溫暖，卻幾乎感覺不到她的右卵巢──不像左卵巢有明確的界線。這正是典型能量過度活躍的模式，卵巢能量四處擴散，沒有界線。

南西把注意力放在右卵巢，說她可以想像那能量就像光束一樣，照射在她曾經參與的各個事業上。她的右骨盆區有好幾個緊張及壓痛的區域。當她描述自己感覺被迫給出能量時，這些區域的狀況變得更明顯。

我引導南西做呼吸及觀想的練習，讓她把自己的卵巢能量引導回自己的身體裡，帶到右骨盆區。她的卵巢裡擁有的強大能量。南西在這個練習中，發現自己一開始有點抗拒，後來領悟到，那是因為她覺得自己不配得到全部的能量。

南西說出了女人普遍缺少的自我價值感，這會透過各種方式呈現出來。對南西來說，參與各種活動讓她覺得很有意義，很有價值。她不是根據自己的標準來評估自己的價值，而是根據她為別人做了什麼來評估自己，所以才會覺得自己被迫給出創造能量。她覺得她必須要有生產力，才會覺得自己有價值，她停止給出的時候，覺得自己是沒有價值的人。其他缺少自我價值感的女人，也會壓抑左卵巢，阻礙自己得到自我滋養的能力。就像南西一樣，她們覺得自己不配得到滋養、接受和支持。

當南西了解貶低自己對於能量造成的影響時，她想改變過度活躍的模式。評估過她的能量系統之後，她承諾要滿足自己對休息和更新的需求。透過把她的卵巢能量帶回自己，她不僅能滋養自己，也更肯定自己的價值。當女人以自己為榮時，她也在教導別人，要以自己為榮。

練習：右卵巢的冥想

了解右卵巢的失衡模式後，針對妳的右卵巢以及投射的本質進行冥想。

1. 將覺知從右邊骨盆帶到右卵巢。注意妳的感覺，卵巢是緊張和熱熱的，還是冷冷的，沒什麼感覺。它是沒有明顯界線的向外擴散，還是柔軟溫暖。

2. 如果妳發現失衡的情況，問問妳的卵巢，要怎樣才能充分展現妳的創造能量，或是用什麼形式來表現它。注意這時出現的畫面及感覺。妳如何與右卵巢連結？妳有沒有參與任何活動，讓妳覺得骨盆右側有能量或光的流動？將呼吸帶到右卵巢，把這股溫暖擴散到身體右半邊的能量區。感覺卵巢溫度升高，妳身體及創造能量的流動。

3. 結束妳的觀想，感謝妳的右卵巢，以及妳的創造之火帶給妳的表現。

釋放悲傷，綻放妳的光采

一個女人活在她的創造之火中，她的光采是無遠弗屆的。人們會注意到她，但她的光采不是來自於人們的注意力。她自身的火源帶給她溫

暖，使她能自在的跟別人分享這份溫暖。然而，女人卻常常被教導要壓抑她們的火源，悲傷承襲自家族，但其實這只是她們不了解自己的潛力所造成的。每一個女人都是創造力豐富的存在。如果她的創造天賦一直沒有被開發，她會有很深的失落感，直到她能沐浴在自己的創造之火中。

根源區悲傷的聲音：尚未解決的失落

每當妳的骨盆出現悲傷的情緒，或妳忽略了妳的女性特質時，妳就找到尚未解決的失落之地。根源區悲傷的聲音會告訴妳，這個極深的失落在說：我永遠都無法得到我要的，也無法創造出我想的，我永遠都不可能做自己。

當女人貶低自己、不接納真實的自己時，會造成一種保護模式，而不是建立連結。與其冒險去表現自己，她寧願關閉自己的創造潛能。為了避免更多痛苦，她很可能會切斷她與創造本質的連結，拒絕為了實現自己的創意而採取行動。

身為一個有創造力的女人，妳必須知道自己的價值在哪裡，珍惜妳的創造中心。否則，妳會很容易自暴自棄，捨棄妳的女性表達、妳的渴望、妳的直覺。不重視自己的價值，妳就失去自己的本質。妳的野性女人一觸即痛，妳根源區悲傷的聲音，可以引導妳去找出這些失落的源頭。當妳發現妳的女性自我流露出憂傷的感受時，一定要花一點時間去接近妳失落的領域。這麼一來，妳就會憶起這塊失去的領土，並要求拿回妳的所有權。針對根源區悲傷的聲音，思索以下的問題：

- 哪些事情會讓妳感到憂傷，或者妳有尚未有解決的失落？
- 妳如何保護自己，讓自己免於這樣的傷痛？
- 妳的女性潛能在哪裡，等著妳去發掘？

女人的故事：從保護到建立連結，讓自己自由

安琪拉在懷孕期間來找我，希望治療骨盆的沉重感。我在治療過程，發現她的能量又鈍又重，這通常顯示一個女人背負著許多情緒的負擔。我也發現，從安琪拉的中心散放出的溫暖：這是來自她孩子的能量。女人能量系統上的阻塞，例如：鬱結的情緒能量，會傷害她的身體，讓她無法接收到中心的歡愉。女性身體承載的情緒重擔如果不發洩出來，就會限制女人的能量流動，讓她無法連結根源區的靈性力量。

做完身體的療程之後，我問安琪拉生活過得如何？她說，她一直都感覺到一股莫名的憂傷，她之前很擔心，為了不希望孩子也受到這種情緒的波及，她努力想忽略她的憂傷。我告訴她，她的孩子感覺得到她的感受，因為他們兩人是如此親密連結在一起。

忽略這種感受，只會增加能量的負擔。尤其是還在子宮裡的孩子，對於媽媽的情緒狀態，都有基本的敏感度。雖然安琪拉為了保護她的孩子而壓抑自己的感覺，但否定情緒的做法，可能會反映在孩子身上，變成切斷連結的信號。承認自己的情緒狀態，並不表示憂傷會傳給她的孩子。她反而會從內在的情緒裡，辨識出她的需求。更重要的是，在傳達這種感覺的能量時，要覺察根源區的狀況，並且與她的孩子保持良好連結。

去感受自己真實的感覺，不要迴避，安琪拉會讓她的孩子知道，情緒通常與需求有關，這樣的關聯就是擁有健康的關係最重要的基礎。她可以與腹中的孩子溝通：「我現在很悲傷，但這與你沒有關係，我會沒事的。我的情緒會幫助我，了解自己在生活中想要什麼，需要什麼，然後我才能學會照顧自己。每個人總有些時候會覺得悲傷，但即使我很難受，我仍然會在這裡幫助你。」這樣的表達，會讓安琪拉的嬰兒感到安全，因為他知道媽媽還在，那是一種想要照顧自己的信號，而不是沉重的負擔。許多女人照顧別人，卻忽略了照顧自己，然而，每個與她有密

切關係的人，都會受到她的影響，當女人照顧好自己時，她周圍的人都能蒙受其利。

在我們的談話中，我感覺到安琪拉的憂傷化解了，她的寶寶也穩定下來。她來複診時，說她覺得好多了。她發現，她的悲傷來自於擔心她成為母親後，會失去自由。當安琪拉承認了核心的感受，她就更清楚自己對於成為母親的負面聯想。安琪拉注意她的情緒氣壓表，使得她更知道自己對於當媽媽受到的限制有什麼想法，但她也覺得更自由了，能夠去挑戰這些她已經覺察到的限制。情緒往往能引導女人，去發現她生命中值得關注的地方。藉由淨化情緒，以及照顧隱藏的需求來處理情緒，讓女人的創造能量獲得自由，並按照她真正想要的方式發揮出來。

關係重建的召喚

妳聽到妳的根源區發出悲傷的聲音，找出哪裡的連結被切斷了。傾聽自己的感覺，找出限制女性天分的失落感，重新恢復女性的潛能。不要迴避妳的悲傷，讓它來引導妳，找到被遺忘的內在智慧、潛在的渴望、創意的夢想，並與靈性建立完整的關係。悲傷讓妳重新連結。妳要找回的是，對於身為女人的妳而言，最具有價值與意義的事物，在這個過程中找出自己的女性表達。針對憂傷，思索以下的問題：

- 妳的悲傷是如何召喚妳的？
- 哪些女性的領域，能重新連結妳的創意，並更新妳的流動？

重新綻放妳的光采

女人常常壓抑自己的光采，限制自己去獲得創造之火給予的滋養。用下面的練習來辨認出這些阻礙的模式，只要改變它們，妳就能讓自己重現光采。

練習：重新綻放妳的光采

1. 拿一張紙，列出阻礙妳接收自己內在之火所滋養的事物。例如：
   自我價值低落、時間有限、不知道自己的需求、忙著照顧別人、
   分身乏術，等等。
2. 列出阻礙妳展現自己內在之火、阻礙妳綻放光采的事物。例如：
   沒有安全感、覺得不被重視不被認可、不被允許擁有自己的空
   間、將自我價值建立在生產能力上等等。
3. 寫下三個能鼓勵妳置身在自己的火源之光中的行動。把這張表單
   放在醒目地方，隨時提醒自己照顧妳的創造之火。

滋養腹部的創造之火

我與五個女人坐在一間淨汗室（sweat lodge）*裡。時值新月，一片
漆黑。我張開眼睛，但什麼也看不見。我不再用眼睛去看，轉而注意柔
軟而光滑的地表、濕答答的肌膚、其他女人的呼吸聲，以及空氣中瀰漫
的松煙味。不用眼睛，我更能覺察到自己的身體以及腹部的火源。被火
燒熱的石頭，溫暖了地球內在的子宮。我憶起了母親子宮裡的火焰，以
及我外婆、太婆們的火焰。我與五個女人坐在黑暗中。僅有的一絲光
線，是每個女性身體內的火源，她們的創造之火。

---

* 譯注：美洲印第安原住民傳統淨化儀式，以桑拿蒸氣浴大量流汗，象徵排出體內不潔淨
  之物，達到淨化的目的。

卵巢之火

　　每一個女人只要願意下多一點工夫，就能擁有平衡的卵巢，享用它蘊藏的豐富資源。重要的是，減少那些讓妳精疲力竭的計畫，以及那些出於職責、不是自己真心想做的工作，女人一定要拒絕那些不能激勵她（或供給她火源燃料）的工作。如果她是基於職責而使用她的創造能量，即使這件事的出發點是好的，仍然會影響她的健康。如果女人能根據自己的熱誠及興趣做事，就能夠毫不費力的運用她的創造能量了。她如果覺得快樂，她就是在用永續的方式運用自己的能量──以能量交換的方式，得到滋養。否則她的能量只會耗竭，隨著時間油枯燈盡。如果女人能找到快樂付出的方式，就是她的最好選擇。

　　我們渴望被滿足。要發揮我們實現目標的能力，就得在生活中擁有強健的左卵巢──我們與「女性」的連結。不要尋求外在世界的肯定，那些都稍縱即逝。與女性接受的本質調和，將帶來滋養的基本要素。女性的存在，讓我們感知到具體而真實的美──光的色彩、愛人的撫摸、花開的香氣、周遭靈性存有移動的颯颯聲響──這些都會使我們的身體充滿能量。然後，我們就可以將注意力轉移到右卵巢，我們的男性火源，這個完整會注入我們的創作裡。要先接受，再給予，如深層創造流的一部分，我們的生命也反映出這種永續的模式。當女性在這個過程中得到滋養時，無論是照顧家庭或為自己付出，都會是很開心的事。

另一個平衡卵巢的方法是，每天為卵巢做一些事，把能量帶入左右卵巢。這麼做能確保妳供給自己養分，也讓自己有表達的管道。

練習：每天為卵巢做的事情	
左卵巢	右卵巢
觀想妳的骨盆	策劃一個女人的聚會
悠閒散個步	運動
讀一本啟發人心的書	磨練一項新技能
寫日記	與朋友分享妳的作品
泡澡	在妳覺得能獲得啟發的地方當志工
玩妳的衣服	清理妳的櫥櫃
小睡片刻	去新的地方探險
喝杯茶	找人一起喝咖啡
煮一碗營養豐富的湯	嘗試新的做菜方法
翻翻妳的相簿	重新布置房間
躺在陽光下	栽種植物
作白日夢	採取行動，實現妳的夢想

我發現女人傾向於只用一邊的卵巢，不是自己動手「去做」（右卵巢的活動），就是覺得「存在」（左卵巢的活動）比較自在。在我的課堂上，我請女人們去觀想自己的卵巢，與大家分享心得，看她們容易與哪一邊卵巢建立連結。比較外向的女人、形容自己是行動派的女人，通常是與右卵巢連結。而比較內向的女人、形容自己是感覺派的女人，通常與左卵巢連結。我想像有一天，女人會以「左卵巢」或「右卵巢」型的女人來描述自己。事實上，我們都是源自於母親卵巢內的一顆卵子。

能夠發揮兩側卵巢的能量，讓它們共同合作，創造我們的作品，才是最有益的。事實上，女人愈是運用左右卵巢能量，她的內在及外在創造之火的橋樑就愈穩固，將女性的價值與原則織入我們世界的外在結構。

　　女人也可以直接運用卵巢的能量，滋養她的創造之火。將呼吸帶到卵巢，是增進能量最強而有力的方法。下面的呼吸練習，是我協助女人發展出自己的卵巢能量的方法。許多女人在呼吸的過程中，表示她們很明確感覺到卵巢的能量，我也觀察到，她們骨盆的肌膚溫度、肌肉狀況以及整個卵巢的能量平衡程度，都有顯著的改變。

練習：聚集卵巢的能量

　　先把練習讀過一遍，閉上眼睛，準備開始。選一個舒適的地方，坐下或躺下來。

1. 先把注意力放在妳的骨盆，覺察每一個浮現的感覺。然後將焦點移向左卵巢，感受左骨盆的溫暖。吸一口氣，留意這火源的溫暖與妳的女性光采之間的關聯。當妳呼氣時，慢慢將氣吹入妳的卵巢裡，就好像對著一盆熱炭吹氣。現在，繼續吸氣，把左卵巢的能量擴展到左骨盆，熱氣往更廣闊的空間散播，也為妳的左乳房帶來滋養。重複三到五次。

2. 把注意力放到妳的右卵巢，也就是骨盆另一邊的相同位置。深吸一口氣，留意這火源的溫暖與妳的男性光采之間的關聯。慢慢將氣吹入妳的右卵巢。然後吸氣，把右卵巢的能量擴展到右骨盆，也為妳的右乳房帶來滋養。重複三到五次。

3. 如果某個卵巢有擴散的感覺，或是妳感覺界線不明確，就引導妳的覺知到骨盆的邊緣，想像把卵巢能量往中心聚合。

4. 再做三到五個循環的呼吸，將氣同時吹入兩側卵巢。讓卵巢的熱氣溫暖整個骨盆，使骨盆恢復生機。觀想火轉化的力量：把木頭

燒成灰,把水煮沸,把礦石熔為金屬。妳的身體就有這種轉化的潛力。

5. 再次把注意力放在骨盆上。妳變得更有覺知了嗎?卵巢周圍的骨盆更明顯感覺到溫暖嗎?妳的女性之火及男性之火各展現什麼樣的光采?結束這個練習後,比較妳左右卵巢的感覺,以及核心的平衡狀況。感謝妳的卵巢以及骨盆之火。

改變卵巢的能量模式

無論是要疏通阻塞,或是恢復有意識的覺知,妳都需要轉化卵巢的能量模式,才能讓妳完全與妳的卵巢同在。運用上一個練習,聚集妳的卵巢能量,強化它。留意它每天的變化。卵巢的能量流常會在壓力大的時候突然停止,或是被事件干擾時阻斷它的能量場。學會感覺身體核心的細微改變,妳會更能警覺到,妳無意中關閉核心能量的模式。在特定的情況下失聯或阻塞的卵巢模式,透過專注呼吸,能讓卵巢的能量流恢復正常,恢復妳骨盆能量場的活力,以及它與生俱來的保護力。

當妳能量更平衡,或是從過去的事件中復原,妳可能會注意到,妳的卵巢在妳生活的其他層面顯現出其他的失衡狀況。妳穿越過去累積在核心的一層層能量時,就可能會發生這種情況。注意這些重要的轉變,繼續收復妳的領土,讓這些重要的女性器官能量重現生機。

妳開始改變卵巢的能量模式時,左右骨盆可能會隱隱作痛或一陣刺痛。這是因為大量的能量回流造成的。要是妳的卵巢出現這些感覺,去留意妳的生活中發生了什麼事。試著辨識妳的身體要妳注意什麼,把手放在卵巢上,專注呼吸,聚集妳的卵巢能量,放鬆下腹部,增加骨盆的

溫暖及能量流動。尤其是妳覺得不開心時，檢視妳對於卵巢能量流的感覺，判斷妳是否又回到過去的失衡模式。練習與妳的卵巢合作，當壓力來臨時，妳能夠讓能量再度充滿活力，成為一股支持的力量。

轉化左卵巢的阻塞模式，能讓滯塞的能量再度流動，妳就可以超越那些受到限制的女性認同，接受完整的女性天賦。妳可以選擇將什麼樣的能量與創意，帶入妳的身體及日常生活中。發揮左卵巢的能量，是邀請妳「女性」靈性中喜愛玩樂的面向，帶給妳靈感，讓妳快樂。這種輕輕鬆鬆、無憂無慮的本質，才是推動妳靈魂工作的能量。

同樣的，疏通受阻的右卵巢，能讓妳超越文化上的限制，展現妳的創造力。它會將妳個人與女性的關係，帶入新的境界，創造出新的男性形態及新的生活模式。它護衛著妳的創造潛能，讓妳在生活可以盡情揮灑創意。當妳的「女性」靈性與家庭或文化模式產生衝突時，妳的右卵巢能量會幫助妳改變那些模式；具體展現創意生活的完整活力，是非常重要的。

檢視那些造成妳能量失衡的信念與習慣，才能讓無感或過度活躍的卵巢恢復意識。開始去注意這些模式，例如：任由別人來定義妳的女性特質，阻礙自己補給養分，或是放棄自己的創造力。一旦妳意識到這些模式，就能改變卵巢的接受及投射的能力。

練習：孕育卵巢能量流

藉由這個練習，思索妳運用創造能量的模式。

1. **思考**：妳如何在生活中接受及展現妳的創造能量。妳定期給自己什麼樣的滋養呢？妳如何運用妳的創造本質於外呢？在妳的創造過程中，在妳女性—男性的能量流中，在妳過著充滿喜悅的生活

時，妳的卵巢能量扮演了什麼角色？帶給自己更多的滋養，或是給自己的一種展現自己的形式，為妳的火源添加燃料。

2. **儀式**：認真去想一個有創意的點子，把所有的注意力放在上面。問妳的左卵巢，需要什麼來滋養這個點子。問妳的右卵巢，妳如何在生活中，將這個點子展現出來。以卵巢之火為榮，能讓妳的創造能量流動更活躍。

當妳在孕育妳的卵巢之火時，觀察它們的智慧。妳的左卵巢會教妳如何接受、滋養妳的「女性」靈性。妳的右卵巢會引導妳獲得妳想要的豐富創造力。卵巢就像催化劑，在創造事業時、在親密關係中、在點燃熱情的火花時，卵巢都會提供妳所需的照顧及關心。

輸卵管：支持妳的夥伴關係

卵巢與子宮能量的角色完全不同。子宮的本質較嚴肅，它的任務包括：懷孕，為嬰兒帶來養分，同時也賦予女人完成任務所需的專注力及決斷力。卵巢則是保持能量流動，鼓勵並不斷提醒子宮，儘管工作再繁重，也要找時間放鬆玩樂。輸卵管就在兩者之間負起聯繫的角色。

輸卵管除了連結卵巢與子宮，它們也代表妳創造夥伴的健康。它們在妳熱力的卵巢及穩重的子宮這兩種對立的能量之間，提供了重要連結。卵巢與子宮的能量關係不是很容易取得協調，這是為了讓妳能夠在一個恆久支持的模式中，滋養妳的創造之火。針對輸卵管，思考以下問題。

- 妳如何協調在接收靈感與從事展現妳創造力的工作之間，取得協調的關係？

- 妳在什麼情況下，會受到這兩種創造張力相互對立的挑戰？
- 妳想要改變或發展什麼樣的夥伴關係來支持妳的創造工作。

練習：滋養妳的創造夥伴

　　這個練習能夠增進妳的能力，讓妳在女性不同的創造能量來源之間，建立新的關係。將整個練習讀過一次，閉上眼睛，開始練習。找一個舒適的地方坐下來，或是躺下來。

1. 將妳的注意力放在體內的骨盆空間，注意每一個浮現的感覺。注意兩側卵巢和子宮之間的關係。試著觀想並感覺妳左右兩側能量的連結，以及與輸卵管的連結。
2. 如果妳感覺有一側的連結堵住，或是感覺不到，把呼吸帶到卵巢及子宮之間的通道上。隨著妳的呼吸，觀想卵子或光線沿著這條通道移動。
3. 如果妳目前正在加強外在的工作關係或夥伴關係，把注意力放在右輸卵管上。如果妳正在改善妳與女性之間的關係，或與其他創造力的聯繫，就專注在左輸卵管上。重複這個步驟五到七次。
4. 詢問妳的子宮及卵巢，需要哪些助力提升它們的夥伴關係。
5. 感謝妳的輸卵管，它們提供了重要的連結，留意妳在骨盆感受到的任何變化。

與輸卵管失去連結

　　輸卵管位於卵巢與子宮之間，前者具有生育潛能，後者則是孕育功能。在女人壓抑自己的創造力時，在能量上常會與輸卵管切斷關係。

女人的故事：記得什麼才是最真實的美麗

瑪莉莎在排卵時容易抽筋，尤其是左卵巢排卵的時候——這現象在接近更年期就更頻繁。骨盆能量的不平衡及緊張，會使排卵期或生理期出現抽筋的次數增加。我引導瑪莉莎將注意力放在她的骨盆，教她如何做卵巢呼吸練習。她練習了幾輪之後，觀想到自己的右卵巢就像一顆發亮的球。相反的，她的左卵巢則顯得晦澀枯萎。她形容左卵巢就像是「遠離了自己，也遠離了子宮」。她的骨盆區左側也承擔較多的緊張。

我引導她做一個練習。將注意力放在她的呼吸和左輸卵管上，也就是連結左卵巢及子宮的地方。練習過程中，瑪莉莎突然想到，當她還是年輕女孩時，她一度找到屬於自己的風格。她就像所有的女孩一樣，從化妝打扮開始。為了找尋靈感，她搜尋並模仿時尚雜誌的風格。起初，她對自己的風格深具信心，但流行形象及訊息後來主宰了她的自我表達。

瑪莉莎愈在意外在世界對於美麗的觀點，想跟隨潮流，就愈容易批評自己。就在她剛發現自己的女人味時，她愈來愈覺得這件事不對勁。她不再探索自己的風格，反而將那些定義狹窄的女性特質，內化成自己的一部分，無意識的限制了她的創造力。她拒絕了內在想要展現美麗的渴望，也放棄了這片女性領土。

瑪莉莎最近發現，她在兩性關係上持續受挫，藉由把注意力放在身體的根源區，讓她找到了原因。她期待以優美性感的方式，展現她的女人味。但她不再有自己的風格，反而要靠男人來讓她覺得自己是美麗的。她發現，為了美麗而要求自己做到那些規定與嚴格的鍛鍊計畫，讓她受到很大的限制，但還是達不到美的理想。年少時的負面影響，耗損了她的女性能量，瑪莉莎早就忘記了左卵巢，對找回自己女性性感的那一面也不得其門而入。當她回憶起自己最初綻放的光采，充滿歡樂的心情，才重新找回展現自己真實女性表達的渴望。

當女人感覺到自己的創造力遠離中心，或創造價值及美感的能力受

限時，骨盆的能量流動自然就會受阻。長期如此，這個阻塞會造成骨盆的緊張及其他身體部分的不平衡。核心的緊張及骨盆的失衡，會造成排卵及生理期的疼痛，而它們原本應該是為女人帶來愉悅感的。

瑪莉莎花了幾個星期進行陰道自我按摩，終於釋放了核心的緊張，聽見身體裡真正的渴望。她也運用呼吸以及身體內部的覺知，與她的子宮能量（核心的女人），及左卵巢（被遺忘的女性領土）重新建立關係。瑪莉莎與自己的女性重新連結後，受到鼓舞，積極展現自己的美麗，不再需要靠伴侶來滿足她女性認同的需求。她知道自己的身體渴望展現什麼樣的自我風格，享用更多新鮮的食物，出去跳舞。瑪莉莎接收左卵巢的能量，滋養了自己的身體，也挪出空間在生活中做一個淋漓盡致展現自我的女人。

展現妳的創意洞見

輸卵管是創造關係的象徵，也代表女人在展現創意洞見時的張力。留意自己在創造的「初始、共同創造、建構、支援及釋放」不同階段，妳就能了解這個能量在妳生活中扮演的角色。

練習：輸卵管能量反映妳的生活

1. **思考**：把注意力放在妳最重要的合作關係或是創意合作上。在妳的創作中，現在形成了哪些關係？仔細思考妳在夥伴關係破裂或是獨立創作時，處於什麼情境？與別人共同創造時，妳的能力受到什麼阻礙？創造的互動過程中出現緊張的狀況時，妳遇到什麼障礙？

2. **儀式**：策劃一場女人聚會來慶祝每個人最新的創作。讚揚妳身體和生活中創造的合作關係，讚揚它們給予妳的創意洞見。

當女人同在一起

　　妳曾留意過，當妳與其他女人共聚一個夜晚，妳的身體有多麼的滿足嗎？妳的身體、妳的野性女人，很渴望這種女人之間的連結。留一點時間與別人聚餐，參加讀書會、編織團體或任何聚會，都是慶祝女性的創造。無論是隨興聚會，或是有特別意圖的安排，都能激勵妳的創造本質。當女人共聚一堂，會產生非常大的力量。

　　在我的工作坊裡，女人並肩坐在一起的能量，遠大於一個女人產生的能量流動。一個女人在生活中遇到挑戰時，只要把問題帶到女人圈的聚會，她就不會再孤單了。她離開之後，會發現過去幾天、甚至幾星期那些困擾她的事，已經改變了。那股能量已經被女人聚集產生的力量轉化了。

　　身為一個女人，要呵護妳的創造之火。尋找能讓妳發揮潛力的創造夥伴關係，讓妳野性女人的靈性引導妳，擴展妳的夢想。多留意什麼樣的女性及男性表達，能讓妳吸引其他的人——無論是透過參與活動、儀式、飲食或其他的媒介。滋養妳腹部之火，讓妳生起的火溫暖自己。

　　願妳從內在綻放的光采，為妳帶來快樂。

第五章
恢復子宮的母性能量

　　子宮，是女性身體裡最有智慧的地方之一，也是最被忽略之處。儘管在生育這件事情上，我們可能會聽它的，但事實上我們整個生活，都應該完全聽遵從它的指示。我的老師蘿西塔·阿維戈（Rosita Arvigo）與我們分享她的老師唐·厄萊吉歐（Don Elijio），這位十九世紀晚期馬雅療癒師的故事。他說在他的村子裡，人們一早就會聚集在火堆旁，聽女人經期來潮時作的夢，這些夢傳達了靈性的訊息。我們要記住這些讓我們仍能獲得訊息的方法——我們身體裡的生命能量，與我們的生活律動有密切關係。這一章要討論來自子宮創造能量流的模式，這是一種最強而有力的能量模式，能建構並支持一個女人充滿創意的生活及夢想。

　　五個大小不同的碗，由小排到大，整齊疊在一起，我正在解說女人子宮的力量。其中最大的那個碗，正好跟我的手掌一樣大，最小的就如鉛筆的橡皮擦一樣。這些碗代表子宮承載能量的方式，並把訊息一代一代傳遞下去。女人們看著我把這些碗堆疊成一落，按照大小，一個疊一個。

　　我指著最小的碗說：「這就是妳，」我把它放進下一個碗裡說：「妳媽媽的子宮裝著妳，」然後，我把這兩個碗一起放進下一個碗裡，說：「當妳媽媽還待在她媽媽身體裡的時候，她體內的卵子已經完全成形。用這樣的方式，妳外婆的子宮裡也裝著妳。」我繼續把這些碗疊在一起，直到五個碗一個個按照大小順序，放在我的手心裡。「妳的外

婆承載著她的媽媽及她外婆子宮裡的能量，所以妳也與她們連結在一起。」幾個碗整齊疊放在我手中，女人們坐在我的正前方，我看到她們全部都裹在女性祖先帶來的層層女性能量之中。

我把碗放下來，「現在，這就是妳。」我指著那個最大的碗說。在它上面的一個碗裡裝著三個更小的碗，我指著它們說，「這就是妳的作品。」我把上面的碗一個個拿起來，放在能裝得下它們的碗旁邊。拿起每一個碗，我對女人們說，「這就是妳的創作種籽。」我繼續一個個舉起這些碗，直到象徵五個世代的五個碗排成一直線。現在在五個碗各自分開了，但把碗一一拿出來的動作，顯示出它們之間的家族關係，或說它們是一脈相傳的子孫。「這就是妳的子宮以及妳承載的能量，它們會影響到妳創造的所有作品，骨盆裡的能量預示妳的未來，這就是妳在創造上繼承的遺產。」當女人們都在回憶她們的母性屬地，室內一片靜默。

妳內在的母性能量

子宮是我們與神聖直接連結的地方，女人在這裡與自己的靈性一起合作創造。我陪伴過許多女人重新發現她們身體裡的這片母性屬地，我也見證了她們連結到創造本質時經歷的悲傷與喜悅。每一個女人，無論是否生過孩子，她的身體裡都擁有一個生育之地。女人若是不能接受「母親」這個字，就是關上了自己的子宮。

想了解我們對「成為母親」的集體矛盾心理，就得先看看那些生了孩子才成為「母親」這個角色的人。例如：女人到我的工作室來，會填寫自己的醫療資訊及個人資料，包括職業。有些媽媽長期在家裡照顧孩子，沒有正式的工作職稱，她們會嘲弄表格上的職業欄概念或提出疑問。我起初對於這個現象很不解，花了一點時間思考，為什麼她們會在填下「母親」這一詞或身分時感到遲疑。很明顯，在主流文化裡，「母親」從來都不是一個有價值的角色。但我的個案都很敏銳的感受到，身

為母親，她們每天付出了多少。她們都珍愛自己的孩子，也珍惜與孩子的關係。只是，當她們在紙上寫下職稱，「母親」這一詞不足以道盡她們所做的一切。從我們對「母親」這個概念的反應看來，我們知道一切有待努力，才能讓女人重新恢復母性的真正本質。

只有當女人重視「成為母親」並引以為榮，傳統文化才可能有機會改變。許多媽媽都把養兒育女視為專業，但她們仍需將這種價值觀內化，這麼一來，當外界期許她們在聯業上有所成就並施加壓力時，她們才能大聲說出自己要什麼。同樣的，在外面工作的女人，也要持有一樣的價值觀，才能兼顧自己的聯業角色及母親角色。成為母親，無論在精神或創造的過程中都是深刻的歷程，但「母親」這個職稱卻沒有被正名。我曾參加一場女人聚會，席間女性演講者列出她們洋洋灑灑的職稱：說故事的人、療癒師、醫師、律師、老師、音樂家、藝術家等等。她們之中，許多都是身為「母親」的人，但卻沒有人提起這一詞。

我發現沒有生育或養育孩子經驗的女人，通常會否認自己有能力成為一個母親。有些女人因尚未發現自己的潛能，抱著悲傷的心情，要是她們好好處理她們中心的悲傷，就能恢復與創造本質的完整關係。有些女人選擇將這股創造能量發揮在其他領域，不想生育，而這會與自己的母性本質產生很深的衝突；這種現象如不處理，會帶來很大的困擾。對於每個女人來說，最重要的是去知道，當她內在的母性開始運作，她身體的創造能量會渴望流動，並感受自己的靈性完全展開。

女人希望女性自我的各方面都能受到重視，希望我們過的生活能夠帶給我們勇氣，滋養我們，也滋養我們根源之火，無論我們是否準備要生育兒女。要達到這個目標，我們必須恢復「母親」這一詞的力量，每個女人都要與自己的母性好好溝通，才能夠全然去愛自己的創造本質。除非女人學會讚賞自己的母性潛能，不然她可能會放棄自己的創造力及永續發展的能力，安於比她實際擁有還少的創造力。

女人的故事：恢復母性能量，取回創造的力量

　　珊卓到我工作室來，她擁有幸福生活的所有條件。她的設計事業非常成功，有一位令人滿意的伴侶，還有很多朋友。她刻意選擇不要孩子，但在內心深處，她還是覺得少了什麼。我花了一些時間診斷她的骨盆，注意到她的子宮能量很低。我告訴她，我對於她的子宮能量低落感到驚訝，因為她很明顯把創造力運用在自己開創的事業上，從事設計工作。珊卓告訴我，她以前其實是一位畫家，但因事業忙碌，她找不出時間作畫。

　　我引導她把注意力放在自己的子宮上，注意目前子宮正在孕育什麼。她閉上雙眼，想了一會兒。當她張開雙眼，她說她看到媽媽的影像。珊卓補充說，她的媽媽是個情緒失控的酒鬼，事實上，她根本就無法照料孩子。從有記憶以來，都是珊卓在照顧媽媽。珊卓因為在事業上的表現，她認為自己的創造能量應該被她的事業用光了。在忙碌生活的表象之下，她發現她的子宮能量仍然維持著照顧別人的模式。

　　珊卓的情況很常見——許多孩子會像父母一樣照顧家人。這種情況也許在過去無法避免，但繼續花能量照顧她的母親，會使得珊卓創造的力量消耗殆盡。了解骨盆內的模式時，珊卓最重要的就是要為自己重新取回創造能量。

　　當珊卓深深吸一口氣到她的核心，開始思考，是否還是選擇不要孩子。也許，她從來不想生孩子，她覺得照顧人是個沉重的負擔，但她一直把創造力花在照顧媽媽這件難以承受的事情上。她現在能夠為了自己去感受她的子宮，珊卓感覺得出子宮裡的潛能，足以讓她創造任何想要的事物。她決定把自己的油畫顏料找出來，拿出畫布重新開始。

　　如果女人沒有發現自己的創造潛能，沒有滋養自己的創造潛能，它就很容易受到他人驅使。運用以下的練習，檢視妳跟「母親」這一詞的

關係，以及妳跟自己的創造領土的關係。

練習：重新定義「母親」

1. 拿一張紙，在上面畫個圓圈。把妳想到關於「母親」這一詞的正面聯想，全部寫在圈圈裡面。

2. 把妳想到關於「母親」這一詞的負面聯想，全部寫在圈圈外面。

3. 這些正面及負面聯想，可能與妳對於「成為母親」的定義有關，把這個圈圈當作妳的骨盆，妳力量的象徵，承載妳的選擇。妳對「母親」這一詞的想法，影響妳與自己創造本質的關係或抗拒，也影響妳要安住或否認妳的母性。

4. 思考妳的正面聯想。這些特質與妳的日常生活有什麼關聯？選出三項，逐一寫下一個特別的行動，讓妳能在身體、創意生活，激發出這些特質。

5. 思考妳的負面聯想。這些需要什麼的療癒？選出三項，逐一寫下一個特別的行動，讓妳克服這些局限，恢復妳的母性。

6. 仔細想想所有妳認識的母親及具有創造力的女人。讓這些女人的多元性來啟發妳，讓妳可以擴展，並進一步重新定義妳對於「成為母親」的看法。感謝所有的母親，以及妳生命中的母性之地。

子宮，是妳的女性力量之源

與一大家子男人住在一起，讓我知道自己的子宮力量有多大。只要我在家裡，我的兒子們就像衛星似的圍著我團團轉。其實，並不是他們有事找我，而是他們的身體很直覺的把他們拉到我身旁。我好幾次想找

個安靜的角落躲起來，遠離那群高能量的星星，但我發現，要不了幾分鐘，我兒子，或通常是我先生就會找到我了。

男性和女性的身體在運作能量時，有明顯的差別。雖然因人而異，但女性身體會接收能量，**轉化能量**，然後釋放出能量。男性身體則是向外投射出能量，把他推向他的能量的接收者。我在照顧年幼的兒子時注意到，他們不斷要丟、擲、推、打。他們四處奔跑打來打去的時候，就是向外擴展男性需求的能量。同樣的，我包容、孕育的女性本質，會常常把他們召到我身邊。

認識妳的女性力量

子宮位於骨盆中心，女性創造的力量蟄伏在此處。這包含兩方面：接受與釋放。子宮具有的接受潛力，讓它能接納、包容，並改變女人身體裡的能量，從懷孕的過程就很容易看出來。至於釋放的潛能，從生產的過程就可以清楚看見能量將嬰兒向外推。女人無論是生育孩子，或是從事其他的事情，子宮的創造力都讓人歎為觀止。女人最深刻轉化與她子宮的變化息息相關：初經、懷孕、流產、生產、更年期。

每個子宮都渴望透過接受、孕育一個特定的能量，生出孩子。然而，女人如何運用特定方式發揮她的創造能量，要看她的個人意圖。一個女人可能會把這股充沛的能力用在工作的創造上，成為藝術家或從事其他的創意工作。另外一個女人可能會用她的創造能量養育孩子，以創新的方法教養她的孩子。一位靈性老師可能接收到神性能量，孕育出一些儀式，讓人們來讚頌神聖。一位療癒師可能會運用她的直覺力，幫助其他人在身體、能量或情緒上的轉化。

練習：創造本質的冥想

　　想像妳的創造本質，也就是妳的母性能量。留意它看起來像什麼，或是感覺如何。

1. **思考**：現在把覺知帶到妳的子宮區。仔細想想，妳目前如何把妳的女性能量運用在生活中，並支持妳的創造。妳想要這樣運用妳的創造本質嗎？還有其他的事物在召換妳嗎？妳在創造的過程裡，是否為自己帶來滋養？

2. **儀式**：找一個能夠接觸土地的地方坐下。透過地球四季更迭的能量，讓子宮內的母性能量升起。感覺土地的養分滋養妳的子宮。這股能量流動如何影響妳的創作？構思一個簡單的圖像或是行動，讓它提醒妳，每天都要與妳核心的能量流連結，並運用它們來創造。

子宮能量

　　子宮因生育週期的關係，會隨著這些轉化的週期保留或釋出能量。女人懷孕或子宮內膜形成時，子宮會保留能量，支持正在孕育生命的子宮及女性身體。相反的，生產或經期來潮時，子宮會釋出能量。這時，子宮在身體與能量上會釋放，清理女人的骨盆腔，讓它復原，女人可以繼續創造。如果女人不再有月經，她的身體仍會有內在的生育週期，這可能與月亮盈虧循環有關（滿月代表子宮承載能量，新月則代表了子宮的釋放），或與其他的生命循環有關。獲得完整的子宮能量，使女人能夠有意識的滋養自己核心的能量，以及內在的創造節奏。這裡要注意的是：就算做過子宮切除手術，女人仍然可以滋養與子宮相關的創造中心。

保留子宮能量：孕育期間

　　女人在懷孕期間或是準備開始一段新生活，能量會保留在子宮裡。當這股能量帶來豐足感，如夏日成熟的果實般，支持女人的創造。子宮的能量無論用來生育或參與其他的創造活動，都一樣充滿活力且強健。保留的能量，為創造的過程帶來養分，保護正在創造中的作品。針對子宮保留的能量，思索以下的問題：

- 妳在生活中，正保留或孕育什麼呢？
- 身為女人，妳希望在生活中聚集或保留些什麼東西？
- 妳需要保留什麼樣的空間，去創造妳想要的事物？

練習：支持妳的創作

　　當妳的子宮飽滿，處於孕育模式時，用這個冥想來接收妳的子宮智慧。

1. 閉上妳的眼睛，把覺知帶到妳子宮的空間。
2. 感受子宮裡的能量。注意妳的創造核心。妳正在孕育什麼？這如何反映妳的創意夢想？有什麼能夠支持妳的創造？
3. 觀想妳的骨盆正面。深吸一口氣，將注意力帶到骨盆前方。思考妳要賦予這個創造什麼形式，知道妳可能出現了哪些恐懼與遲疑。用呼吸包圍妳的創造核心，允許妳的能量流動，移除任何阻礙。即使會遇到一些限制，也要讓自己獲得更多的啟發。
4. 觀想妳的骨盆背面。仔細想想，是什麼把妳引導到這個創造的時刻。肯定自己的努力，以及在創造過程中獲得的幫助。對於妳的創作及妳自己，還需要其他的支援嗎？

5. 設定意圖，催生妳的創作。妳需要他人的協助嗎？妳希望自己與這個創作從外在世界得到什麼？妳能從這個創作中得到什麼快樂與長期的滋養？

6. 感謝在創造過程之中得到的豐盛資源，以及帶給妳這些資源的人。

釋放子宮能量：放手的時候

子宮能量的釋放，與死亡或生命的解脫有關。在西方文化中，許多人討厭死亡這個字眼，也不願承認這是必然發生的事情。但就循環週期來看，死亡的終點是新的生命。例如：冬天季節性的死亡，就是一種釋出能量的現象，自然死亡的背後，蘊藏能量更新的作用，新的生命才可應運而生。

女人排出經血的時候，子宮會釋放能量，或是當女人特意進行某個儀式，讓自己休養生息的時候，子宮也會釋放能量。擁抱這段釋放的時期，能讓女人擺脫一些自我局限的信念，是去除多餘的能量，展現真實的本質，把焦點放在生命中真正重要的事物上。當女性身體開始放鬆，她可能會覺得很脆弱，因為當她的能量場愈擴散，她的細胞愈鬆開，讓核心深處的能量釋放出來。這種脆弱讓女人更內斂更孤僻，但與其應付外界需求迷失方向，不如接收直覺的訊息，做好淨化能量的工作。

子宮每一次的釋放，都讓女人成長，核心模式更進化。女人休養生息好了之後，為下一次的創造週期做好準備。釋放出的子宮能量去除舊有的模式及身分認同，引領女人渡過轉化期，為自己帶來新的展現。運用練習，來幫助釋放，淨化子宮空間（請參閱第214頁的練習）。針對子宮的能量釋出，思索以下問題：

- 在目前的生活中，妳正在釋放什麼？
- 妳還希望釋放或放下什麼？
- 若要完全釋放這些事物，妳還需要什麼？

在妳的女性身體根源找到的力量，意味著妳知道自己想要在骨盆裡保留什麼，釋放什麼。當妳的骨盆沒有任何汙染，妳就更能選擇如何去運用妳的創造能量。

透過儀式，釋放悲傷的沉重負荷

我最早開始治療女性身體的根源時，很訝異這裡的悲傷竟如此沉重。在我了解女性身體有承載能量的能力時，尤其是那些尚未覺察的事件及感受所攜帶的能量，我才明白為什麼這個悲傷儲藏庫如此巨大。除非是透過一些儀式或方法，讓悲傷能量有抒發的管道，否則，它就會像一塊巨石一樣，卡在女人的骨盆裡。

在我治療骨盆區，處理那些沒有被重視的情緒時，發現現代女性承擔了很多家庭的悲傷情緒。一般說來，西方文化缺少一些儀式，讓人們有機會承認自己的悲傷，並把這樣的能量釋放掉。女人是一個家庭裡的能量守護者，她會把周圍這些能量通通留住；女性身體裡的悲傷，多半來自其他人，不只是她自己的，這些情緒藏在她的身體裡，變成她的負擔。如果沒有儀式或集體共識抒發掉這些悲傷，女人就會一直攜帶著這些能量。這些沒有表現出來的情緒能量，會讓身體緊繃，也使她不能盡情發揮自己的能力。

這些沒有表現出來的悲傷累積之後，會減少女人與根源區同在的情況，限制她的創造力以及在親密關係上的表達能力。女人為了守住一個充滿著悲傷的儲藏室，她的能量耗弱，她與生俱來的光采黯淡失色。這

些累積的悲傷情緒一旦釋放，女人在能量及身體上的改變顯而易見，我親眼目睹看到女人在卸下重擔後發揮出的潛力。

女性身體裡承擔的悲傷，如果能得到認同，會為女人帶來莫大的驚喜及快樂。子宮輕盈，女人的創造中心才能繼續她的創造，容納她自己的創作。當女人關注她的悲傷，她會發現哪裡可以減輕負擔。

儀式的重要性

幾世紀以來，女人會舉行釋放悲傷儀式，讓人們承認自己的悲傷，淨化團體的悲傷。追悼會就是一種為某人死亡而舉行的釋放悲傷的儀式。如果不透過一場儀式，讓人們釋放內在的悲傷，悲傷的能量就會卡住，形成沉重的負荷。

我努力不讓自己繼續悲傷，並想讓我的孩子也這麼做，於是我為家人舉行了一場釋放悲傷儀式。我們全家人聚在一起，參與這個儀式。我們在一根木棍上貼滿紙條，紙條上寫著我們的傷心往事。然後，我們把這根木棍丟進哥倫比亞河裡，象徵性的釋放掉我們的悲傷。

當我的哥哥與兒子把這根載滿悲傷的木棍擲向空中時，一張紙條掉落下來。紙條掉在我們身旁時，大家都倒抽了一口氣。那麼多張紙條，一張接著一張，卻只有這張的悲傷訊息從一大堆紙條中掉了下來。我把它拿在手裡，猜想那會是誰的悲傷呢？我很快就認出來，那是我的筆跡。我大聲笑了出來，面對自己的悲傷。

我很快的把這張紙條綁在另一根樹枝上，又丟了出去。對它的落點不太滿意，於是我又跳入水中，再度把它扔向空中。當我那根孤單的小樹枝，追上全家人那根木棍時，我的家人都一起為它加油。「哈哈！」我對著悲傷大笑，同時感到勝利及解脫。

「想像這條河裡浮滿了這樣的樹枝，所有的悲傷都被承認，得到釋放。」一位家人這麼說。我們眼看悲傷順水漂走，完全消失在眼前。這

時，我的子宮就像即將分娩一樣隱隱作痛。我釋放掉了我的悲傷能量。當晚，我夢到自己重新回到河裡，產下一顆綻放著白色光芒的球。我讓這些光芒沒入水中，然後，我聽到一群女人唱歌的聲音。我醒來時，腦海中浮現這句話：「現在，我也可以唱歌了。」

在改變人生的重大事件中，悲傷是一種很自然的反應，悲傷也具有它的目的。當它準備好要發洩出來時，才是改變的開始。女人就可以重新找到自己的道路，探索更深層的自我。過去她知道的一切，都不再是事實。釋放悲傷會將這些外來的東西一層一層剝去——無論是能量上，或其他任何方面。移除身體上的悲傷，會讓女人在創作上有新的信念與架構，這會對女人一生帶來很大的幫助。

我們家庭用來釋放悲傷的儀式如下。有一些我的個案，會設計自己不同的儀式。這個儀式很簡單，當人們有意識的去承認這些悲傷時，靈性就會輕盈起來。

練習：舉行一場釋放悲傷的儀式

1. **邀請：**和朋友或家人說明，妳邀請大家聚在一起，釋放悲傷的重擔。邀請他們在心裡仔細想著他們個人或整個家族裡令他們感到悲傷的事，可以不用說出來。

2. **準備：**和大家說明，每個人把自己覺得悲傷的事寫在紙條上，這些紙條將會綁在木棍上，整根木棍連同紙片最後會被燒掉或丟到河裡。把紙、筆及繩子分給大家。

3. **靈感：**每個人都可以盡情書寫，沒有限制時間。寫好的人把紙條摺好，綁在木棍上。

4. **慶祝：**找一個人負責將木棍丟到火裡或水裡，其他的人在一旁拍手、唱頌、歡呼、觀看，做任何當他們當下想做的事。

5. **歸位**：回來圍成一個圓圈，分享彼此的心得。用一張紙寫下希望與祝福，參與者可以帶回家放在聖壇上或埋在後院等任何可以滋養美麗的地方。如果時間允許，大家一起聚餐，留意內在的任何改變，無論是身體的覺知，或對於這個團體的感覺。

根源區的悲傷之聲：卸下女人的重擔

女人集體承擔著一種悲傷，一種基於女人長久以來受到壓抑，不被重視、沒有人讚賞的悲傷。這聲音說出了性虐待與其他種種對女性身體及靈性的侵犯。這聲音也說出人們對「女人」的謬誤定義，有許多人以扭曲的觀念限制女人（或男人）的表達，嘲弄行止偏離既定性別角色的人，並不斷貶低女性。

女人也有自己個人的悲傷，來自於生命必然面臨的改變帶來的失落。身為一個女人，進入不同階段與角色，身分的變化也會讓她有悲傷的感覺，儘管她很高興見到生活中有這些轉變。如果她探尋屬於自己的女性悲傷，會發現這些經驗還真不少。

女人了解悲傷累積在子宮裡是件很普遍的事，有助於她去面對自己的悲傷。我有一位同事談到她受訓成為助產士時，與她的同學彼此進行骨盆檢查的練習。當她們觸及子宮裡的悲傷時，悲傷的感受很明顯的使整個房間氣氛變得凝重起來。然而，悲傷有它存在的意義——只要女人能正視悲傷，釋放悲傷。

骨盆或子宮最深沉的悲傷，莫過於在懷孕期間失去孩子，這也許會讓女人一輩子都帶著傷痛，永遠也解不開。我曾經見過女人為了二十年前懷孕時發生的憾事悲傷不已。死亡帶來的冰冷，在她的子宮裡盤旋不去，直到她終於能夠處理這股能量為止。

　　一個靈魂在自己的身體裡逝去，會對每個女人造成不同的影響。許多女人都曾經歷過這種悲傷，使她們開始改變。這個共同的經驗使得她們連結在一起。當一個靈性抵達女人的子宮，然後離開這個地方，女人會感受到靈魂進入她的身體，又離開了她的身體。當一個完整的生命在她的子宮尚未出生的期間，這位母親會得到強而有力的邀約，讓她可以與自己身體核心的靈性領域建立關係，照顧女人的悲傷情緒，並去認識孩子的靈性。

　　如果女人在懷孕後期失去孩子，都會對這個失落感到哀痛。無論懷胎幾個月，這個失去的小生命都需要被承認、被紀念、被看到、被關愛。每一個生命帶來的能量，也必須被處理。缺少正常生產時能量的自然釋出，女人要更用心處理核心的能量。如果她接收了這個靈魂帶入子宮裡的能量，並展現在外在生活中，她就得到了很大的祝福。

　　我的流產，對於我的身體及生活都造成極大的影響。在我身體裡的靈性，神奇的療癒了我，也為我的子宮帶來了能量，至今依然深深啟發我的生命。妳如果失去了孩子，仍然可以為這個靈魂的生命歡慶。例如：妳可以種一棵樹紀念發生在妳身上的事，讓這棵樹做見證。問問妳的身體，對於這個靈性的本質，妳記得些什麼。

　　處理妳骨盆裡的悲傷，無論是透過儀式、藝術、親密對話或其他方式。感受哀傷，讓妳的女性能量自由；不再去緊握著悲傷不放，妳的創造天賦才能夠更積極啟發妳。針對悲傷，思索以下的問題：

- 妳的根源區說出哪些悲傷的情緒？
- 如果妳曾經流產，妳在那個逝去的生命中看到了什麼？
- 妳如何紀念這個靈魂的本質？

　　呼喚妳的悲傷，感受能量中蘊含的重量。當妳注意到這股能量帶來的感受及品質，悲傷的感覺將會開始改變。起初，妳會覺得悲傷如浪潮

般沖刷著妳，然後那股沉重愈來愈輕。如果妳繼續觀照著妳的悲傷，妳會感覺到悲傷的湧現愈來愈澄澈輕盈。這是一個復原的過程，它最後會帶領妳到達一個新的境地。

練習：記錄妳的悲傷

1. **思考**：花一點時間想想妳的悲傷，藉由回答下面這個問題，仔細思索被妳壓抑住的悲傷情緒：「我對＿＿＿感到很傷心。」注意腦中浮現的任何答案。連續書寫十分鐘不要停，如果妳想寫得更久，也是可以的。
2. **儀式**：把這張寫滿悲傷情緒的紙埋在土裡，象徵妳把悲傷的重擔安頓妥當。並且說：「我讓悲傷入土為安了。」大地能接納這份悲傷，轉化成為養分，讓其他的事物滋長。我們再也不用背負著它。舉辦一場釋放悲傷的儀式（一個人或許多人），處理任何揮之不去的悲傷。

宣告主權，妳是自己的能量守護者

骨盆屬於每一個女人，但要宣告妳的主權之前，妳必須找到自己的中心有些什麼。妳可能保留了某些傷痛記憶或痛苦經歷，卻不自知。也許妳會發現一些情緒，妳從沒有對自己或對妳在乎的人表達過。當骨盆承載這些妳不承認的痛苦或情緒重擔時，它會消耗妳的創造能量。骨盆是孕育女性活力的地方，而不是過往傷痛的儲藏室。

把覺知放在妳的根源區，留意裡面有什麼。認同這些感覺，承認妳這一生身為女人的感覺與經驗。清除妳背負的那些別人的悲傷感受——

他們因為無力承擔自己的情緒，而讓妳去承受。妳才是自己的骨盆真正的守護者。

女人的故事：釋放失去親人的傷痛

莎莉流產後來接受骨盆治療。流產後的骨盆結構，在身體及能量上，都與剛生產完的女人相似──子宮被撐開，然後分娩。但子宮不必像足月生產者一樣膨脹到那麼大，子宮也沒有足夠的時間去經歷流產時，快速發生的懷孕、分娩、失去孩子的過程。

我們進行陰道按摩及骨盆呼吸練習，幫助莎莉恢復骨盆平衡時，一股強大的悲傷浮現。首先，她發現自己對於失去孩子有多悲傷。然後，她看到子宮在哭泣以及來回搖動的影像。莎莉非常吃驚，發現原來她的身體會因為流產而傷心。

接著，莎莉聽到另一個悲傷的聲音──來自她的先生馬克。她想到馬克也因為流產事件而傷心──莎莉哭泣或悲傷時，馬克表現得很平靜；但當莎莉不再傷心哭泣時，馬克卻變得暴躁易怒。他很少哭，莎莉猜想自己是在替家人們表達悲傷。

莎莉也想起來，她的媽媽在生下莎莉之前，也曾經流產過。回憶起她們母女共有的悲傷後，莎莉打電話給媽媽。對話中，莎莉知道，她媽媽從來沒有承認過自己流產的失落，因為別人鼓勵她「再接再厲」。莎莉發現，原來她與別人的悲傷有這麼強大的連結：她媽媽未曾追悼過的流產傷痛，存留在她身上。莎莉父親也沒有表達出自己的傷痛，因為在那個時代，除非孩子生下來，否則都不關男人的事。但流產對父母雙方都是一樣的傷。這些感覺不表達出來，就會一直停留在失落發生的地方，也就是後來孕育莎莉的子宮。

莎莉在跟媽媽談過之後，她點了兩根蠟燭，各自代表她們孩子的靈性。她為這兩個孩子哀悼，也哀悼她在流產之後，常常感覺到的孤單。

她發現，承認這些孤單，讓她跟母親的關係變得更緊密，因為她們有共同的子宮經驗。移除這些悲傷的能量，她感覺內心很平靜，這療癒了她，也讓她與她的孩子建立神聖的連結。莎莉看到她先生的表現，想到自己的父親，她很同情男人不能表達他們的傷心或接受安慰。

莎莉回來複診時，說她明顯感覺到骨盆輕鬆許多。了解媽媽的失落後，讓她對自己流產的經驗抱持肯定的態度，也跟媽媽有更親密的連結。藉由照顧她的骨盆，注意自己中心的感受，她也了解到，何時該去鼓勵她的先生，處理他失去孩子的失落情緒。莎莉的悲傷還是偶爾會出現，但悲傷的浪潮襲來，總是會帶來新的連結。

承認妳緊握不放的情緒

在妳身為女人的一生中，無論出現的悲傷或其他情緒是來自於自己或他人，我們都要承認它，去釋放它。不被認同的情緒會滯留苦澀，導致自責的模式，衍生更多的悲傷，加重妳的負擔。被看見的情緒會散去：妳的能量一旦疏通，妳的重擔就卸下了。

留意那些限制妳表達或釋放情緒的想法，允許妳的感覺浮現。留意妳的念頭，例如：「我一定要緊緊抓住悲傷，某人才會愛我」，或「我有責任要保留這個傷痛」。如果妳不肯放下的情緒是一個很深的失落，但卻與妳目前的生活無關，那麼妳可能正承受著父母、其他照顧妳的人，甚至家族遠親情緒上的能量。孩子常常感受得到父母或其他的照顧者的情緒，藉由背負起這些情緒，希望減輕家庭裡的能量負擔。家庭的情緒能量也可能透過偏差的性別期待（例如：女人都易怒，男人都很憂鬱）傳遞給孩子。但在長大成人後，妳可以改變這些影響妳女性及男性能量的模式，有覺知的去選擇妳要在骨盆裡保留什麼。

處理根源區的哀傷及其他情緒，可能需要其他人的協助。當我們哀悼一個深沉的失落時，很難克服自己的內在參雜了背叛及悲傷的情緒。

面對童年沒有滿足的需求時，我們可能會招架不住，引發無助失望的感覺。清除這些烙印在根源區的失落能量，妳會發現自己與靈性有更深刻的關係，妳也會找到，對妳來說什麼才是最真實的。傾聽骨盆裡悲傷的聲音，妳會知道要減輕哪些沉重負荷，轉化這些重擔。

以意圖釋放情緒，能激勵妳去創造一些具有療癒力的事物，例如：團體儀式、藝術品或聖壇。例如：妳深思妳的光芒在哪些地方受到阻礙之後，去創作一件藝術品，檢視這件藝術品，看看妳學到了什麼。創作第二件藝術品時，用動態的方式呈現或是超越這些界線，妳就能親眼看見改變的潛力。邀請女人們相聚，分享彼此的經驗，讚美她們的光采。痛苦出現時就去創作，觸及創造力堵塞耗竭之處，讓那些失落經驗的能量展現出來，妳會在這個過程中得到珍貴的禮物。承認妳緊握不放的情緒，思索以下的問題：

- 妳生命中還有哪些痛苦沒有承認？
- 妳需要什麼來釋放妳的痛苦，讓能量流動？
- 處理這些情緒的重擔之後，妳會恢復成什麼樣子？
- 妳的子宮還緊抓著哪些情緒不放？

難產及女性身體的相關經驗

當一個女人能按照自己渴望的方式分娩，她會覺得自己受到完全的支持。她會更開心擁有這個身體，以自己是女人為榮。同樣的，初次來潮及第一次的性經驗也是一樣：如果這些與身體相關的經驗是正面的，將會進一步提升女人與自己身體之間或身為女人的經驗的關係。如果這些經驗是負面的或造成創傷，它們可能會變成羞恥之源，成為女人迴避或阻塞根源區活力的地方。我曾經在女人回憶自己難產的經驗，或其他發生在根源區的痛苦經驗時，陪在她們身旁，為她們按摩骨盆肌肉。我

鼓勵她們找出根源區的能量是哪裡阻塞了，要她們運用子宮及卵巢，恢復她們核心的創造能量流動。她們透過與根源區工作，以及深入骨盆區的能量，可以改變這些事件對核心的影響——甚至恢復生命的活力，或是改變她們對經歷事件的能量反應——重新與失聯的創造核心再次連結。

重新認識妳的子宮

當妳釋放了骨盆裡的悲傷及其他鬱結的情緒，疏通骨盆內的創造潛能，妳將在這個女性領地中怡然自得，也會擁有孕育及支援創作的能力。

練習：骨盆的冥想

1. 把覺知帶到妳的骨盆，一隻手放在小腹上。

2. 注意位於骨盆中心的子宮。這是妳跟靈性相遇的空間。妳看到什麼？感覺到什麼？有什麼挑戰？有什麼希望？

3. 感覺骨盆中心與妳四周空間的關係。當妳安坐在自己的中心時，留意所有的感覺、圖像或念頭。妳骨盆的能量現在如何影響妳的狀態？

4. 思考妳希望在骨盆裡保留什麼？妳將如何運用妳的創造潛能？妳會為妳的下一代帶來什麼？

5. 深吸一口氣把氣帶到妳的骨盆。吸氣，讓它充滿妳的骨盆。吐氣，釋放緊張，以及妳緊抓不放的區域。

6. 吸氣，邀請靈性充滿妳的骨盆。吐氣，釋放掉其他的一切。吸氣，把靈性帶到骨盆裡的每個角落。吐氣，信任妳的身體，把每個動作交託給靈性。

7. 結束妳的觀想。記住，骨盆是創造能量的來源。感謝妳的子宮，妳創作的孕育之處。

我們要好好呵顧自己。花一點時間在妳的子宮上，觀察妳的母性屬地承載了什麼。卸下長久以來背負的重擔，妳甚至早忘了它們為什麼會在那裡。找出那些不屬於妳的，把它們交託給靈性。無論妳在哪裡因過去的悲傷或別人對妳的期待，埋沒了妳的創造靈感，妳都要收復那塊女性領土。

認出使妳失去力量的模式

要擁有子宮裡充沛的創造潛能，妳得知道如何進入子宮或女性力量的能量區。因為大部分的女人都失去與子宮的連結，很自然也失去了力量的模式，但子宮裡失衡的能量會告訴妳，妳是如何失去自己的女性力量。等到妳的子宮恢復平衡，妳就會憶起根源區的強大力量。

過度保留能量：抗拒創造的行動

子宮能量失衡的模式之一，就是過度保留子宮的能量。這樣的模式，會使一個女人過度使用子宮的能力，不容易信任自然創造之流的發生。這就像一個持續耗盡心力作畫的畫家，女人不斷忙著孕育她的創作，而不是等一個創造循環之後，再開始下一個循環。過度保留子宮能量的模式，使女人在孕育及釋出之間無法正常輪替，這其實是創造循環的一部分。

子宮抓著太多能量不放，女人會拒絕釋出創作，阻礙了自己釋出胎盤及分娩的能量。女人緊抓著自己的創作不放，拒絕創造循環中釋出的部分，很可能是因為恐懼改變或害怕失去。但事實上，當她的創作被賦予了生命，並與眾人分享，她反而會得到超乎預期的豐沛能量。她一直以為自己的創造能量是有限的，不知道每一個完整的創造循環都能夠讓她恢復能量。這是因為她的創造能量非常貧瘠，所以她將能量保留在子

宮內，不允許能量支持她及她的創作。

女人一旦限制了自己的創造，最後也會限制自己釋放能量。正如生產的時候，女人一定要全然臣服，打開她的子宮，才能把孩子生出來。她愈信任自己的子宮，受到的阻力就會愈少。當女人的子宮完全張開時，分娩的能量會從根源區傾瀉而出。同樣的，就算是害怕或在過程中碰到挑戰，若是能打開子宮，釋出子宮裡的能量，能量就能穿透她的身體，擴展她的潛力。這時，她的創造本質就打開了，她充分參與了整個創造過程。

子宮的能量過多，容易造成骨盆阻塞。當女人無法定期清理子宮裡的能量，累積的能量就會滯留在她的核心，造成骨盆內部及身體的緊張，導致經血暗沉，經期太長，創造力阻塞，以及經前症候群的情況變本加厲等等。就算過了更年期，緊張的模式還可能會造成消化方面的問題，像是便祕、骨盆或腹部疼痛、活力衰退。女人可能傾向緊抓著生命中不圓滿的關係不放手，失去成長的機會，甚至拒絕清理、抗拒某些自然的改變。

要讓妳的生命能量更飽滿，身體經期及循環更健康，就得好好留意身體那些自我限制的模式。妳的女性活力會因為妳的抑制而受阻。突破這些限制（那些妳緊抓不放的地方），就能找到妳的真正潛能。留意那些妳沒有預期的方式，恢復子宮的力量，獲取野性女人完整的資源。

女人的故事：進行一個完整的循環

安生完第二個孩子後的兩個月，來找我做產後治療。我治療她的身體時，她告訴我生產時發生的事——當她要把孩子推出產道的時候，她的肌肉收縮，呼吸急促。這是她的第二個孩子，她原本以為會生得比較快。安覺得很訝異，也很沮喪，在分娩的最後階段竟然會發生狀況。

接觸安的骨盆肌肉時，發現她的陰道及周邊肌肉組織都很緊張。我

幫她按摩，放鬆根源區的緊繃。透過這個按摩，她把注意力放在自己的骨盆上——安才想起來，生下孩子時，席捲而來的想法及情緒。她當時累壞了，又擔心焦慮：她不知道自己如何照顧兩個孩子，滿足兩個孩子的需要，同時又能照顧好自己。

她覺得就是這種對自己是否有養育孩子的能力產生懷疑，讓分娩過程慢了下來。兒子出生的時候，她無法清楚說出自己的擔心，也不知道該怎麼辦。安在生產時，偏離了中心，並沒有意識的放手讓孩子自然出來。生下孩子之後，她忘了自己在生產時的強烈感受，忙著照顧新生兒，及另一個剛學步的兒子。

現在她的注意力重回骨盆，使她記起之前席捲而來的感受。我跟安解釋，她的子宮仍然保持能量過多的模式，不像一般人在生完孩子之後呈現的放鬆模式。她的身體為了因應照料孩子方面的需求，呈現出保留過多能量的模式。我曾看過好幾個女人都有相同的模式，這些女人不論從事什麼行業，都有工作負荷過重的問題。

當外在的需求出現變化或增加時，女人的骨盆區通常會呈現緊張的現象。核心的緊張，事實上會降低她多照顧一個孩子或多處理一項工作的能量。持續留住子宮裡的能量，使她的骨盆能量保持在極限，任何增加的負擔都能輕易擊垮她的能量系統。然而，當她運用子宮釋放出過多的能量，身體的核心才會放鬆。她會明顯感覺到平衡，並能夠勝任所有的創造。

安生產之後，仍然保留子宮的能量，使她無法接收生產過程中湧入體內的能量。子宮需要釋放時，她緊抓住能量不放，在她生產時，她也抗拒讓能量完成整個循環的過程。所以，當她需要更多能量時，照顧孩子所需要的能量自然就會缺乏。

我指導安透過呼吸及觀想練習，釋放子宮裡緊抓住不放的能量。她想像有一條河流，從她的子宮流進大地。我鼓勵她，讓生產時的能量波

浪承載著她。安必須願意完全放手，放棄過去身為一個孩子的母親角色，才能接收生產時那股強大生命力的能量，獲得它的滋養。每呼出一口氣，她都放鬆了子宮及骨盆的緊張，讓兒子的誕生能量貫注全身。

當安的子宮開始釋放，她的骨盆充滿了熱氣。她很放心的讓能量在全身流動，她可以感受到，這個原本在生產時出現的能量傾湧而出。花了幾分鐘清除子宮過多的能量之後，這股熱氣消散，骨盆緊張也降低，回到健康的基本水準。安的子宮在孕育期裡，曾提供強大的支持力，現在安讓她的子宮完全放鬆，子宮才能復原。安不再抗拒自然的能量在她體內流動，她的創造能量終於可以滋養她，也支持她去照顧其他人。

安做完療程之後，覺得很平靜、很放鬆。她很習慣當一個成功者，她領悟到，身為兩個孩子的照顧者，她需要調整對自己的期許。她也發現，她不需要試圖去配合每個家人的要求，她相信她的伴侶有能力在這種變動中，與她共同成長。即使安看出這些改變的好處，她還是注意到，當自己接受這個改變時，感覺有點悲傷。

接下來的幾星期，她每天花幾分鐘練習呼吸，釋放骨盆裡的緊張。與身體建立關係，有助於她發現悲傷及其他感覺，這都是改變的一部分。她不逃避悲傷及席捲而來的情緒，她學習去承認它，把它當作一個要她去照顧自己、與自己的子宮同在的信號。藉由有意識的釋放核心的能量，安恢復身體能量的平衡。她覺得自己更有能力，更有重心，能夠享受家庭的變動，接觸自己的潛力，擁抱生命中的變化。

過度釋出能量：放棄創造的渴望

另一種子宮能量失衡的模式是，過度釋出能量。女人過度釋出能量，就會放棄她個人的計畫，放棄她創作的本能衝動。她會放棄自己的夢想，對於要被視為一個成功的人或失敗的人猶豫不決。她可能看起來很有野心，並在許多重要場合出現。但她的目標其實來自外在壓力，而

不是自身內在的渴望。結果,她創造潛能的所有權並不在她的手上。

　　女人對於自己的創造方向不明確時,通常會從事一些自己不喜歡的工作。她的子宮持續付出沒有焦點的能量,這會累壞自己。子宮能量過度釋放,對身體的影響包括:經期拉長、疲累、骨盆肌肉無法協調。當女人的創造本質沒有配合她的創作時,她會持續流失能量,辜負自己的女性自我。

　　要承認自己過度釋放子宮能量,就得重新檢視妳過去無意間放棄的夢想及抱負。回想在哪些時候,妳曾經放棄妳的創造潛能,重新聚焦妳母性屬地的能量。找回妳創作的本能衝動,妳子宮能量就是來支持妳及妳的創造。

練習:引導妳的創造能量

1. **思考**:仔細思考在過去七年的生活裡,妳與創造能量之間的關係。在紙上列出妳每一年最主要的創作或創意。留意妳對於創造阻礙或創造能量流有什麼樣的感覺。也仔細想想,在這同時,妳與自己身體的關係如何。

2. **儀式**:在同一張紙上,寫下來年妳希望實現的三個夢想。從其中選一個能夠讓妳真正開心起來的夢想,以它為焦點。在另一張紙上,以畫圖或自由書寫的方式,描述這個別具創意的夢想。完成之後,把這張懷著夢想種籽的紙握在手中,閉上妳的眼睛,把注意力放在子宮。詢問妳的子宮,在身體、能量及靈性上的哪些支持,能幫助這顆種籽在妳的生活中生根發芽。寫下任何有用的訊息,把它放在妳看得見的地方,讓它可以提醒妳,如何引導妳的創造能量對準妳的核心。

女人的故事：任何年紀，都可以恢復女性的活力

珍因更年期來做骨盆治療，希望能與她活潑的天性重建關係。她發現以前的職場生涯帶給她創造的挑戰性，也讓她好動的性格有抒發的出口。但當她準備退休，覺得身體出現更年期的變化時，她與自己的活力斷了連結。

我評估她的骨盆肌肉，珍右邊的肌肉較有活力，這是在外工作的女人典型的現象。但這種情況潛藏著緊張的模式，會限制核心的血液及能量流動。她的左半邊缺乏活力，意味著她應該加強這部分的骨盆及核心能量。她的陰道乾燥，這種情況愈來愈嚴重，使得她在性交時變得敏感，對日常生活也帶來不舒服。她以為這是更年期荷爾蒙改變後的結果。然而，骨盆的失衡往往會強化荷爾蒙的變化。

我用陰道按摩來刺激核心的細胞再生，也鼓勵珍對核心做呼吸練習。她一向習慣把焦點放在外面的世界，對於要把注意力集中在自己體內很陌生。我要她去感受，她的創造能量流動時的強大生命力，這股能量曾為她帶來滋養，讓她事業成功。只要把這強大的能量轉移到核心，她就能替自己的活力充電。

珍在觀照核心時，發現一個事實。就是她與自己的身體失去連結，希望藉此逃避外界對女人的負面刻板印象，認為女人隨著年齡增長，就會漸失風采。但當她微妙的切斷與自己身體的關係，事實上只覺得自己更渺小，她與自己的創造核心失去聯繫。她透過重新回到她的身體，再次肯定自己擁有的天生活力，無論處於人生的任何階段。當一個女人感覺自己的身體和她的創造能量，她才會知道什麼是真正的美。

透過陰道按摩，珍感覺到她的骨盆肌肉重新溫暖起來、獲得滋養。她發現就像做臉一樣，按摩特定區域，卻常遺忘了其他的身體部位。體貼的照護總是對我們的身體有益，骨盆也不例外。定期做一些陰道自我

按摩，珍發現，她的骨盆肌肉變得更有支撐力，陰道也變得更潤澤。按摩能幫助她增加核心的血液及能量流動，這些都有助於細胞與荷爾蒙的循環流動。珍重新把焦點放在自己的核心，發現她所擁有的活力，足以支持她、激勵她，度過人生的下一個階段。

恢復妳的女性力量

透過覺察並處理子宮能量的失衡，妳就恢復了子宮的女性力量。例如，如果妳在日常生活中感到匱乏（缺少情緒上的支持、沒有時間休息、財務上的壓力），妳的子宮往往會緊抓著能量不放，導致能量失衡，這是一般人面對恐懼及缺少安全感的自然反應，而核心的緊張會阻礙妳獲得豐沛的女性創造力量。要解決子宮緊抓著能量不放的模式，就得放棄妳對生活內在能量及外在資源的控制，大方接受妳得到的支持。即使這個過程的結果是無法預期的，卻能引導妳進入下一個成長階段。

妳可以寫一段祈禱文，來讓子宮的能量模式從緊抓不放轉為釋出。祈禱文的節奏及反覆的字句，就如能量的橋樑，支持妳創造新的能量及身體模式。例如，反覆說：「我釋放我對孤單的恐懼，我擁抱圍繞著我的愛。」這麼做，能讓身體的根源區放鬆，讓子宮更柔軟，並釋出多餘能量。帶著特定的意圖，述說真言，將能改變妳的能量模式。

留意自己是傾向於緊握不放，還是輕易釋放能量，然後讓自己用不同的方式運作，歸於核心。下面的練習會幫助妳找出妳的子宮能量模式。

練習：子宮能量模式

1. **思考**：把一張紙分成兩半，一邊畫上代表子宮的符號，再加上向內指的箭頭，代表保留或孕育，列出所有妳曾經滋養或緊握不放的事物。紙的另一邊，畫上代表子宮的相同符號，再加上一個向

外指的箭頭，代表釋放，列出所有妳曾經清理或創造的事物。看看這兩個列表，想想妳生活中保留及釋放的兩種模式。思考那些讓妳得到女性力量或是困在失衡模式中的時候。仔細想想要如何恢復子宮平衡及女性的力量。

2. **儀式**：尋找或製作一個小碗，代表妳的子宮，放在妳的聖壇或某個特定地方，四周放著妳寫的文字或能激勵妳創造本質的物件，把妳創造的渴望灌注在這個碗裡，無論這是妳現在想要的意圖，還是長久以來慢慢形成的念頭。有意識的做出聲明，滋養子宮裡的能量，那是妳女性力量之心。

　　恢復子宮的平衡，妳需要定期處理子宮裡過多及釋放的能量。如果妳注意到自己傾向於保留能量或釋放能量，就要多練習相反的能量運作。釋放妳過多的情緒，或是重新找回妳過去放棄要做的事。

　　找出造成能量失衡的習慣，開始改變它們。妳可能因為需求沒有得到滿足或為了安全感而妥協，讓子宮保留過多的能量。當妳不去強調妳的成功（其他人不會覺得妳有威脅感），或是妳否認自己的需求時，就是妳過度釋出妳的能量。無論這些失衡的狀況是怎麼造成的，它們出現時妳要警覺到，並重新找回妳的女性力量。

鍛鍊子宮，跟著經期的能量循環走

　　我流產幾天後，我就知道，明年同一時間，我的另一個孩子將會誕生。我感覺我的身體知道，我很少有那麼確定的感覺，我跟隨子宮給我的提示，等待時機到來，重啟靈性之門。我讓身體導引我，我先生與我

開始有意識的迎接第二個孩子到來。

幾個星期之後，驗孕測出我的孩子即將到來，而我的大兒子卻早就提醒我，我的子宮裡有個新生命在孕育著。他還不滿三歲，看著我的肚子說：「媽媽，有個小嬰兒要來了，他是我的弟弟，我跟他好久不見了，我很高興可以看到他。」他的弟弟隔年八月初誕生，也就是我流產滿周年的三天前。

我很想與我失去的孩子聯繫，所以在流產後幾個星期，我不斷關注著我的子宮。我對我的身體的根源區進行陰道按摩，並透過呼吸、觀想及儀式治療器官中的能量，深深連結我的女性身體。我相信，與骨盆建立關係，就算我仍然悲傷，我還是能夠知道（可能也讓我的大兒子感覺到）另一個孩子就要降臨了。我與根源區的連結讓我馬上就明白，毫不遲疑，儘管我才受孕幾天。我完全信任我的子宮及再次懷孕的經驗。子宮是非常有力量的，它是一個神聖空間，一個與靈性交流、接收直覺智慧的地方，並在妳與靈性直接相遇時給予支援。

月經的能量

榮耀女性身體靈性的一個方法，就是妳生活的步調要配合子宮的循環節奏。在最自然的狀況下，月經的週期是二十八天，如同月亮的循環：子宮隨著月亮的盈虧運轉，排卵或流血。經期循環與月亮很有關聯，因為負責生育的荷爾蒙調節，會受到光線照射影響。尤其在沒有城市人造光線的地方，女性身體容易受到月亮盈虧光線變化的影響。女人可能會透過觀察月亮或身體的信號，來找到自己創造循環的模式。

一個邁入更年期的女人，得要運用自己所有的能量及內在智慧，成為一個長者。那些來透過我的協助度過更年期的女人，常需要開始重新評估自己想要的是什麼，當她們不再把能量用於照顧他人，就會對自己的個人生活投入較多的能量。藉由學會解讀身體內部的創造能量，她們

會留意到自己體內的運作與創造週期的關聯，身體會發出呼喚，要女人開始清除或聚集子宮裡的能量。

此外，月經的能量是一種生理反應，顯示出子宮抓住能量及釋出能量的能力。即使女人不再擁有生理上的月經週期，只要她記得運用身體的潛力，就能為生活帶來助益。改變工作、再婚或離婚、創造新的親密關係、送孩子進大學、完成重要的工作計畫、失去父母、面對嚴重疾病、建立新的家庭：各種生活上的重大事件，都需要我們選擇保留或是釋出能量，進行一個完整的循環。

女性身體及月經週期的變化，與女性能量運用的變化有關。在每個月子宮內膜形成時，女人可能會充滿力量，準備迎接新的挑戰。她的能量強大飽滿，從身體得到很大的能量支持。當女人流血排出內膜時，可能想要避開外在世界的需求，休養生息。經血流出時，女人的核心能量較開放，能釋出能量，接收直覺的引導，會讓她變得更敏感。月經剛來時，過度忙碌或外務太多，會降低身體與生俱來的淨化及平衡核心能量的能力。女人的明智之舉，就是要聽從身體的節奏，因應情緒反應及創意靈感，或選擇休養生息。

當女人在生活中開始運用子宮能量的交替循環，月經週期可能會產生變化。在我的治療經驗裡，當個案的骨盆重新平衡，經期會變得比較短，疼痛也會減輕。經血的顏色較鮮紅，經前症候群也會大幅減緩。有意識的運用女性能量系統的能量流，女人會發現，月經週期能夠更有效的淨化她們的骨盆能量。女人會覺得與自己的週期同步，自己更有生產力，也更容易復原。

為了應付生活種種需求，每月流血一次，還是會讓女人覺得負擔沉重。我每天得照顧個案及三個孩子，遇到月經來潮日總是讓我嘆氣。但，當我了解經血的流出對我的能量及健康有多重要，我接受了這個過程，把它當作身體淨化、更新整合的一部分。我的血，將原本為了孕育

生命準備的內膜，包括身體及能量上的內膜都排出體外。我解釋這個過程給我的孩子們聽，讓他們知道：流出經血是很重要的，我的能量必須配合我的週期，這美麗的血液就是他們最初的滋養。我用榮耀而尊重的態度談論月經週期，我正以神聖的敬意創造身體最初的印記，重新編寫過去羞恥的文化訊息。

想對妳的身體更有覺知，妳可以選擇天然的生理用品，不含漂白劑，不含香料、塑膠及其他化學成分，因為它們對於敏感的陰道及骨盆組織來說，具有毒性，會影響身體自然的淨化過程。天然海綿（sea sponge）、月經杯（menstrual cup）及布墊，對我們的身體比較溫和。讓經血流出，把它當作循環週期的一部分，也有助於骨盆能量的流動，不要靠衛生棉條阻塞它。如果妳在生理期間有疼痛及抽筋的現象，通常顯示妳的腹部緊張，阻止子宮及卵巢的自然收縮。月經及排卵都不應該會疼痛。妳可以上網搜尋，找一位馬雅腹部按摩／阿維戈技術（Maya Abdominal Massage/Arvigo Techniques）療癒師，可以幫助妳減輕腹部的緊張，讓子宮回歸原位，經期及排卵的疼痛將會減輕。

當妳月經來潮時，花一點時間呵護自己，獨處靜養，有助於身體清理妳的骨盆能量。

練習：經期中保持覺知意識

1. **子宮釋放**：在妳的身體釋放的時候，妳最容易釋出文字、想法，或其他運用創造能量的方式，因為這些能量對身體沒有用了。榮耀妳的神聖之血，妳的細胞在具有保護作用的子宮內膜裡開始它的生命。當妳流血時，思考妳內在有什麼脫落流出。允許自己釋放那些讓妳身心俱疲的態度或能量。觀想妳的子宮時，妳可以說：「我釋放我不再需要的，我完全釋放，相信我已經擁有我需

要的一切。」為自己找一個安靜的空間進行釋放。專注在妳骨盆的底部，感受妳與土地的連結。當妳全然敞開時，就能夠接收到的直覺能量。

2. **子宮保留**：當妳的子宮處於緊抓不放的狀態時，注意骨盆裡的變化。妳在核心建立的能量是妳力量的來源，準備要為身為女人的妳，孕育所有能讓妳更有活力的事物。觀想妳的子宮，妳可以說：「我擁抱我的夢想，我擁抱全部的創造本質。」感覺身體的韻律，激發它在妳之內的潛力。

女人的故事：找個地方休息

黛安來找我，想尋求生活的方向。她覺得沒有目標，不確定該如何接近或引導自己的創造本質。女人如果正在為自己找尋某個答案，我鼓勵她跟子宮建立關係，子宮是女性智慧的核心。我引導黛安接觸她的骨盆空間，她的子宮能量，我發現了一些她的困難點。平衡的子宮能量在孕育時，能量是豐沛穩定的；而釋放時，就應該像一條河，汩汩而流。但黛安的子宮能量不規則也不穩定。

在這種混亂的能量模式中，黛安很難把注意力放在子宮上，但這卻是她的當務之急。要帶領女人進入這種混亂的能量模式，讓我想到自己教兒子踏上手扶梯的經驗。急湧而來的能量很嚇人，妳要先做好心理建設，才敢跳進這流動的能量中，讓它載著妳浮沉。黛安的子宮感覺像是在賽跑，她承認，她核心的能量正反映她日常生活的忙亂。她想繼續工作，不理會自己真正的渴望或身體裡天生的能量流。一開始，黛安對這種強烈能量無法招架，但透過持續專注她的中心，她漸漸能站穩腳步，和自己的子宮同在。

當黛安開始接觸到讓她亂了陣腳的子宮能量時，她的本能想忽略內在的騷動。但當她把注意力集中在騷動上，她反而放鬆了，骨盆的能量開始慢下來。雖然女人常會迴避核心的能量阻塞及負荷，但當我們覺知到，靜靜去感受，這種能量模式就會開始變化，阻塞的能量也會淨化。黛安在身體釋放之後，感覺到內在的平靜，她中心的速度放慢。慢慢的，子宮自然的韻律就出現了。她注意到自己更強壯，一股支持她的能量模式牽引著她。黛安現在可以接觸到自己的子宮能量流去引導她的創造力，提供她創造的方向和行動。

了解女性身體內的創造天賦

子宮位於骨盆中心，子宮的能量提醒我們，女人內在擁有無限的創造潛能。我們可以運用它來校準我們的創造能量，了解我們生活主要能量流動模式的差別。當某件事似乎停滯時，把焦點放在根源區，能讓我們知道自己是不是能量不平衡，哪些地方需要療癒，或是不是有一股更全面性的能量流動配合著更大體系的循環週期。我們個人有成長及改變的週期，人類整體也有成長及改變的週期。專注於中心，能使我們更容易與自己內在循環週期校準；專注於自己的創造能量上，也就同時與人類整體的創造同頻共振。

在群體生活中，我們面臨的另一項挑戰是持續暴露在周遭環境的毒素裡。我們的身體試圖淨化被汙染的地方。無論是在身體上——大量的淋巴結、陰道及子宮的體液——或在能量上，骨盆都扮演了根本性的角色。我們可以協助身體照顧骨盆，運用全方位骨盆照護治療法，減少身體及能量上的阻塞。同樣的，我們也可以透過任何形式的的療癒方式，運用骨盆的能量。檢查出有子宮及卵巢囊腫的人愈來愈多，顯示身體細胞發生變化，或面臨其他挑戰。女人可能需要結合西方醫學的技術，如外科手術，再輔以整體的身體及能量療癒。例如：我曾動過臉部手術，

切除皮膚癌。我選擇手術，但我同時也處理我的骨盆淨化能量，在手術過程中尋求能量的支持，可以協助傷口癒合。每天的生活都與骨盆同在，無論是最具挑戰的療癒期，或是品嘗人生中最輕鬆愉快的片刻，我們都能與神聖校準。運用我們的創造潛能，回應日常的生活，端視我們如何吸收這些概念性的知識，以及實際去顯化我我們的神聖性。

與骨盆同在，能強化我們與大地之間的關係和能量流。在過去，我們讓血流在土地上，甚至直接在地上分娩（或者被生下來）。記住這個連結，我們就更能接受這片生氣蓬勃的土地的滋養。這為我們的身體提供一個強壯的中心，去校準給予我們各種關係的支持。在家庭生活中，我全然與我的骨盆同在。當我的骨盆保持平衡時，我家的德國牧羊犬比較聽話，鸚鵡也會安靜許多，孩子們更能專注做自己的事。女人往往過於重視自己的外在條件，例如：理想的伴侶、標準體重或選對一份好工作，希望能輕鬆自在生活；但卻不知道，只有與中心校準，才是如願以償的關鍵。

聚集妳子宮的能量

妳子宮聚集、保留能量的能力，是非常重大的資源。妳可以選擇如何及何時運用妳的孕育能力，並去覺知這整個過程，這就是妳榮耀自己身為女人以及孕育妳的夢想的最好方法。當妳的女性身體處在自然狀態，聚集子宮的能量，它就能支持妳一切的創造行動。妳內在的充沛活力，通常與妳的排卵期息息相關。每逢滿月，或妳自己的內在覺知都會告訴妳，妳的根源區準備好要保留及孕育能量。

讓妳自己與子宮的自然節奏配合，就會注意到自己能量何時恢復。為自己準備開始一項新的計畫，啟動有覺知的改變，或是採取一個大膽的行動。記住，要保留好的能量，發揮妳的潛能，持續支持妳充滿喜悅的生活。運用下面練習，聚集妳的子宮能量。

練習：聚集子宮的能量

先把整個練習讀過一次，閉上眼睛開始進行。找一個舒適的地方坐著或躺下。

1. 將妳的注意力引導到體內的骨盆，留意有什麼感覺出現。焦點放在骨盆中心的子宮，觀想子宮裡的能量向外展開。在子宮能量聚集時，妳感覺自己的能量強大充滿活力。詢問妳的身體，妳聚集了什麼能量，用文字或圖像表現這個創作。

2. 用妳內在之眼，環繞著骨盆周圍能量的邊緣。沿著骨盆每一個部分，揮動妳的雙臂，把這些能量聚集到中心、聚集到子宮，走完一整圈。

3. 當妳把骨盆裡的能量都聚集到中心時，留意這個重要的創造能量有沒有從任何區域滲漏。滲漏就像破洞，讓妳很難找到完整的邊緣。這些滲漏代表著，妳生活中那些習慣性或無意中放棄的地方。當妳注意到骨盆能量領域中的破洞，妳就會發現自己的創造能量是如何流失的。去感覺這些暴露在危險中的區域，才能改變既有的模式，否則妳的女性能量系統容易枯竭。

4. 現在重新回到妳的骨盆中心。留意環繞著妳的能量圈，這是妳保留住的子宮能量。觀想某個意圖或創意，用妳的創造能量包圍它。把注意力放在從骨盆浮現的字眼、圖像或顏色上，深吸五到七口氣到妳的中心。

5. 感謝妳子宮的滋養，結束妳的觀想。當妳把注意力放在中心時，感受妳的子宮、妳的創造及妳的女性自我得到更多的能量支持。

淨化子宮空間

　　妳感覺脆弱的日子裡，很明顯是妳的子宮能量在釋出。這是一段妳可以沉思、休養生息的時間。子宮能量的釋放可能與新月、經期，或妳內在的創造週期有關。妳會感覺到內在的能量變低，這表示妳的身體正釋出能量。當妳感到負荷過重或過於飽滿，都是子宮需要釋放的信號。

　　子宮的釋放能力是一股非常強大的生命力，用這個力量來淨化妳的子宮。這也是改變情緒模式或其他自我設限模式的好機會，釋出骨盆的緊張，為轉變的過渡期做好準備，從核心排掉多餘能量，放下身心靈的舊有模式與憤恨。真正的原諒，需要釋放這些緊握不放的舊能量。妳不需要知道妳釋放了什麼，只要支持身體這麼做就可以了。

　　如果妳因為哺乳或更年期而沒有月經，就更需要每個月進行一次淨化子宮的練習，避免能量因為沒有釋放而失衡。此外，受孕前讓子宮釋出能量，能夠淨化妳的骨盆，為即將降臨的靈魂做好準備。但在懷孕期期，不需要做淨化子宮的練習，因為子宮需要承載嬰兒。等生產後，釋出子宮能量可以恢復妳核心的平衡，就算是流產也是一樣。根據我的經驗，練習子宮釋放的能力，讓我流產後在家裡也能恢復身體自然的收縮。

　　釋放子宮能量，也會對生活中的重大改變有所幫助，這也是清除累積能量的一種自我照護的方式。直接坐在地上，讓大地支撐妳的子宮，清理淨化妳生活中累積的那些來自電子產品及緊張步調的能量負荷。當妳開始淨化子宮的能量時，妳才會發現，許多人都想要得到創造能量的支持。妳自己、妳的創作、妳的孩子，以及妳想要用骨盆能量去滋養的那些人。清理骨盆過度能量及無意中承擔的責任，妳會更清楚知道，自己渴望如何運用並引導妳的創造能量。留意子宮釋放時妳身體發出的信號，讓自己去接收隨著子宮韻律出現的直覺洞察力。

練習：淨化子宮空間

先把整個練習讀過一次。找一個舒適的位置坐下或躺下，閉上眼睛，開始進行這個練習。

1. 引導妳的注意力到骨盆及核心的能量上。留意有什麼感覺出現，把妳的焦點放在骨盆的中心。留意妳準備要釋放些什麼，無論妳是正在完成一項創意企劃的醞釀，或是清除某個特定能量。

2. 深吸一口氣，然後吐出來。當妳吐氣的時候，讓子宮也開始釋放。觀想這個能量——如水流、光或妳的經血——離開妳的子宮，流到大地。留意在清理淨化的過程中，妳有沒有什麼猶豫或抗拒，用呼吸釋放每個抗拒的地方。信任身體的釋放，並了解妳仍然保有妳需要的創造能量。

3. 承認任何妳正在釋出的創作。在妳的內心或生活中，找一個能持續為妳帶來滋養的地方，並讓能量流動。觀想能量離開妳的子宮，隨著妳每一次的呼吸，進入這個世界。繼續這個步驟，直到妳覺得完全釋放。

4. 繼續釋出過多的能量或是目前妳不再使用的能量。觀想能量離開妳的身體，流到熾熱的地球中心。每次吐氣的時候，感覺子宮的釋放。焦點放在釋放上。妳要如何接收來自離開的能量及這個變化帶給妳的祝福。妳的子宮如何展現妳的女性自我？繼續這個步驟，直到妳充分釋放（有些能量可能像是涓涓細流，但妳將會感覺到中心愈來愈輕鬆）。

5. 留意身體任何緊張的區域，包括臉部肌肉、軀幹、骨盆、手臂或腿，留意各個區域的釋放。重複五至七次，直到全身都感覺完全放鬆。讓地球的能量，經由妳的雙腿，流進妳的骨盆，活化更新

妳的創造核心。

6. 感謝妳的子宮，感謝它的協助，感謝它與地球連結。結束妳的觀想。留意子宮的任何變化、清爽的感覺以及整體的滿足感。

傾聽妳的子宮

子宮有所有女人需要的智慧。傾聽它的引導，教妳如何滋養自己，如何打造妳的創作，與靈性連結，跟隨妳創造的節奏。無論妳有沒有生過孩子，還是妳已經進入更年期，妳都要傾聽妳的子宮。就算妳進行過子宮切除手術，子宮的能量中心仍在骨盆的核心。這裡是母親，妳與大地連結的地方，妳這輩子所有的創造能量都在這裡。當妳思考伴侶、避孕、女性生理用品及所有在創造方面的決定時，聆聽妳的子宮，這是妳中心最有智慧的地方。

從創造中心出發

妳的子宮是一個與靈性及創造力連結之處，它的內在節奏及能量，為創造生活提供了最根本的指引。正如子宮能量每個月會改變，妳可能也會注意到，創造能量會在每天，甚至每年都有它的循環週期，在動態擴展及靜態恢復之間交替。這些循環週期就是妳孕育的週期。與身體的創造節奏同步，會使子宮的創造力量更臻完美。

想持續擁有創造力，就要學習滋養創造力，就如農夫照顧他的農作物一樣。每次收成都代表要花費許多時日，甚至好幾季，在土地上辛勤耕種。我能在養育孩子之餘，還寫作、照顧女人的健康，都是因為我懂得在能量的週期運作之中，發揮自己的創造力。我根據自己每個月及每一年的創造循環，進行我的創作。我輪流寫作、工作、照顧我的孩子，

還以有機及彈性的方式照顧自己。我持續根據內在節奏，運用我的創造能量。有時我會針對特定意圖進行療癒或創作，然後把注意力放掉，讓自己回到更大的環境秩序裡。當我覺得失去平衡時，我會聽從我的核心，或再次回到我的中心。我聽從我的內在節奏，度過安靜的休養期及活躍的收成期。

西方文化常常沒有注意到創造過程裡的自然節奏，無視四季的更迭轉換，要求持續生產。但當妳能調節自己的生產週期，就可以從女性身體得到自然節奏所提供的能量。在完整的創造週期裡，跟隨自己的內在節奏，能夠提升創造能力，接收到更多的滋養。

練習：擁抱一個完整的創造循環

選擇一個夢想或靈感，觀想一個完整的創造循環來支持它的成長。因作品而異，有些循環週期只要幾星期就可以完成，有些得要花幾年才能完成。與其設定一段必要的時間來完成整個創造循環，不如以自然的能量流動，達成特定成果與完整感。

1. **基礎工作**：利用這個練習，仔細思考妳選擇的夢想。妳需要準備什麼，才能開始種植妳的創意種籽？妳需要清除什麼，才能為妳的創造預留空間？

2. **滋養**：想想可以幫助這些種籽成長的養分。妳需要去上課，學習新技術嗎？妳需要參加一些能激勵妳的活動嗎？或是在某些方面滋養妳的創造中心？

3. **養成**：想像在妳的人際網絡中可以運用的資源，它們如何協助妳照顧這些創作。妳的人際關係或與他人聚會，可能激勵或協助妳進行創作嗎？

4. **收成**：找一個實體的地方，代表完整的創造循環。慶祝妳的創造成果，讓妳辛苦得來的果實為妳帶來滋養。妳要如何慶祝，並將妳的收穫與他人分享？

5. **休息**：在創造力爆發之後，休息是很重要的。為妳的創造能量進行補給，開始構思下一次要種植的創造種籽。妳有規律的獨處及休息時間嗎？

　　當妳重新發現妳的子宮與創造循環，就能夠支持妳整個女性身體。小心呵護妳的家庭，並榮耀妳的內在聖殿。讓妳的創造生動亮麗，表達妳的獨特本質。基於子宮的母性，它要我們好好照顧自己，把心力投注在真心想要的創作。跟隨她的引導，妳從恢復期僻靜到擴展期的創作，都將讓妳的子宮及人生為妳的栽種做好準備。

　　但願妳找到創造循環的目的。

第六章
改變妳家族的傳承模式

　　每個人的身體，都只是生命長河中的一個點，而這條長河包括了我們祖先過去的能量，以及我們未來後裔的能量。這一章說明如何與這條生命長河建立穩固的關係，雖然其中包含了家庭的傷痛，以及未知的家族傳承。處理這些傳承模式，使我們得以療癒自己，恢復完整的能量流動，發揮我們的創造力。如果每個人都這樣做，就能療癒整個社會的能量，讓社會能量恢復流動。在整體中找回我們的創造力，正是我們生命最終的目的。

　　我坐在河邊，這裡是阿帕拉契山脈的山麓，我來這裡找尋父親的家族根源。我在身體上感覺得到來自母親的家族遺傳，而我不安的骨子裡有一股熟悉的騷動，因為我對於父親的家庭不是很熟悉。我住在距離父親家鄉非常遙遠的地方，我在自己身上找不到任何與他們的生活相關的痕跡。

　　我的二兒子和我從紐約市到賓州東部的一個鄉下小鎮閒逛了一天。自從我的野性女人開始展翅飛翔之後，那年橫越美國拜訪紐約女性友人已是好幾年前的事。時間留下歲月的痕跡，我那位朋友已經成了一個女孩的母親。當年讓我脹奶的嬰兒，現在站在我身旁，正朝著水面丟黑色小石子。

　　長途開車開煩了，我把車子停在鐵路旁的棧橋上，然後我們沿著小路，走到河邊。我兒子很喜歡這條河，它的寬度剛好可以打水漂。我想

像著，祖父還小的時候在這裡釣魚，把釣來的魚當作晚餐。祖父六歲的那年冬天，流行性感冒橫掃整個山谷，我的曾祖母因此過世。她死的時候，腹中還有一個未出生的孩子一起隨她而去。我祖父當時就跟我的大兒子一樣大，對這個世界毫無防備之力。

我的手中有張紙，寫了曾祖母十個孩子的名字及出生日期。祖父的名字也在上面，他是家中的第七個孩子。有些孩子的死亡日期也記在上面：有兩個出生時就夭折了，另外兩個在出生後沒幾年也早夭。我有一張褪色的曾祖母照片。我看著她深褐色的臉龐，想像她的身體曾懷胎和生育過那麼多的孩子，還埋葬其中的幾個。這想法讓我停頓下來，我為她的疲憊靜默一陣子，我想也許是這種辛苦最後取走了她的性命。

我和我的兒子在這裡探索大半天，我的親人們曾經住在這裡，現在他們大多不在人世了。我沒有明確的方向，但我想去看看並接觸他們代代居住過的土地。最讓我驚訝的是那股似曾相識的感覺。雖然我不曾來過這裡，卻對這塊土地很熟悉。我穿過門廊，粗製的板凳與我在奧勒崗州家裡的板凳一模一樣。我廚房裡那個大木碗、我偏愛的手工雕刻用品，以及歷經風吹日曬的穀倉都很符合這裡的景致。

我來這裡找尋我失去的東西，卻發現那些東西其實一直都跟著我。我承襲了父親的血脈卻不自知，直到重遊祖先居住之地，才發現這傳承已經是我的一部分了。

開車回紐約的途中，兒子睡著了，鄉下小鎮消失在我們身後。過了一會兒，我打電話給我爸爸，告訴他我們造訪了祖父的家鄉，與他分享這段旅程。他告訴我，我們所在的地方很接近祖父出生的小鎮。當我在地圖上找到這個小鎮時，我很驚訝，那裡有一條河正是我們最後玩耍的那條河流。

沿著這條彎曲的線，我看到這條河流正是從我與兒子站立的地方開始蜿蜒而下，我祖父就在兩英里的下游出生。那天的旅程，我並沒有刻

意計畫，只是依循內在指引，就走到那條河的河畔。這可能是任何一條河，卻剛好是我祖父可能知道的那條河流。在那裡，我感覺得到祖父的臨在栩栩如生。我從來沒有去過那個地方，卻能找到路。我把手伸進口袋，撫摸在河邊拾起的光滑小石頭，感覺自己好像握住了祖父那條河流的一塊，而同樣的這條河也流經過我。

家族傳承的限制

我們說的話語、生活習慣、與人交往的模式，都常受到家族的影響，我們的生活也往往被這些傳承限制住。重複性具有強大的力量，它會隨著時間累積能量。當我們重複某件事情時——想法、動作、行為模式等——它就會在核心形成一種包含著能量的架構（模式）。這是為什麼儀式與傳統變得有意義：這些步驟不斷重複，就會變成一種實際的形式。家族傳承是這樣傳下來的。我們運用創造潛能的方式、我們說的話語、我們種的農作物、我們煮的食物、我們的節慶傳統，都會累積能量，尤其它經過世代相傳，從父母傳給子女。

身體能量的崩潰瓦解，通常是因為家族傳承的斷裂沒有完全修復或是建立新的架構。我們的祖先搬遷或流亡到其他地方時，得開創自己的新生活。他們通常會與家鄉文化及土地斷離連結。移居新土地的壓力，就像是初次破土而出一樣費力。它得花上幾個季節，運氣還要夠好，才能有豐富的收成。如果新舊土地的風土完全不同，更要花上好幾代的時間，才能學會如何整治土地、配合天氣、聚集人力來建造一個社群以及其他的支援。在這樣的轉變中，一定會有所失落——失去家人、失去傳統、失去土地的歸屬感、失去令一些人哀悼的人。

女人可以從自己家族傳承的能量，知道該如何延續祖先留下來的種種。父母血脈的能量，得靠女性身體傳承下去。父系家族的能量支持女人的右半邊；母系家族的能量支持女人的左半邊。如果她能了解並善用

自己的傳承的話，兩個家族傳承的潛力都歸她所有。

身體攜帶著家族的傳承模式

探索根源區，讓我們發現身體的記憶是一條深深長河，等著我們關注它。我們帶著血脈遺傳的印記、及世代相傳的悲傷與希望，在身體裡成形。當我們與女性身體的內在韻律重新建立連結，身為女人的我們就會承襲家族的模式去創造。

過去五十年來，女人有機會獲得專業領域上的成就，但我們仍然會具體表現出家族傳承對女性的定義和限制。一個女人對自己女性特質的認知，來自於她的祖先。然而，當我們根據外界眼光改變這些傳承時，女人最好透過自省，與內在及身體層面的「女性」建立關係，並重新界定它，選擇要如何去滋養自己的創造本質。

如果覺得身為女人很辛苦，有許多方法能協助女人改變命運，正如前面分享的那些故事，例如：自我犧牲的媽媽，她的女兒可能為了逃避家庭會遇到的負擔，追求事業成功，而不想生孩子。但女兒的創造本質仍會承襲媽媽的方式生活。女人生活的模式遺傳自母親。女兒可能會透過另一種方式犧牲自己，繼續遺傳的能量模式，就和她的媽媽一樣。如果她的身體裡沒有支持她的能量模式，外在環境的改變對她來說並沒有太大的幫助。

我在我治療的女人當中，曾見過骨盆如何記錄一個女人與「女性」之間的關係。她所承襲的，其實正是她父母對自己生命中的「女性」的反應，這會從她的骨盆能量模式反映出來。她的子宮及卵巢能量的活力，她的情緒能量模式，以及核心的男性女性能量的平衡，都反映家族的創造能量被接納或是阻塞的方式。

研究女人創造能量的細微差異，可以從開始滋養自己——或祖先——那些還不曾實現或失敗的地方開始。她的某些祖先可能經歷貧窮、

戰爭、重病、奴役、創痛等，這些都會在家族遺傳中留下碎片。女人即使不曾經歷這些相同事件，但她可能會活在受限的範疇裡，除非她能夠處理這些遺傳而來，讓她感覺危險又匱乏的模式。

　　女人可能會像使用地圖一樣，在自己的身體上搜尋，重新發現她或祖先與自己的女性領土失去連結的豐饒之地。運用下面的練習，仔細思考女人角色的轉變，以及這些紀錄對女性身體造成的改變。

練習：世代更替與身體的紀錄

1. 想像妳是自己的祖先之一，住在一個部落裡。想像自己用火在煮東西，餵母乳給孩子喝，採集根莖食物及莓果。妳聞到什麼味道？地球看起來如何？妳還注意到什麼？把注意力放在妳的骨盆上。妳的骨盆有什麼感覺出現？妳坐在哪裡？妳注意到自己的身體有什麼反應？

2. 想像妳是活在七〇年代美國女權運動時期的女性。妳看到妳在哪裡？妳在照顧家庭或是在外工作？妳是否要兼顧兩邊的需求？注意妳身體的感覺。妳的日常生活發生了什麼事？如何反映在妳的身體及骨盆？

3. 看看現在的自己。妳如何塑造自己身為女人的生活？在日常生活中，妳如何使用妳的創造能量？妳照料什麼火源？妳有養育孩子嗎？妳在職場工作嗎？妳如何平衡家裡及在外的工作呢？對於妳運用創造潛能的方式，妳的身體有何反應？

4. 結束妳的觀想，謝謝妳的祖先以及他們的努力。思考妳觀察到的每個情境，以及這些情境如何影響妳核心的能量。

每一個世代都在進步。女性主義運動解放了女人的角色，讓她們可以選擇職業，擁有個人的自由。但對於如何平衡家庭及工作的生活，還有許多值得努力之處。女人可以進入職場，在專業上發揮自己，但更多的女性領域——與我們內在隱藏的庇護所相關的「滋養」及「照顧」的角色——常常會在這個過程裡被犧牲了。當這個模式發生嚴重的功能障礙時，有時唯一的選擇就是打破這個模式，然後修復它。

女權運動者的下一代，現在已經長大成人了，重新把「女性」帶回日常規律生活的架構中，支持我們在家庭、工作、性別角色，以及與別人建立關係所需的能量。下一波女性主義運動，就是要完全恢復我們與「女性」直接關係，並重新創造一個強大而真實的「男性」。藉著探索從家族繼承的情緒模式、骨盆界線、潛藏的共識及其他能量模式，我們發現了一些接受及改變傳承的方法。

面對恐懼，找回妳的信心

當女人探索著創造力的範圍時，她會遇到恐懼及信心這兩個課題。如果她信任這個世界——相信其他人是善良的，相信自己與靈性的連結，相信自己的能力——她就能擴展自己的創造領域，不會因恐懼而受到限制。健康的恐懼有保護作用，使女人不會受到傷害。但多數的恐懼都是自找的，會使自己的創造能力受限。女人要改變現有的創造界線，需要檢視她的恐懼，恢復自己對周遭環境的信心。無論是生育孩子或開始一段夥伴關係，女人的恐懼與信心一旦劃地自限，她就只能關在裡面創作。

儘管當我開始寫這本書，我對於可能會發生的情況，心裡充滿了恐懼。我認為我需要出版社的支持。身為年幼孩子的母親，以及照顧女性健康的物理治療師，這個需要大量時間寫作的計畫，在沒有任何實質的

支持下，讓我十分卻步。基於信任，我把這本書一開頭的幾個章節，寄給紐約的一位出版經紀人，他非常熱衷於這本書的出版計畫。他把文章寄給幾家出版社（在一天之內全部寄出去，我在那天生下我的第二個兒子），卻沒有一家願意出版這本書。

我的信心開始動搖，只剩下對於創作的信心而已。我擔心這本書永遠無法完成，但我繼續找出版社。我面臨的問題與這本書試圖解決的問題是一樣的：我在「女性的靈性層面」與「女性身體」是分開的。身心靈領域的出版社不出女性身體的書籍，而女性主義的書商也不出版身心靈的書。在出版界，我找不到外在支援，正好反映出我身體根源區分裂的狀況。

這時，我得到來自周圍的女人、我的伴侶、我的孩子，以及其他靈性的支持。儘管對於眼前的路猶豫不決，缺乏信心，我必須表達出對於得不到支持的悲傷。最後，我放棄尋找出版社，只是專心寫書。當我愈少想著恐懼，而專注在我的寫作上，出乎意料的，空間反而愈開闊了。我斟酌字句、小心關照我的作品，同時我的腹中還孕育著一個嬰兒。大約七年後的某天，這本《女人的身心療癒地圖》終於完成。兩年之後，我找到出版社，他們正在開闢一片新的領域，在靈性及身體之間建構一座橋樑。它成功了，因為書不會憑空出現，創作需要花時間與靈性同在。我的信心隨著我的創造力愈來愈強，我的恐懼只是這條道路的一小部分。

根源的恐懼之聲，抑制了女人的天性

根源發出的恐懼之聲，令人生畏——它會使妳放棄追逐自己的夢想。它會回應任何一丁點的改變，甚至可能堅持妳保持沉默，待在受限的界線之內。根源的恐懼之聲，會限制自然能量的流動。有時候，那恐懼在妳的根源區存在太久，妳就無從分辨自己是被什麼限制住了。

　　恐懼造成能量模式及身體架構的緊張及局限，使人的發展受限。女性身體能夠對外展現她的內在，核心受限可能會強化情緒模式、能量模式或財務匱乏，這些都來自於骨盆緊抓著恐懼不放。我曾經聽女人表達過她們根源區的聲音：她們害怕與骨盆建立關係、怕做女人、怕自己太性感、怕成為母親、不敢信任靈性、不敢冒險創作、不敢說真話、不敢取回屬於自己的能量、不敢重新站在自己的領土上。這些恐懼可能來自於女人自身的經驗，也可能是家族世代相傳累積下來的恐懼。無論是哪一種，女人的恐懼最後都透露出野性女人想得到自由的渴望。

　　我們在生活中遇到困難時，恐懼是很正常的反應。但如果緊抓著它不放，會干擾我們的生活。社會長久以來都把恐懼當作工具，切斷女人與自己身體及創造潛能的關係。許多對自己的能力很有信心的女人，過去或現代都變成被獵殺的女巫。結果導致，女人擁有能力或展現自己光采似乎變成一件危險的事，她們於是不再信任自己的身體。要恢復我們身體的力量及創造能量，我們可能會經歷一連串的惡夢及極度恐懼的感覺。然而，鼓起勇氣面對恐懼，繼續走在我們自己的路上，我們最後會收復全部的失土。

　　信心十足的面對恐懼，活出妳的夢想，變得光采煥發、更有力量、更能表現自己。留心妳的恐懼是用什麼巧妙的方式限制了妳。恐懼出現在個人有成長機會的時候；如果妳讓恐懼阻礙了妳在生活中的進展，妳會愈活愈渺小。妳恐懼時，身體可能會緊張。妳可能選擇停下腳步，轉身而去，永遠都不跨過這個恐懼。或者，妳可以吸一口氣──吸進信心，吐出恐懼──然後繼續前進。對於根源區的恐懼之聲，思索以下問題：

- 在妳的身體及生活中，哪些部分因恐懼而受到限制？
- 妳看見自己成長的潛力嗎？

- 妳繼承家族哪些與恐懼相關的傳承？
- 妳的恐懼如何透露出妳對自由的渴望？

女人的故事：九一一恐怖攻擊事件的集體影響

　　二〇〇一年九月十一日的第二天，我感覺到這股震撼的力量，記錄在我身體根源區的某層上。我在奧勒岡州的女性保健工作室的個案都預約滿了。我平常的治療都在恢復骨盆的平衡，以物理治療的手法為個案按摩，協調她們內在骨盆肌肉。但那一天，我只想釐清我發現的一些現象。我幫助個案重返她們的中心，解決她們的核心出現的混亂訊號。

　　我發現那天第一位個案骨盆底部的肌肉，比她第一次來看診時更緊張疼痛。她身體根源區的能量非常灼熱，傳達出那裡具大的壓力。這似乎是巧合，但當天一位接一位個案，每個人的骨盆能量及根源區的肌肉都因為九一一悲劇所帶來的衝擊，而變得不同了。

　　透過呼吸、觸摸以及晴朗的天空，身體打開了，充分領受生命能量。因為受到衝擊，呼吸不順，身體變緊張了，流動的生命能量被擾亂了。震撼覆蓋在身體層，讓組織變得脆弱僵硬——細胞的排序混亂，而不再呈規律的形式。

　　我們個人的痛苦及悲劇，都使我們的根源區保存了層層的衝擊。個人的安全受到威脅時，女人的根源區在身體及能量上都會受到刺激。九一一事件第二天，我第一次感覺到，衝擊模式反映在每一位個案的身上：針對大家共同經歷的悲劇，身體做出相同的反應。

　　雖然這些「後九一一」的恐懼及壓力都不容置疑，但陰道及骨盆的健康及活力，在面對這樣的高度警戒時，卻會做出妥協。當女人的根源區處在壓力之下，通常會避免與這個區域連結，卻不知道，她正在棄守她的女性領地，那是能量及滋養的重要來源。

　　我從治療身體的過程中，知道只要隨著呼吸的節奏，穿過層層衝擊

與震驚，細胞開始活動，就能夠療癒個案的混亂與崩潰。我曾經看過，身體創痛的部位，也有無限的療癒潛能。不管在身體架構中的哪裡，在社會體系的哪個部分，只要出現了分離的現象，那裡都有一個開口——讓妳去好好呼吸，跟隨那節奏，去榮耀、回想、見證、賦予生命。

恐懼與身體反應

身體對恐懼所產生的反應，就是關閉一切，只剩下維生必須的功能。這成為一種生存模式，促使女人用原始的本能去反應，而不是用她的創造能力。女性身體的根源區特別容易受到恐懼的傷害，因為骨盆這個基地包含了海底輪：這個能量中心主管女人的核心認同及她的安全感。當她覺得安全時，女人的骨盆肌肉會放鬆，會讓她覺得與生命連結，也會有歸屬感。當她害怕的時候，海底輪的能量受到刺激，骨盆底部的肌肉也會緊繃。她的身體因害怕而活在局限的範圍之中，這會束縛她的能量，阻礙她圓滿她的生命、運用她的能量資源。

見證了「後九一一」的骨盆壓力模式之後，我開始注意個案外在生活所發生的事件。我發現，任何重大的事件都會在女人的根源區及骨盆造成衝擊，尤其當這些事件與失落、安全、改變有關時。我的個案經歷的壓力事件包括：到急診室探望受傷的孩子或離世的親友、養了很久的寵物過世、離婚分居、遷居、財務壓力、自己或伴侶在工作上有所變動。

女性身體可能會表現許多狀況，都代表骨盆處於極度的壓力，儘管這些事件發生在多年以前。除非以雙手在身體層面治療，否則這個壓力會繼續破壞女人骨盆的狀況及能量流。

在治療骨盆時，我曾經看到，當女人回想起某位受苦或死亡的家庭成員時，例如在大屠殺中的受害者，或發現祖先所承受的重大傷痛時，壓力模式就會出現在骨盆上。無論女人是直接經歷創痛的事件，或是從

她的祖先那裡繼承到這些創傷，都會對女人根源區造成衝擊，這得靠她去核心找到解答，才能恢復健康。因此，與其把焦點放在創傷上，不如恢復這些被阻斷的能量流動。

骨盆有一個最棒的特質就是，只要處理身體對創傷及壓力產生的反應，就能帶來療癒的效果，讓女人再度進入她的創造核心。處理能量阻塞的區域，女人的內在領域就不會再受這些限制束縛。只要練習恢復骨盆能量，女人就有能力克服恐懼，並面對創傷帶來的反應。她對於未來的壓力事件，也有更多的資源及更深層的根源力量，為自己、也為她所有的創作帶來能量。

超越妳的恐懼

如果妳曾經經歷過重大的失落，或在情緒及身體上受到攻擊，妳就有恐懼的理由。但不要因為這個經驗，讓妳的身體能量及能量流動凍結了，改變妳自己原本的樣子。因害怕而嚇呆了，會讓妳對未來的挑戰失去動態的反應能力。屈服於恐懼，也會讓妳無法將過去的痛苦經驗，轉化成為力量的來源。

恐懼會造成妳生理及能量上的反應，妳會預期自己的身體有緊縮的感覺，有時這也會發生在改變出現的時候，即使這是妳渴望的改變。有些恐懼是想像出來的，有些恐懼是真實的，但如果妳讓妳的身體因為恐懼而做出反應，不想再前進，那麼，妳完整的創造力就會持續受限。勇氣會帶來挑戰及改變，就算妳怕得要死，也要維持核心能量的強大與流動。聽根源區的聲音說：「這麼做行不通的」和「我不認為我辦得到」，發掘自己的能力去超越恐懼。想想那些把生命豁出去的女人，去看看她們如何超越恐懼帶來的阻礙。把恐懼當作一個信號，象徵著妳正在超越過去的限制，擴展妳的領域。認清妳的恐懼，妳會知道要在哪裡開始釋放妳的女性潛能。

練習：說出妳的恐懼

完整說出以下「我害怕＿＿＿」的句子，表達出妳對妳的女性身體、女性特質或女性力量的恐懼，當妳在思索妳的恐懼時，留意骨盆的反應。

1. **思考：**想想妳所說出的每一種恐懼，它代表的意義，以及妳注意到什麼？檢視恐懼的根源，它是不是承襲自家族，還是不被承認的傷痛、沒被關心過的需求、不被承認的潛能，或是其他的來源。把每個「我害怕＿＿＿」的句子，改成「我想要＿＿＿」，把妳想要說出來的渴望，放進句子裡。

2. **儀式：**思索妳透過恐懼傳達出來的渴望，這是共時性的創造。花五分鐘，自由書寫、畫畫、跳舞，或用其他的方法表現在妳的恐懼中，懷抱的渴望。完成之後，再次留意妳的骨盆能量。它有什麼改變？妳與恐懼的關係有什麼改變嗎？

女人的故事：面對生產過程中的恐懼

史黛拉在生產後兩個月，來做骨盆治療，幫助她產後的復原。當她在進行陰道按摩時，她回想到自己生產時，子宮的擴張讓她極度害怕。她說，她原本很平靜的分娩，後來卻變得很害怕。史黛拉覺得，她的身體正被「撕開」，這種感覺讓她在生產時，無法因應分娩的需求，打開自己。

在生產的過程裡，必須要很有力量的敞開自己。史黛拉想要從這個身體及情緒上都很極端的經驗中退卻。在她每一次收縮時，助產士就看著她的眼睛，握著她的手，讓她能跟她的身體在同一陣線上。當她感覺

到身體時，她就不再專注於恐懼上。史黛拉說，當時，彷彿她的助產士抱著她，要她信任自己的身體，讓她的子宮能夠持續打開。當她的女兒生下來之後，史黛拉超越了她的恐懼，欣喜若狂。

轉化妳的恐懼

生育或改變妳的創造領域，妳會面臨在身體、創造力以及情緒上的恐懼。根源區的恐懼之聲，是妳潛藏的盟友，為妳帶來成長的機會。不要再躲避恐懼，開始注意觀察妳對恐懼的反應。觸摸妳的根源區，看看妳害怕時它有多緊張。然後進行陰道按摩的療程，清除核心因恐懼而產生的緊張。教導妳的身體放鬆，即使警鈴大作時，也要降低恐懼對妳的掌控，讓它不再阻礙妳的潛能。

恐懼出現的時候，注意妳的呼吸、能量及思考模式。當妳想到一種新的可能性時，妳呼吸會不會不順？妳是否注意到，恐懼的時候，妳的能量會凍結住？深吸一口氣，讓妳的能量繼續流動，尤其是中心的能量。把妳的呼吸直接帶到卵巢，讓這股具有療癒力的暖流，灌注到妳的中心。專注在妳所渴望的事物上，而不是在妳的恐懼上。想像妳經驗著這份喜悅，並勇於挑戰所有發生在妳身上的事。

當妳傾聽根源區傳出的恐懼之聲，妳會發現自己的限制。挑戰這些限制，妳將發現它們的改變。運用妳的骨盆資源，激發創造能量的流動。擴展妳的自我概念，找出妳的新界線。信任這條路無論多坎坷，都引領妳釋放妳的恐懼。

妳在恐懼的時候，我建議妳透過真言或韻律的唱頌獲得平靜。真言有助於聚集能量，幫助妳改變既有形式。重複唸下列真言，或是用屬於妳自己的真言，直到妳的身體放鬆或呼吸變得深沉。

我信任我的身體。

我信任我的道路。

我在呼吸中獲得信心。

我不孤單。

每一次恐懼出現的時候，就是妳改變核心結構的好機會，感受它帶來的擴展，而不是限制。當妳覺得身體因恐懼而受束縛時，妳就更接近那道阻礙妳，使妳的創造能量無法完整流動的牆。傾聽根源區的恐懼之聲，其中含著智慧與引導，但要維持能量流動，讓它超越這到牆，找回妳真正的潛能。對於轉化妳的恐懼，思考以下的問題：

- 恐懼是如何限制了妳的光采？
- 放下這個恐懼會帶來什麼改變？
- 妳希望自己如何活得更勇敢？
- 妳如何用信心來面對恐懼？

賦予妳的創作生命，信任創造的過程

我正在做步行禱告。我的朋友有孕在身，正在流血。她發現自己可能流產了，打電話要我過去，她家就在距離我家幾條街不遠的地方。那天天氣炎熱，我決定要用步行、擊鼓來協助她。我一邊走路，一邊擊鼓，為我朋友和她孩子的靈魂禱告。我邊走邊想起我抱著剛出生兒子跌倒的經驗。

我第一個兒子出生後，我的保護本能不知從何而來，我想讓他免於任何傷害。我對他的保護，維持了三十七天，直到有一天，我失足絆倒，跌在人行道上。想起那一刻的衝擊，至今仍然讓我覺得很驚恐，我與兒子一起跌倒，他的頭撞到水泥地上。Ｘ光檢查證實了我的恐懼——他的頭骨裂了。

身為女人，我們是創造者。我們的子宮說明這個事實。身為賦予生命的人，我們期待保護自己的創造，不受到傷害，尤其是免於死亡。然而，我們的創造擁有自己的生命，我們想要保護他們，我們的所作所為會深深影響他們的存活能力。

　　跌倒那天，我與當時還是嬰兒的兒子待在醫院裡，我看著他胸口起伏，深怕他穩定的節奏有任何的變化。我學到了另一個真理：我無法保護我的兒子，讓他不受他的命運主宰。我因為害怕而想要保護他，讓他遠離生活中的危險，卻很可能會限制他的潛能。我可以無視命運的安排，在任何情況下，隨時與他在一起、保護他。但我信任靈性的安排，我讓我的兒子過他自己的生活，發揮他所有的潛力。

　　女人在形成每個創作時，必定要在緊握不放與鬆手之間達成條件。我們感受到這之間的拉力，既創造了某件東西，又要交出控制權，讓他走自己獨特的道路。我們的本能催促我們去照顧他，把我們的創作緊抓在身邊不放，然而，我們也必須讓他去過日子。如果我們太害怕死亡，我們會把自己封閉起來，無法好好生活。如果我們不放手讓他發展，這會限制我們與他之間的關係。

　　要我們放手，讓孩子去過他們自己的獨立生活，其實是在考驗我們的信心。也許這就是瑪莉的想法。瑪莉是杰斯的媽媽，她對於在一旁支持兒子深具信心，即使她親眼目睹孩子所經歷的事，她也不為所動。母親一定要有勇氣鼓勵（更正確的說法是「把勇氣給予」）自己的孩子。我們可以建立某種模式，評估應放多少注意力在恐懼上，以及該抱持多少信心，才是一種對恐懼的健康反應，但我們仍然無法控制那些事件的結果。要照顧我們的孩子，最好的方法就是在每個成長的經驗中，有意圖去加深自己與靈性力量的關係，不是抗拒它，或刻意塑造一條正在開展的道路。讓我們與生命之流同在，我們才會接收到它的祝福。

　　孩子會長大，當他們找到參與這個世界的方法時，我們對他們的責

任會變得更趨向於靈性層面，而非身體上的照顧。這適用於我們所有的創作。如果我們了解創造的過程，並讓我們的能量配合自然的進展，我們就會與自己創造出來的事物之間，有更純淨的關係。與其阻礙生命之流，不如為他每次踏出的步伐拍手鼓掌。當孩子們回來時，當他們在生命之中遭受不可避免的悲傷受苦時，我們更能擁抱我們的孩子。我們提供的是真正的保護，而不是限制，讚揚生命之中每個具有創造力的事件帶來的潛能。向生命之流敞開，我們就能與我們的孩子一起發現喜悅。

女人的故事：走完一個完整的分娩過程

泰拉在生完第一胎後幾個星期來找我。她帶著孩子一起來看診，孩子就在嬰兒躺椅中安靜睡覺。泰拉似乎有點困惑，而且與她的身體斷了連結。當我感覺她骨盆的能量時，發現其中的能量仍然跟懷孕時一樣飽滿。泰拉還沒有完全釋放掉子宮裡的分娩能量。

我曾經學過身體治療的方法，用來解除嬰兒在出生過程裡遭受的創痛，這門學問是由席拉‧莫菲醫師（Dr. Sheila Murphy）所開創，她是一位整脊師，也是精神科醫師。我抱著大兒子跌倒之後，跟隨席拉‧莫菲醫師學習這個全人身體治療方法，處理創傷在身體層面造成的衝擊。我的孩子出院回家之後，頭骨破裂的傷勢似乎很穩定，但事情似乎不太對勁。我兒子變得更愛哭、很容易吐，他以前不是這個樣子，而且我抱著他時，可以感覺到他渾身僵硬。他的跌倒事件，對我們兩人都造成衝擊，讓我們的身體很緊張，直到莫菲醫師幫他做了身體治療。

莫菲醫師進行第一次療程的時候，我兒子在她的撫摸下，完全放鬆。他握著她的手，彷彿在說「謝謝」，我看到他的反應，眼淚奪眶而出。她的方法療癒了我們的創痛，我們的生命得到莫菲醫師額外的祝福。我跟著她學習了兩年，學習如何解讀及解決嬰兒身體上的創痛，這個新知識讓我知道創痛如何影響嬰兒，對於我治療女性骨盆的工作大有

幫助。

運用我所學過的創痛治療經驗，我感覺到，在生產的過程中，泰拉與她的寶寶曾經受到某些干擾。我開始治療她的骨盆，要她與她的子宮連結，釋放掉她發現的能量。她集中注意力，骨盆裡的能量全都釋放掉了——突然，這股能量停止了。我問她發生什麼事，泰拉告訴我，她在分娩時發生的事：她在家裡生產，而且分娩後，流血不止了好一段時間。助產士很擔心她流血的情況，泰拉自己也感受到整個房間裡瀰漫著害怕的情緒。她很刻意的想要壓抑她的子宮，讓它不再流血。所以，她沒有進行分娩後的自然釋放，泰拉一直把分娩的能量留在身體裡。

我鼓勵泰拉，肯定自己完成分娩這件事情，而且，她已經生產完六個星期，她的身體可以很安全的釋出所有剩餘的能量。她再次把呼吸帶到子宮，她的骨盆也因為子宮的釋放而變得暖和。突然，能量再度停止。我問泰拉發生了什麼事，她告訴我，在她生下孩子之前，她曾經有過兩次流產的經驗，她覺得她必須緊緊抱住這個寶寶，不能再失去他了。即使是現在，她還是很害怕全然放手，害怕再次失去。

我要泰拉看著她沉睡中的寶寶，要她肯定這個寶寶完成出生這件事。她轉身面對她的小寶寶，哭了出來。看到寶寶很安全的跟她在一起，她開始釋放，從她的核心釋放能量。一股巨大的熱氣流了進來，從她的骨盆裡釋放出去。這個時候，泰拉的小寶寶醒過來，扭動身體，踢著雙腿，就好像在產道裡移動似的。根據我從莫菲醫師那裡學到的知識，我看得出這個動作的意義。但我從來沒有同時看到過，女性身體裡能量的釋放，與她的小嬰兒共時性的反應——他們的能量緊密連結，充滿整個房間。

我把泰拉的孩子抱起來，放在泰拉的肚子上。現在，他還朝著她的乳房動來動去。在我們的協助下，他緊含住媽媽的乳頭。泰拉一邊笑一邊哭。他們之前也有餵奶的問題，現在，這個寶寶的嘴張得大大含住她

的乳頭，喝著母奶，他再沒有比現在更緊密的黏著媽媽了。

在治療泰拉跟她的寶寶之後的幾個星期，我跟一位鄰居聊天，他是一位作家。我們聊起母親跟孩子之間的連結時，他跟我分享他的親身經驗：他的母親在幾年前去世時，他突然接收到一股爆發的能量。這個例子說明了是母親把能量傳遞給兒子，這與我治療骨盆時所得到的經驗，以及我所學過關於能量如何傳遞、如何在分娩時保留的知識，都非常符合。如果女人知道自己擁有這樣的潛力，可以把能量傳遞給她的孩子，那該會有多好。從生產的那一刻起，她就給她的孩子屬於自己的生命力，看到孩子擁有完整的生命，那就是女人得到的回報。

如果妳是一位母親，想像子宮的創造能量流向妳的孩子，給予每個孩子生命的能量。生育孩子會為妳的成長帶來巨大潛力，尤其是當妳願意去檢視自己照顧孩子過程中的脆弱之處，便更是如此。關注妳自己在照顧孩子上受到的傷害，可能會引起後悔的感覺。但與其困在過去，不如就在當下發揮妳的創造能量，妳可以當一個更好的母親、更有創造力的女人，信任這條成為母親的道路。為妳的孩子思考以下的問題，即使他們已經長大成人：

- 我的孩子擁有什麼能量，是他很重要的一部分？
- 我該如何鼓勵孩子生命裡的這股能量流？
- 我照顧這個孩子時，是否曾經感到後悔過？
- 我該如何處理後悔的能量，並給予更多生命力支持我的孩子？
- 我帶給我的孩子什麼樣的禮物？
- 我為我的孩子做什麼樣的祈禱？
- 我該如何活在真理中，以快樂面對我的孩子？

記住，妳也是妳父母的孩子，妳是他們獨一無二的創造。想像妳出

生時，接收了所有的生命能量，使妳與妳的身體充滿能量。藉由深入野性之地探索，與地球（我們的原生母親）的能量建立密切的關係，使妳恢復活力。

　　賦予妳的創作生命，意味著妳信任創造的過程。妳創作出來的花朵來自於靈性的力量，它種下了種籽，所以才能開花結果。妳可能會想要有個孩子，想要有成功的事業，與靈性力量建立關係，有強健的身體，有更多快樂，或一段新的關係——但無論妳在創造什麼，妳都一定要放棄控制它。選擇妳的種籽，選擇地點去種植它們，然後放手讓靈性接管。如果妳的創作不如妳的想像，也不要放棄希望。如果妳想要種植玉米，就繼續種玉米。從每一次的收成中學習，向那些將花園照顧得很好的人學習。下一次播種時，運用妳所學得的知識。創造的過程是神聖的，也是神祕的。問自己想要什麼——但留給神祕一點空間——再看看妳的收成如何。

畫出骨盆界線，妳需要自己的空間

　　骨盆界線標示出一個神聖的空間，女人在這裡孕育她的創作。要完成她的創作，要從她的核心探究這個既親密又容易受傷害的過程，女人需要標示出這個看不見的界線，宣示「這是我的」及「這是你的」。創造界線是一種內在需求，也是一種很直覺的洞見，它讓女人有個人空間，這也是她應該擁有的空間。界線使她的身體與能量有獨立性，也給予她所需要的隱私，使她能與自己的創造欲望同在，並與靈性建立關係。

　　當她的內在寧靜下來，骨盆界線會將外在世界無止境的要求阻隔在外，女人能夠傾聽內在直覺的聲音，說：「這是妳的夢想」或是「朝這個方向發展」。界線圍繞著女人的能量空間，使妳不會輕易枯竭，也不

會被別人的能量干擾。骨盆界線讓女人覺得安全，它就像是個容器，盛裝著女人重要的生命力量。它不是一道冷硬的牆，健康的界線很有彈性，它會因應遭遇的事情及經驗而不同。

　　我的個案都是有意識、堅強的女人，但她們一開始到我的工作室時，都無法擁有明確的骨盆界線。也許是痛苦的經驗、不受尊重，或是受到家族傳承的影響，使得她們在創作及能量上妥協，棄守界線。大多數女人的女性身體，都曾受到不同形式的侵犯，於是她們漠視自己的女性自我，這些傷害使她們的界線更模糊。身體如果沒有具體的界線，尤其是骨盆周圍，女人的能量範圍等於是破了一個洞，創造能量會流失，保護能力也會降低。

　　骨盆界線掌管女人創造能量的運行，大多數女人都沒有發覺這些界線如何塑造了她們的生活。女人應該選擇細心呵護骨盆空間：在身體層面上，她能汲取根源區的能量來照顧孩子、孕育創作，在親密時刻接納她的伴侶；在靈性層面上，她將自己滋養成一個有創造力的人。然而，許多女人會留在自己的女性能量系統之中。女人一定要跟自己的骨盆同在，感覺女性器官的能量模式，才能有意識的選擇將什麼納入神聖的女性空間。

　　藉由研究身體的能量模式，知道自己哪裡不協調，或是在哪裡放棄了自己的創造能量，女人才可能重建、強化這道保護她空間的界線。當女人呈現完整的能量時，界線自然變得強壯明確。

　　強壯的骨盆界線有助於女人的健康，它使妳將自己的創造力以及具有滋養力的女性能量，用在自己身上與自己的渴望上。建立好這些界線後，妳可以更直接與人接觸，選擇妳所要接受的能量。妳能夠跟妳所愛的人維持更緊密、更親近的關係，不需要妥協或放棄自己的立場。

　　當妳失去接地的關注，無法連結到根源區時，骨盆界線的強度也會變弱。當妳還是孩子時，妳可能因為別人的要求，而放棄妳的女性領

土，但等妳長大成人，卻因不認識根源區的能量模式，又放棄這片領土的所有權。骨盆界線不夠明確，妳的身體及妳孕育創造的空間，都沒有受到保護。增加根源區的能量，妳會有更穩固的基礎。不管是在面臨挑戰的情況下，或是在妳從事創造時，妳會界定自己的創造空間。問自己這些問題，評估妳骨盆界線的需求：

- 妳如何定義妳的創造空間？
- 當妳注意到自己在妥協，接收不想要的情緒或能量時，妳有什麼感覺？
- 妳需要什麼來維持妳對自我感，以及幸福的狀態？
- 這個界線表達出什麼樣的妳？

　　當妳尊重別人的界線時，妳對她們會有更深的了解。當妳以自己設定的界線為榮時，妳也會對自己更了解、更信任。身為女人，妳過去可能把別人的需求放在第一位，但在這麼做的同時，卻貶低了自己，使妳感覺到妳的女性能量並不屬於自己。清楚明確的能量界線，能確保妳在照顧孩子、從事忙碌的專業工作之餘，總是有一個可以補給活力、激發創造靈感的空間。當妳創造界線並以它為榮，妳充滿生命力的女性自我才比較有出現的可能。

女人的故事：發現自己的創造領土

　　寶拉希望強化核心的肌肉，加強她與根源區的關係。她說，她覺得自己與她的骨盆完全分離，她覺得自己在生活中，有許多事情都力不從心。我治療她的根源區肌肉，想改變它緊張的狀況，但似乎碰到很大阻力，而她重要的能量也幾乎完全阻塞住了。我問她對於身為女人有什麼感覺。她大聲笑了起來。當她告訴我，她的父親不想要有女兒，而母親又自視甚低時，我可以從她的聲音中感受到傷痛。寶拉曾經尋求心理諮

商多年，來處理自尊心的問題。

當我與寶拉坐在一起，我可以感覺到，她的核心因缺乏自覺，而使她自我價值低落。她放棄了根源區這個使她成為女人的身體部位，也許她是用這樣的方法，來回應她缺少價值感的家庭經驗。她放棄自己的創造領土，她知道自己與她的女性器官失去連結，但她還沒意識到，她這麼做其實是把家族遺傳貶低女人的模式，內化成自己的模式。

我鼓勵寶拉把呼吸及覺知帶回骨盆，恢復她創造能量的流動。當能量及血液開始流動時，她根源區的肌肉變得非常熱。幾分鐘之後，熱氣消散，骨盆裡的緊張也放鬆了，這個步驟只是幫助寶拉與她的根源區建立關係，但我們得要處理核心的能量模式，否則她這個創造中心的重要能量會繼續流失。

寶拉定期的把覺知帶回骨盆，並透過心理諮商或舉行儀式，處理過去傷痛帶來的羞恥及悲傷。每一次她聚集的情緒能量都有助於改變她的核心模式。與其讓她因為家人不知如何以女人為榮（這很可能來自於她的家人所遭受的女性傷痛），而遠離自己的根源區，不如打造嶄新的骨盆界線，傳達出她的價值：女人是珍貴的，女人是堅強的，我的骨盆是神聖的。當骨盆界線使她的核心受到讚揚時，寶拉就可以進駐自己的創造領土，開始新的生活。

卵巢能量與骨盆界線

卵巢能量平衡，對於維持女人的骨盆界線非常重要。我有一位個案在知道關於自己骨盆界線的事之後，分享了她運用卵巢能量的經驗。她發現，當她在公開場合對某人在場感到不自在時，會把覺知帶到兩個卵巢，這種感覺就會消失。藉由把呼吸帶到卵巢及強化骨盆能量，女人更能夠歸於核心，避免接收到不想要的能量，無論這能量來自於陌生人，或與心愛的人關係出現困難的情況。當女人更有意識的與自己核心的能

量同在時，她會創造出能量十足的骨盆界線。

運用以下的練習來平衡卵巢能量，強化妳的骨盆界線。檢視妳的卵巢模式，注意妳在什麼時候、是怎樣失去妳的骨盆界線。注意妳自己如何接受或運用創造能量，確認妳想要對妳的骨盆界線做出什麼改變。

練習：創造骨盆界線

找一個舒適的位置，做這個練習時，最好是站在地上。先把整個練習讀完，閉上眼睛開始進行。

1. 將注意力放在骨盆的內部空間裡，區隔出這個空間的界線在哪裡？妳的能量有什麼特性？從妳的中心散發出什麼樣的光采？

2. 妳與妳的骨盆界線是在哪裡失去連結的？回想一段對妳造成傷害影響的經驗，注意妳骨盆的情況。

3. 將注意力放在左卵巢上，它位於妳的恥骨與左骨盆頂端的中間。吸一口氣，把能量從土地向上吸入妳的左腿，然後進入左骨盆及左卵巢。當妳吐氣時，把能量移到子宮，再把能量送回大地。把妳的重量移到左半邊，感覺左骨盆在身體上的界線，以及能量上的界線。繼續感覺及觀想能量在妳的左卵巢及大地之間流動，跟著妳的呼吸，重複十次，或是做到妳覺得足夠為止。

4. 把注意力放在右卵巢上，它位在妳的恥骨跟右骨盆頂端的中間。吸一口氣，把能量從大地向上吸到妳的右腿，然後進入右骨盆及右卵巢。當妳吐氣時，把能量移到子宮，再送回大地裡。把妳的重量移到右半邊，感覺右骨盆在身體上的界線，以及能量上的界線。繼續感覺及觀想能量在妳的右卵巢及大地之間流動，跟著妳的呼吸，重複十次，或是做到妳覺得足夠為止。

5. 把注意力拉回骨盆中心，注意有什麼改變。妳的卵巢能量變得更平衡嗎？妳的骨盆右邊及左邊感受到相同的溫暖嗎？注意骨盆裡的各個面向，也就是能量向四面八方輻射的方式。

6. 再次觀想妳之前想到的那段受傷經驗。妳的骨盆能量如何？妳能夠維持骨盆的現況嗎？如果可以的話，妳維持骨盆界線的能力就增加了。如果不行的話，回去讀第四章，學習如何聚集更多卵巢能量，再重做這個練習。透過進一步的練習強化妳對這片空間的主權。

7. 結束觀想。感謝妳的女性領土，這個滋養妳、保護妳創造本質的地方。

宣告妳創造空間的主權

有了完好的骨盆界線，妳就能夠恢復妳的創造空間。找出妳在哪裡放棄了妳的創造領土，以及學習如何重建妳的能量界線。有些女人在工作中展現創造能量，但在家裡就不行。其他沒有生育的女人，會放棄子宮內可運用的能量。痛苦、不孕、受虐、功能失調的家族模式或其他的骨盆創傷，都可能造成妳遺忘了自己的骨盆。這些地方都是妳最需要收復的地方。

女人一旦失去骨盆界線，放棄她的能量空間時，身體的根源區會發出許多信號給她。然而，她必須與她的骨盆同在，才會注意到這些身體緊張及能量阻塞的信號，這些信號告訴她，需要重申骨盆的所有權，或者需要好好休息，恢復中心的能量。

女人如果發現自己在維護骨盆界線時，反覆遭遇某種挑戰，我會對骨盆保持覺知，把這種情況帶回心裡。每當她失去焦點，就會失去自己

的骨盆界線，她必須透過呼吸與向內觀照，與她的根源區連結，重新與她的骨盆同在。她要不斷練習這個重新建立連結的過程，直到覺得自己準備好了，能保持內在焦點，甚至當她再度面對挑戰她的人或事時也能如此。

保持與骨盆同在，能夠創造堅定的界線，當有人想要挑戰這些界線時，也許會導致一些衝突。但如果女人能堅持自己的立場，她就會發現骨盆界線最終會讓她與尊重她立場的人建立更深的關係，也能保護她避開那些不尊重她的人。經過一段時間，她周圍的人會配合她根源區的界線，她的人際關係中的能量將會開始支持她。她與別人的關係更和諧，核心的緊張也能獲得抒解。

當妳為根源區宣告主權時，妳也就能夠為自己在外在世界的空間宣告主權。檢視骨盆的狀況，找出那些降低妳活力的態度、情緒及能量。釐清是哪些價值使妳以身為女人為榮，然後把其他的東西從核心清除。把焦點放在能夠帶給妳喜悅的創作上。傾聽根源區的聲音，妳將知道該改變或重新調整哪些關係及習慣。對於宣告妳的創造空間，深思以下的問題：

- 妳放棄了哪些領土？
- 妳在什麼時候是處於焦慮，而不是信任手中的創造活動？
- 妳會在什麼時候帶著使妳焦慮的能量，而不是讓妳的核心保持喜悅？
- 妳渴望去改變哪些妳女性領域的界線？

祖先與家族為妳帶來的是禮物

當我教女人連結自己身體的根源區時，常常會看到家族遺傳的模式，或是看到祖先流傳下來的能量仍然留存在家族中，這讓我知道家族

有多重要。女人要創造堅定的骨盆界線，重新畫出創造潛能的界線，就一定要重新檢視女性能量的習慣及學習的模式。只有去處理自己的家族遺傳，才能改變這些既存而不自覺的模式，女人才能淨化並強化身體，成為一個完整的野性女人。我對家族能量的資訊，都是源自我治療女性身體的根源區，改變她們的核心模式，恢復或加強她們的核心能量流。

我探究自己的根源區能量，才發現自己身體裡的家族模式。有一天，我為流產後子宮裡留下的悲傷進行冥想時，我的祖母突然出現在我的腦海，她也失去她的第四個孩子。

這孩子是祖母的最後一個兒子，他因難產而死——他是我父親的弟弟。我在冥想中看到這個小嬰兒的形象，我揣想著祖母的失落。她已經是三個男孩的媽媽了，她要如何哀悼小兒子的死亡呢？我為祖母與她的孩子說了一段祈禱文，也為我的爸爸，他那時還是個剛學走路的孩子，以及他兩個哥哥祈禱。

結束冥想後，我打電話給爸爸，建議與他一起去探視祖母，她年紀相當大了，住在養老院裡，多年來與大家疏於連絡。因為我住在美國的另一端，所以從我第一個兒子出生後，我就沒有再見過她或與她說話了。我爸爸同意了，我們約定好出發的計畫。

那天晚上，我拉起床上的被子，祖母的影像閃過我的腦海。她躺在床上，燈火圍繞在她的四周，我站在床尾，手裡抱著年幼的兒子。那時我只有一個孩子，不知道該不該帶著他橫跨美國旅行。當我看到這個影像出現在腦海，我把它當作是一個信號，指示我要帶著兒子去見他的曾祖母，我看著在床上睡著的兒子，在他身旁躺了下來。

我不記得自己何時睡著了，但當電話聲響起時，我的確正在作夢。我以為還是晚上，當我離開枕頭坐起來時，我看到窗外黎明的曙光。父親乾澀的聲音從話筒那端傳來，我知道祖母過世了。

我相信祖母正在等待死亡，她過世的那晚就是我跟父親決定要去看

她的那天，這一切似乎是要確認某件事情。就彷彿她一直勉強活著，直到她確認與我們的關係仍然存在，才離開人世。多年來，我忽略了她，把她當成已逝的死者——但她還活著啊。直到我想到她，她才離開人世。我了解到，我們之間的連結有多麼深。

我與父親仍然啟程去看她，但卻是為了參加她的喪禮。雖然她去世了，我依然記得在她過世那天晚上我所看到的影像，仍能感覺到她靈性的溫暖。傾聽自己流產經驗的悲傷，挖掘出深埋在子宮裡的情緒，讓我能夠聽到她，與我的家族連結在一起。我仍然希望，自己長久以來沒有與她相隔那麼遙遠。由於祖母去世的時間巧合，我仔細注意自己的子宮能量，留意它用什麼方法引導我，關注家族背景中的某些部分。

進行子宮的冥想，讓我開始對母系家族中被遺忘的成員產生興趣。我的外公外婆依照我的要求，告訴我有關這些親人的資料，還把我從未見過的親人照片給我看。我花了一些時間看這些照片，了解這些祖先曾經住過的地方，這讓我的身體感覺到溫暖以及能量。我特別被外公的祖母所吸引，她叫馬蒂爾達，我可以感覺到她跟一整列女人的能量都在背後支持著我。當我看到她抱著我的外曾祖母，坐在她大腿上的那張照片時，我心中立刻湧起一股喜悅。我知道馬蒂爾達在瑞典出生，從挪威飄洋過海來到美國。從此以後，她開始在我的夢境中出現。這讓我了解到，我的家族線索就握在我手中，而他們也在我的療癒的過程中出現。

在不同的文化與時代裡，人們舉行儀式崇敬他們的祖先。我們也可以用類似的方法尊崇祖先。我們崇敬祖先，是因為他們對我們的生命很重要，他們也在我們的身上留下印記。藉由肯定他們，悼念他們的犧牲，我們發現了家族遺傳下來的天賦。當我們對先人表達崇敬之意時，我們能夠接收祖先的智慧及支持，並傳承他們的能量。先人所走的每一步路，都為今天的我們鋪好了路；我們現在所走的每一步路，也都是在為我們的子孫鋪路。當我們真心看重自己的家族背景時，我們就能了解

這股能量流動對我們的生活造成的影響。

找出妳的世系連結

追思祖先的第一個步驟，就是去研究妳的家族背景，找出他們跟妳個人的連結。了解祖先所屬的國家，或是閱讀來自祖先同鄉的作者所寫的書。跟家族裡的長輩談話，或是跟曾經經歷過那段時期、去過那個地方的人聊一聊。傾聽他們的故事，注意他們說了些什麼，以及對什麼事情保留不說。去了解妳的祖先是外來移民，還是世代住在同一個地方。認同他們經歷過的失落——無論是失去孩子，或是家人因為時間、距離而分離。

如果妳有家族的樹狀圖，想辦法把漏掉的名字或不全的個人資料填上去。留意其中的共同點，例如：某個特定的出生日、某種職業、孩子的性別和數量種種模式（我有三個孩子，我爸爸與我的外公都有兩個兄弟）。追蹤父母親兩邊的世系連結。注意紙上這些資訊的能量流動如何展現在妳的身體及生命中。

有些世系連結十分清楚——例如：對園藝的熱衷是來自於務農的家族背景，或從事醫療工作是源自醫生或療癒師的世家傳承。有些事妳可能永遠不會發現，或只會在意外中發現。我熱愛帽子，這也是我的特色。我很訝異的發現，我有一位曾祖母是製作帽子的人。找出這些脈絡並滋養它們，將能協助妳身體裡的家族能量流動，這與妳生命中的重要工作有關。我的靈性修持有許多來源：以大地為基礎的靈性連結、摩門教的先驅，以及當牧師的祖父。我深深以這些不同靈性修持為榮，強化了這些世系連結的能量流動，透過每天與靈性交流，我的創造能量永保充沛，並讓同時是母親與療癒師的我受益良多。

世代相傳的家族成員，齊力織出一幅偉大的織錦；每一個成員都個別以自己的方式傳承家族的脈絡。辨識出妳自己在這張織錦裡的脈絡，

有助於提升家族的能量流動。研究妳傳承的世系，或是跟隨妳的熱情，使妳的創造能量更有活力，妳會找到自己的世系連結。記住，這些脈絡都屬於妳的家族，當妳在從事創造工作時，家族的集體能量任妳取用。特別注意那些啟發妳的世系連結——特定的文化、儀式、專業、景致，或是其他能引發妳內在共鳴的靈感。思考下列的問題，讓妳更了解自己的家族背景。

- 妳注意到自己有哪些特質或性向，反映出是妳繼承家族而來的嗎？
- 妳很自然與家族背景的哪些部分產生關聯？它帶給妳什麼天賦？它教導妳什麼，讓妳運用在生活中？
- 有哪些部分的家族遺傳是妳想避開或所知不多的？妳需要做些什麼才能恢復妳家族的世系連結？

　　與家人一起聚餐吃飯或度假，觀察每個人繼承到的模式。思考妳在家族中扮演的角色——是說故事的人、照顧者，還是開疆闢土，帶來新靈感的人？當妳思考自己在家族中的位置時，妳就能恢復祖先留下來的能量，讓妳與能量的本源連結，經過許多世代的累積，妳現在可以盡情使用。

喚醒家族傳承的細胞記憶

　　處理身體能量時，我發現面對家族有一件很重要的工作，就是透過味覺、視覺及聲音，喚醒家族的細胞記憶，這也是處理家族傳承時最有趣的部分。有一天我剛巧經過一家蘇格蘭商店，那時我正在研究我從蘇格蘭移民到美國的祖先。我曾經多次開車經過，但都沒有注意過這家店。我一走進去，馬上就沉浸在店裡所有的蘇格蘭產品上。我翻閱一頁頁的蘇格蘭照片，仔細查閱古老的地圖，看著那些標示各家族屬地的區域，我找到了曾祖父家族的所屬區域以及它的花紋圖案（格子呢披肩，

有著特定顏色以及圖案樣式）。我試吃了一些蘇格蘭餅乾，眼睛緊盯著放在玻璃盒子裡的圓形金屬小酒瓶，心想這是否就是我愛好威士忌的原因。

還有一次，我去拜訪朋友，剛好遇上當地在舉行斯堪地那維亞的慶祝活動，斯堪地那維亞是我另一脈祖先的發源地。我很喜歡羊毛披肩和皮靴，我很驚訝在活動中看到那麼多相關產品。有一個攤位陳列了一些古老的毯子，是用天然染色的羊毛織成，看著這些毯子的圖樣，我的手指撫摸柔軟的毛織品，深刻的熟悉感油然而生。這個攤位還有一雙舊皮靴，看起來就跟我腳上所穿的一樣，我在這個攤位走道上走來走去，觀察自己欣喜的反應——這就是家族的世系連結出現在生活中時發出的信號。

妳細胞裡所有的記憶，常常會被這些感覺喚醒。家族的記憶被喚醒，說明了祖先家園的照片或是手裡握著家族的傳家寶，為何會引起情緒的反應，即使我們不知道它背後的故事。如果妳是被領養的，妳還是會從妳的領養家庭的祖先那裡，獲得與妳親生家庭一樣的能量。如果妳不知道家族成員來自哪裡，不知道家族故事發生在何處，妳可以研究一下世界各地的文化，看看有什麼地方特別吸引妳的注意力。妳可能有一脈家族來自其中一個地方，一旦妳喚醒了細胞裡的感官記憶，家族傳承的能量會在妳的生命中更自在的流動。讓自己沉浸在這些人與地區給妳的味道、色彩、故事、符號與質地。

如果不清楚某一段家族傳承，或是遺漏了什麼，可以在妳的子宮空間冥想。如果妳坐下來詢問它，無須用言語傳達的知識，會告訴妳想知道的答案。妳的祖先故事不會遺失，它會在妳的身體裡發出聲音。接下來的練習能更幫助妳。

練習：找回家族傳承的冥想

1. 感覺妳的子宮，妳的骨盆中心。當妳感覺自己把所有的注意力都放在這裡，開始感覺在骨盆左右兩邊的背後支持妳的能量。這是家族傳承的能量。我從治療女性身體的經驗中，觀察到母系家族的脈絡在左邊，父系家族的脈絡在右邊。想像妳的母親與她的家族坐在妳左邊的身後，妳的父親與他的家族坐在妳右邊的身後。

2. 感覺每一條能量線的特質。知道這條線由許多分線構成，它們在妳的身後擴展，有如家族樹狀圖一樣。就像樹上的葉子，會從陽光汲取能量，再把能量輸送到樹的其他部分，妳從這些祖先的分支裡，汲取到妳的能量。當祖先的能量支持妳的生命時，妳會感覺到這些分支帶給妳強大的能量流，灌注到妳的身體，擴大妳的創造潛能。

3. 母系與父系祖先的能量，也經由妳傳承下來，成為家族模式的一部分。注意哪些能量明確而強大，哪些能量氾濫過度，哪些能量流動不足。感覺家族傳承的能量總體而言是抗拒還是放鬆。問問妳的身體，需要什麼來支持家族傳承能量的流動。無論妳觀察到什麼，都有助於妳確定或是改變家族的傳承模式。

4. 承認家族傳承的能量，代表許多個人的生命，其中許多人已經不在這世上了。花一些時間感謝他們，崇敬他們。想像完整的家族樹狀圖，留意有哪些特定的分支吸引了妳的注意力。

5. 知道妳的面前也有一株向外伸展的樹，代表那些繼承妳以及其他家族成員能量的子孫。妳的創造種籽從這裡向外擴展。冥想妳正傳下去的能量，那是妳給妳的家族最好的獻禮。

6. 懷著感謝，去感覺妳的家族背景裡最重要的部分，結束妳的冥
　想。

注意： 被領養的人也仍然可以與父母親家族的脈絡相承。如果身體
的傳承線曾經中斷過，重新與流經身體的家族傳承能量建立關係，
具有療癒效果。我的個案中，有些在童年時被領養的人告訴我，她
們可以同時感覺到養父母的能量與親生父母的能量。這種綜合的能
量，就像在部落社會中，每個孩子的四周都圍繞著許多大人。同樣
的，女人可以從與她沒有血緣關係的人們那裡獲得支持，這些人成
為家族背景的一部分，因為他們在她的生命中，扮演了照顧她的重
要角色。

平衡父母家族的能量流

　　某些世系連結將會對妳說話，但妳要確定可從父母雙方的家族中
汲取能量，平衡妳在核心的祖先能量。在我的家族裡，其中一系有移
民者及開拓者——他們是尋求冒險，在小徑中邁步向前的人。另外一
系則一輩子都住在同一個地方，世世代代耕種相同的土地。如果沒有平
衡的話，這些相對的能量會在我的核心造成怪異的影響。將這兩者融合
起來，他們能成為我創造力的起步，讓我去發現新大陸，穩定照顧我的
創作。我想起在我廚房裡那個巨大的手刻木碗，其中有我父系的穩定能
量，提醒我在發揮創造熱情之後，要去烹飪，滋養自己。當我的生命中
需要靈感的時候，我就走到海邊，生起一堆火，喚醒母系的能量。

　　妳的女性身體會引導妳找到需要關注的家族背景區域，讓妳恢復世
系連結的能量流。例如：如果身體裡的家族能量呈現出右邊強大左邊虛

弱的情況時，就要關注母系的傳承，有意識的與母系背景建立關係，或是去找出阻礙妳的地方。如果出問題的是右邊身體能量，就去處理父系背景的能量模式。

有時會因家庭、文化或其他差異，使得家族傳承的脈絡產生衝突的情況。處理這些能量，會使妳的內在更平靜和諧。運用妳從父系和母系繼承來的，活躍有生產力的男性能量（並療癒以侵略及支配來操控的負面男性模式），激發妳的男性本質；運用妳從父系和母系繼承來的，滋養而具直覺力的女性能量（並療癒女性力量被剝奪的犧牲者模式），激發自己的女性本質。當父系和母系的能量都能強勁流動，融入妳的核心，妳就可以從中汲取能量，支持妳的日常生活，使妳的身體更有活力。對於平衡父系和母系的能量，思考下列的問題：

- 在父系和母系的家族傳承裡，妳注意到哪些模式？
- 這些家族世系或是妳的身體裡，有哪些地方呈現緊張的狀態？
- 每個家族世系具有的特質，對妳的生命有幫助嗎？
- 妳是如何平衡並且汲取這些能量呢？

女人的故事：重新探索父系的脈絡

西莉亞前來治療骨盆，希望能恢復她的生命能量。她覺得自己精疲力竭，無法完成每天持家的工作。她最近剛生完孩子，她的身體有產後恢復的需求，需要重新平衡她的骨盆。然而，我們也發現家族模式阻礙了她的女性能量系統，使她無法給自己加油充電。

我評估西莉亞的骨盆模式時，注意到她骨盆大部分的力量都來自於左骨盆，她的右骨盆肌肉幾乎沒有感覺，也使不上力。我要她把注意力放在骨盆空間時，她注意到，她很自然的偏向左邊，避開她的右骨盆。

在我治療病人時，許多女人會告訴我她們自己的故事。當她們談到

母親時，她們普遍會朝向左邊。當她們談到父親時，她們傾向右邊。同樣的，當女人談論母親或母親的家族時，左骨盆肌肉常會變得緊張或是有些反應。當女人談到父親或父親的家族時，她的右骨盆會產生反應。

看過許多女人的身體承襲了父母親的家族模式，我知道我們的身體會組織這些能量印記和流動，我也了解到女性身體裡的潛力。家族史是相當主觀的，完全得看這個故事是如何敘述的。那些故事甚至還需要進一步詮釋，因為每則故事都有細微的差異，除非親身經歷，否則很難能夠理解。女人為了療癒家族模式需要知道的資訊，通常沒被說出或沒人知道。女性身體會引導每一個女人，找出家族的能量模式對她所造成的影響。每個女人都需要學習解讀這些身體信號，然後，她才會找出應該治療的地方，找回她所失去的，發現自己具有潛力的地方。

我詢問西莉亞，她與父系的關係，因為她的骨盆右半邊呈現衰弱的情況。她告訴我，她的生命中沒有爸爸，她九歲時，爸爸就離開家了，並在離家三年後去世。西莉亞希望能與父親的本質再次建立關係，連結父親的家族背景，尤其是在她自己有了孩子之後，她更有這樣的想法，但因為她的父親已經過世，她不知道自己該怎麼做。

當西莉亞專注在她的右骨盆時，她想起自己的父親，也想起父親承擔的傷痛，使得他遠離家人。我要西莉亞專注在她骨盆的感覺上，她發現右半邊非常緊張，有種窒息的感覺。我鼓勵她把呼吸帶到這個區域。當她專注呼吸時，能量開始改變。西莉亞觀察到她身體的變化，她的眼眶充滿淚水。她發現自己是多麼渴望得到父親的支持，希望父親能在她生命中出現，而她一直以來單獨背負的擔子是多麼沉重。西莉亞承認自己的負荷之後，她的緊張獲得釋放，她的骨盆變得溫暖，充滿光亮。

西莉亞保留一個盒子，裡面裝著父親的東西，舊照片以及他對於烹飪的熱愛。她在這些事物中尋找自己與父親的關聯，回憶起父親的特質。她在心裡與爸爸一起烹煮食物，把他的照片貼在牆上，用其他的方

法回應她對父親的記憶，使父親在她生命中重現能量，恢復生機。她的身體與父親的本質一直有直接連結。西莉亞從家族傳承恢復能量的流動。與父親的各個層面重新連結，使她身體裡家族能量的影響變得更強大，支持她的男性能量流，使她的生活有更充沛的精力。

承認家族背景的創痛

當妳把注意力放在祖先時，妳會碰上家族背景中的傷痛。這些是妳的祖先遭遇過的失落、未實現的夢想，以及其他種種傷痛。這些家族傷痛會讓能量受阻，並對家族裡的每位成員造成各式各樣無以數計的影響。承認祖先的痛苦，透過骨盆儀式或冥想，來釋放阻塞的能量。抒解能量阻塞，能讓妳重新獲得家族裡最重要的傳承，讓家族的能量再度流動。要讓過去被阻塞的家族能量再度流動，關鍵在於把注意力放在有療癒力的活動上，找回過去的失落（透過感覺自己的身體，讓妳能夠處在當下）。要這樣做，而不是把注意力放在傷痛的事件上。

我在自己的家族背景裡，發現我的曾祖父在我曾祖母過世之後幾個月再婚了。他的女兒，也就是我的祖母，一直不肯接受他的第二任妻子，即使在我曾祖父過世後，這兩個女人仍然維持緊張的關係。探究這段家族史時，我得知曾祖父就埋葬在距離我家幾英里遠的地方，而我的繼任曾祖母艾蒂就埋葬在他旁邊。在一個狂風大作的日子裡，我去探訪他們的墓地，我為艾蒂獻上鮮花，把蘇格蘭酒倒在墳地上，對曾祖父的蘇格蘭血統表達敬意。我也仔細思考，祖母在自己的母親去世後，必定感到很失落，而她的父親卻能繼續他的生活。我讓心情平靜下來，想清理這個舊傷口的能量。他們安息的山坡地，空氣新鮮又清朗。我坐在墳墓旁邊的松樹下，感到一陣暈眩，也許是因為我接收到剛釋放的家族能量的激勵。

當妳扮演的角色複製祖先的生命時，妳就啟動了家族的模式，朝著

既定目標繼續進化，延續與特定世系相關的事物連結。例如，結婚後，成為母親，或是進入專業領域，扮演與妳祖先類似的角色時，身體裡的家族傳承能量就會一起反應。傷痛的模式也會跟著一起被啟動；例如：如果妳曾經流產，或經歷過暴力或失落，妳的祖先也有類似的經驗時，妳可能會感覺到更深刻的失落，因為它喚起了整個家族史中的失落。同樣的，如果妳療癒或解決了這些失落，妳可能也意外釋放了古老傷痛的能量。專注於恢復骨盆的平衡，取回創造能量中的女性及男性本質，重新拿回屬於妳的領土，對妳父系及母系送出具有療癒力量的能量波。思考以下的問題，幫助妳承認家族史的傷痛：

- 妳家族背景中的女人及男人，放棄了他們哪些領土？
- 這如何影響了妳自己核心的能量模式？
- 在妳的生命中，有什麼角色或哪些傷痛，反映了過去的事情？
- 妳傳承的世系連結中，有哪部分與這些角色或傷痛模式有什麼關聯？

女性的傷痛模式

關於「女性」的定義，常會受到家族的模式影響。研究妳的家族模式，妳可能會受到激勵，去挑戰那些妳表達自己「女性」的束縛。

妳可以透過留意身體或目前生活中出現女性傷痛的回聲，改變妳受家族限制的女性認同。處理這些傷痛時，妳會得到來自核心的良藥，帶來真正的轉化。這些中心的轉化將釋放妳的創造本質，也為妳未來的創造帶來能量資源。找出與女性認同有關的傷痛模式，無論男女都會因為野性女人被看輕而受到傷害。針對女性傷痛及妳的家族背景，思考下列問題：

- 妳的家庭如何定義女性特質，並對女性特質有什麼看法？
- 女人過去擔任哪些角色？女人對這些角色感覺如何？

- 男人在表現他們的情緒、創造力及其他女性面向時，如何受到阻礙，或是如何被接納？
- 有哪些男女曾掙脫家族的模式，創造出新的模式？

改變家族的能量流動

　　改變家族傷痛以及家族傳承下來的能量流動的方式很多。儘管不確定那個傷痛是什麼，但妳仍然可以深入家族傳承，激發健康的家族能量活動。妳想紀念某位祖先或他面對的某個挑戰時，去掃墓、冥想、禱告，或舉行一場榮耀並肯定家族的儀式。長久以來，妳的祖先不斷重複的靈性教導、豐收慶典和傳統活動，都能為妳帶來豐盛的能量資源。活化並更新這些傳統，可以引發妳生命中的能量。製作一件藝術品，研究妳的家族歷史，尋訪先人的土地，或告訴孩子家族的故事，都能讓妳與祖先建立連結，接收到這些生命中的古老能量。運用以下的練習，來幫助妳處理妳的家族傳承：

練習：療癒家族的具體行動

1. **失去連結的模式**：透過研究、找尋照片、傾聽故事、做骨盆冥想、喚醒細胞對文化及風土景致的記憶，為妳的家族傳承及傳統賦予新生命，讓已經中斷連結的地方，恢復家族的能量流。
2. **失落的模式**：當妳遇到家族某人過世，舉行一場悼念儀式，點蠟燭或種花，承認親人的逝去，排除失落的能量。恢復失落之處的能量流。
3. **受限的家族角色**：妳發現家族中有某些讓妳受限的地方（例如：女人只能待在家裡，男人一定要賺錢養家，或家族裡每個人都是酒鬼），準備一些藝術創作的素材，把這些限制當作一個主題，

激發妳的靈感，表現在妳的創作中。看看在這個過程裡，妳發現了什麼。

4. **受限的創造領域：**直接挑戰妳在創作領域中受到限制的那條界線，以及因為家族而受到限制的能量，重新界定它。例如：妳母親如果是一個不辭辛勞照顧別人的女人，同樣身為母親的妳，就在生活裡多抽空休息，喝杯茶（或是把照顧別人的精力，轉成照顧自己）。

5. **界線及受到侵害：**如果妳知道或發現，妳的家族某些成員過去曾遭受侵害，妳要去處理那些不自覺放棄個人領土的行為，透過加強骨盆界線，來療癒這傷痛。取回屬於妳的空間，有很大的療癒效果，而且可能激勵我們進行更多創作或儀式，召喚回更多曾經的失落。

6. **貶抑女性：**透過治療根源區，能讓妳的核心獲得滋養及尊重，跟隨內在韻律，展現妳具有創造力的生命，並恢復家族女性的能量流。讓妳的男性特質復甦，使它能夠配合、保護並珍視女性特質的價值。

7. **未實現的夢想：**花一點時間種下妳的創造種籽，滋養它們，直到它們結成果實，以此紀念家族中早逝的亡魂或是其他未開發的潛力。慶祝妳的收穫，把這個成果與祖先的靈性一起分享。

任何時候，當妳經驗一種深刻的情緒時，尤其是這情緒似乎主宰了妳現在的狀況，妳可能就是在與家族世代相傳的羞恥及藐視女性搏鬥。一旦妳感受到與家族傷痛糾結的情緒，妳就能清除妳的核心那些阻塞的能量。在這些過去尚未表達出來的感覺底下，妳將會發現家族傳承的天賦。

與其切斷家族的傷痛關係，不如舉行一場儀式，崇敬妳的祖先，肯定他們，或為他們除去傷痛的能量。尋求祖先的支持，改變家族的傳承模式。每位家族成員都以自己的方式繼承家族模式，發揮這些潛能，就能夠療癒傷痛。思考下列問題，留意妳對家族傷痛有感應之處，反映出什麼：

- 妳留意到自己在女性力量、創造力、個人表現及身體等方面，承襲了家族哪些模式？
- 妳現在是如何背負著家族的女性（及男性）傳下來的傷痛？
- 妳能透過什麼行動處理這些傷痛？
- 妳如何從妳的家族傳承中，接收到更大的能量流動？

花一點時間，好好整合家族的每個部分，避免自己被釋出的能量壓垮。聚集妳的資源——家人、朋友、醫師、骨盆的轉化能力、儀式及禱告等——協助這個吸收的過程。把妳繼承到的傷痛，當作養育孩子的教材，或滋養妳創作的素材，而不是想丟棄一切。讓自己沉浸在某個家族的功課中，做一些讓自己心情好起來的事。專注每個步驟，不必費力達到特定成果。邀請妳野性女人活潑愛玩的特質，為妳處理家庭課題帶入快樂的氣氛，擴展妳的創造領域。

跨越限制，擴展妳的創造領域

女人運用創造本質的方式，決定她的創造領域有多寬廣。許多人都會對女人的創造力造成影響，母親是第一個，她同時也會決定女人未來的可能性。母親是否想保護、支持孩子去面對傷痛及失落，將會影響到孩子長大後敢不敢冒險創造的能力。母親誇讚孩子、忽視孩子或是與孩子的創作較勁，將會影響孩子未來是綻放光采還是黯然失色。女人內在

感覺匱乏時，常常會抓著自己的孩子不放。探索女人的自我表達受限在什麼樣的界線中，能使每個女人找回她的家族傳承，有能力重新塑造自己的創造領域。

每個人在探索創造領域的界線時，都會感到緊張，無論是照顧孩子或想成為藝術家的風險。妳是母親身體的創作，所以妳與緊張及整體的創造活力，都取決於妳母親運用能量的能力。等妳長大成為一個女人，妳的創造中心就在妳的女性身體裡。妳的根源區會傳達妳的關係表達：無論妳傾向於抑制或是展現自己。透過省察並修正自己的能量模式，讓它超越妳繼承的範圍，妳就能增強自己的創造能量流。

仔細想想，妳母親與創造力之間的關係如何，身為她的創作，妳有什麼感覺。要知道，任何失望只代表妳有機會重新取得妳的創造本質。如果妳真的不了解妳的母親，就觀察妳在自己的生活中運用創造能量的模式。妳在深層的核心模式中，會找到妳的母親，也會找回妳的創造本質。透過發現這些限制創造的束縛，妳會重新打造並擴展妳的創造領域。對於擴展妳的創造領域，思考以下的問題：

- 妳生活中的創意，如何反映在妳的創造領域上？
- 妳從母親那裡學到什麼創造力？從父親那裡，妳又學到什麼創造力？
- 妳會如何慶祝妳自己就是一件美妙創作？
- 妳在創造上敢冒多大的險？妳會如何擴展妳的創造領域？

對於改變的抗拒

要在妳的身體及創造能量流建立新的模式，妳將與自己抗拒改變的部分相遇。我們拒絕改變，是因為太熟悉舊有模式。就算它們讓我們自我設限或功能失調，遵循舊軌跡總是比打造一條新路容易許多。

迴避或找藉口，都是心理抗拒的表現。抗拒可以很情緒化，也可能

麻木無感、情緒爆發或矢口否認；抗拒也可能用切斷關係或不尊重的模式表現出來。抗拒出現在身體上，會出現緊張的模式，肌肉或身體器官緊抓著能量不放。抗拒是一種密度很高的能量，將呼吸送到身體緊張的地方，專注在呼吸上，有助於能量疏通與流動，分散身體反應，以及改變潛在的能量模式。

我鼓勵女人去處理她們在各個層面呈現的抗拒：身體緊張、能量流阻塞、情緒壓抑的模式與自我的局限。通常，當妳在核心強烈感覺到抗拒時，妳就快要有所突破了。放慢妳的步伐，留意身體的覺知，與其去回應妳的抗拒，不如找一個妳能深入並感到的反應。探索妳的害怕或憤怒，正是這些界線限制了妳的創造能量流。深吸一口氣，專注於妳的根源區，讓能量放鬆流動，並擴展開來，流入妳野性女人的豐富領地。

女人的故事：讚賞妳的野性女人

阿梅莉亞到我工作室來進行骨盆照護，處理在她陰道開口右側肌肉上的一個硬塊。我一開始先幫她按摩，但發現她的身體毫無反應，所以我要她專注在這個緊張的區域，描述她的感覺。阿梅莉亞發現，她的頭腦抗拒把注意力放在右側，但她持續注意自己的身體，她發覺她的右卵巢變硬了，而且被緊緊包裹住。她愈是把專注力放在右半邊，她就愈感覺到內心的抗拒。我問她究竟在抗拒什麼，她停了下來，然後說，她抗拒她與兒子之間主要的爭戰。他們之間常常起衝突——她的兒子很「固執任性」，她爸爸以前也是這樣形容她。阿梅莉亞與父親的關係疏遠，所以她擔心自己與兒子的關係也會變成那樣。

我鼓勵她把注意力放在身體的抗拒上。這樣做讓她領悟到，她在核心築了一道緊張及憂慮之牆，擔心她的兒子會複製她的家庭模式。我要阿梅莉亞觀察，在她的身體裡，對這股抗拒有什麼感受。光是承認她的害怕及內心裡對兒子的緊張，她的身體就開始出現變化。接近右卵巢的

區域變得非常熱，釋放出能量，我才終於能開始治療她右骨盆的緊張。

我治療阿梅莉亞身體上的緊張，也鼓勵她，把呼吸帶到她感覺到的抗拒上。當我們結束療程時，阿梅莉亞告訴我，她對這件事的看法已全然不同。她說，以前她爸爸總是說她野得惹人厭，就像野馬一樣有欠管束。阿梅莉亞覺得，她身體的緊張，與早年父親想控制她生動的靈性脫離不了關係。她還發現，她的前夫對她開朗的天性也很抗拒。她專注在核心，看出自己與男性相處的模式。而在這模式的底層，她看到早年她與父親不和的模式，已經內化成一種對自己某部分的排拒。處理這個內在模式之後，她確信這會改變她與兒子的關係。

當她將呼吸送到身體緊張的區域時，阿梅莉亞感覺到自己釋放掉這些抗拒。現在，她覺得自己的身體更自由了。她讓自己與她的野性重新連結——她決定不再抗拒自己的年輕、野性的自我，並拋棄父親加諸在她身上的負面聯想。換一種角度去想像野馬的力量跟熱情，阿梅莉亞受到鼓舞，她感到非常慶幸。她重新整合這個部分，找到了她與兒子之間的新出路。

重擬無意識的協議

協議是一項影響妳的行為、溝通模式、與人互動，以及妳對自己期許的內在準則。它們是界線的一種形式：要展現女性自我、擴展妳的表達，就必須定出這些界線。不管是透過行動或堅持信念，這些協議都會為妳生活帶來意義與架構。它們會以各種方式影響妳對可能性、自我觀感、親密關係及創造本質的感覺。

無意識的協議沒有說出來，通常等於不被承認，但它卻掌控了妳的創造能量與能力。它透過身體的信念、性別角色、家庭架構、親密關係及文化態度，影響妳對女性的認同。無意識的協議影響妳維持界線及取得所有權的能力。它是在無意識中形成的，我們通常出生就繼承了它，

並與它一起長大；我們與它親近到糾纏在一起，以至於我們沒有注意到，這些協議其實是可以有選擇性的——選擇繼續維持，或是重擬我們想要的協議。

當無意識的協議限制了妳，或限制妳的個人表現、妳的力量、妳的自我評價以及女性角色時，就需要進行重新協商。發現及承認這些協議，有助於改變阻礙女性活力的模式。協議一旦被覺察，就可以重新協商。妳可以選擇繼續遵守，或是去改變它。下面一些例子可以幫助妳，找出那些無意識的協議，是它限制了妳，妳需要重新協商。

個人表達

- 我一定要壓抑我的創造能力，因為我父母／兄弟姐妹／朋友／同事／等等，也壓抑自己的能力。
- 我一定要掩藏我的悲傷，否則人們會看出我的軟弱。
- 我要壓抑自己活潑的個性，因為它讓我覺得自己失控了。
- 如果我生氣，就不會受人喜愛。
- 我不應該說出自己的想法。
- 我沒什麼創意。

對於力量的感覺

- 我要與女性力量切斷關係，這樣才不會對我的父母／老師／前輩／朋友等造成威脅。
- 我無法創造出我想要的。
- 擁有力量不安全。
- 身為女人，我不能擁有力量。
- 我的力量是從其他地方來的，不是源自我自己。
- 我不應該表達我的真正渴望。

自我評價

- 這個世界太大，沒有我容身之處。
- 我不被允許做自己。
- 我不配實現夢想。
- 我應該先照顧別人的需求後，才能照顧自己的需求。
- 我要拿取我能得到的一切，因為我不值得收到自己真正想要的東西。
- 只有當別人被我吸引時，我才是有價值的人。

女性認同

- 身為一個女人，我不夠好。
- 女性是軟弱之源。
- 女性身體讓我覺得羞恥。
- 我永遠無法在經濟上獨立。
- 表現出女人的性感，是很不安全的。
- 我無法兼顧孩子及事業。
- 我不應該成為一個領導者。

　　無意識的協議，不僅延續長久存在的模式，也會阻礙妳完整的女性潛能。靈性向外擴展的天性，與這些協議的限制所形成的內在衝突，會造成身體的緊張。這會導致妳在能量及情緒失衡。受這些協議影響所設定的界線，使妳自我受限；這樣的界線是在不健全的信念下產生的，而不是綻放女性光采時設定的。

　　找出生活中這些無意識的協議，開始有意識的去改變這些不再適用的協議。

練習：找出妳無意識的協議

1. **思考**：選擇一個主題，例如：創意表現、權力、性感、自我評價、身分或其他與女性相關的面向。以十分鐘時間，不要停筆，寫下妳對這個主題的信念。不要修飾妳的想法，把妳想到的一切都寫下來。

2. **儀式**：檢視妳寫下來的內容，把那些限制女性本質的協議都列出來。有意識的重新寫下妳的協議，把它轉變成符合妳想要的陳述。例如：把「我一定要掩蓋自己的光采才安全」這個信念，轉變成「我很驕傲可以讓別人看到我的光采」。把妳這些肯定語句，放在聖壇上，或是放在一個特定的地方，作為對於改變的承諾。

接受家族的完整傳承

在處理妳最深層模式的界線時，妳就接受自己完整的傳承。祖先的能量在身後支持妳，成為妳的力量，所以妳也許可以召喚妳的祖先，得知自己的家族背景，讓他們支持妳身體及日常生活中的創造能量。

如果妳家族的血脈是來自於不同國家，妳究竟是哪種後裔呢？當家族與後代移民到另一片土地，不知還記不記得遙遠的家鄉，該怎麼辦？如果妳繼承了敵人的血脈，或者有人一心要與自己家族切斷連結，那又怎麼辦？在妳的家族中，有暴力或令人覺得羞恥的行為嗎？

我常發現，我的個案只會選擇部分家族背景，然後透過阻礙身體的能量，與其他部分切斷關係。女人擔心繼承不良的家族模式，她們會自動避開。然而，以封鎖昔日傷痛的方式回應家族模式，反而使女人與她的家族更無法分離，當她抗拒身體裡家族的能量時，能量就停止流動

了。能量會阻塞，使女人無法改變它對核心造成的衝擊。她可能會在無意識中繼續這個設限的模式，限制自己的角色、自我的觀感及潛能，甚至會脫離自己的中心。

女人擔心把家族模式遺傳給孩子，或是擔心自己繼承了家族模式，但這是無可避免的。這傳承有其特定目的：它要讓我們知道每一個家族的功課。每個人都從他的家族中，繼承基本的能量及特質。孩子可能長得像祖父或阿姨，行為舉止讓人聯想到某位表親。家族能量應該要流動，讓每個世代都能得到傳承。我們最希望的是，讓我們自己及我們的子孫，都能接收到完整的家族能量，建立一個能讓能量流改變的架構和流通的管道。

女人的故事：改變家族的傳承模式

露西來做骨盆治療，希望增進她的整體健康，減輕因卵巢及子宮囊腫引起的緊張模式。我發現囊腫傾向於發生在骨盆阻塞的地方，增進骨盆細胞的活力可能有助於女人的療癒。當我開始調整她的骨盆時，感覺到她核心的能量有減弱的跡象。那就好像是，她坐在骨盆的前面，而不是直接坐在她的中心。我要她去感受身體中心，露西發現，她其實不太注意自己這個部分，尤其是因為她並不想要有小孩。

我向她解釋，卵巢及子宮的創造能量對她生活各個層面的重要性：建立穩定的關係、實現個人抱負的事業、平衡家庭與工作之間的能量、為她的創作預留空間，以及維持身體的健康及幸福。當她把注意力放在她的中心時，她也了解到，她之所以會逃避這個部分，是因為這似乎跟以前的女性特質模式，那種單純看重女人照顧及生育孩子的角色，聯想在一起，而這不符合露西期許的自我形象。

我鼓勵露西與她的中心同在，建立一個具有創造力的新模式。透過有意識的取回她的創造能量，她就能創造出女性特質的動態模式，對下

一代很有幫助。我們最好能透過身體的工作，身體是承繼過去模式的地方，才能改變家族模式，打造了不同的道路，創造出未來的模式。

重新認同妳的家族

　　無論妳知道什麼，都要一再探索妳的家族背景。不只是從活著的家人口中得到訊息。用心傾聽，直到妳清楚聽見祖先的聲音。不要擔心家族帶給妳的限制；會有許多地方有待妳重新開發。如果家人或家族遺棄了某個人，不要把注意力放在被遺棄的人身上，舉行儀式紀念被切斷或逝去的事物。無論過去的事件或模式帶來的能量造成多大傷害，但仍有充滿療癒的潛力──尤其是，妳的靈性更廣闊，當它與妳身體裡存在能量的地方重新連結時更是如此。透過朋友、禱告、儀式、大自然的基本元素獲得外在的支持，強化身體裡世系連結的能量流。讓整體的能量流更順暢，就能恢復身體裡的能量，不再被擾亂中斷。

　　與妳身體的能量模式一起工作，用慈悲與憐憫之心對待自己，以及面對妳核心那些提醒妳家族功能失調的模式。家族模式破裂或受傷，正是能量無法補給的地區，這也包括了未開發的資源。事實上，我們無法忽視整體家族，拒絕家族的任何一部分，只會導致嚴重的自我否定。最好找出家族背景中妳討厭的那些面向，並且開始榮耀這塊被遺忘的土地。重拾失去的領域，修復妳的能力去榮耀自己，散發出自己的光采。當妳得到家族的力量時，妳所有的關係及妳的創造能量，都會更順暢。對於重新認同妳的家族，思考下列的問題：

- 妳有那些明顯的天賦繼承自妳的家族？
- 妳隱藏的天賦與優點是來自哪裡？
- 妳的身體如何反映出家族能量的流動？
- 妳如何表現或改變妳的家族遺傳？

女人的故事：融入母系傳承

碧安娜在生完第一個孩子後三個月來找我，她的骨盆底部很虛弱，她在照顧她的新生兒時，總是感覺到核心的壓力。當我在評估她的骨盆肌肉時，我發現她根源區的能量很少，尤其左側更為明顯。她的骨盆能量有點向外擴張，我感覺到她在避開自己的左半邊。從碧安娜的身體模式，我發現她的母系有緊張的能量。

女人生下第一個孩子，通常會使她在家族中變得更重要，也會使家族世系的緊張點變得更明顯。不管女人有沒有生孩子，清除身體裡的家族壓力，都有助於增進她的創造力量。我問碧安娜近來可好，她說，一切都好，只除了她媽媽要來拜訪她。在碧安娜的成長過程中，她與媽媽的關係不太好，而碧安娜想要用不同的方法養育自己的孩子。碧安娜在告訴我這些事情的同時，她的左骨盆變得更緊張，傳達出核心的壓力。

我對碧安娜解釋，想要改變養育孩子的模式，最有效的做法就是完全與她的左半側同在，接受她的家族。她很壓抑她的左半側，與媽媽有關的那一側，她想避開過去的錯誤。但在她核心緊張的情況非常嚴重，所以她比較無法從有接納特質的左半側去得到滋養及靈感。然而，想要改變養育模式的能量形態，這又是不可或缺的。

碧安娜在了解根源區的緊張情況後，也想要處理過去的功能失調，改善身體左半邊的狀況。當她想像自己很勇敢的用左腿站立，她感受到一股強烈的能量，這就是她養育孩子的完整潛力。這時，左骨盆的緊張抒解，她的肌肉也變得更柔軟，更有反應。我鼓勵她把注意力放在想從母系家族得到什麼，然後去達成這些需求（無論是直接從特定的個人，或是從靈性層面得到）。我們完成這個骨盆照護的療程，讓她的核心恢復平衡。碧安娜的骨盆肌肉更協調了：她不再承載著過去的壓力，可以更積極打造自己的未來。

得到祖先的祝福

思考妳的家庭時，留意妳的核心，有哪個部分在抗拒或壓抑祖先的能量。如果妳有意識的接納妳從家族繼承來的能量，並善加利用，妳會有廣大的資源支持妳改變過去的模式。妳從家族傳承來的靈性，就如身體深處的水流，妳在潛藏的脈絡中探索它時，它永遠會帶給妳新鮮的靈感，並激發妳的核心能量的流動。

要記住，妳的祖先們也曾年輕，充滿夢想。這就是滋養妳根源區的能量。妳是妳的家族希望，也是他們的創意遺產。妳是他們對於未來的希望，就像妳的下一代也是妳未來的希望。歡迎妳用以下的祈福儀式，召喚妳的祖先。

練習：祈求祖先的祝福

1. **思考**：花一些時間仔細思考，在妳的家族樹狀圖中，能夠支持妳的祖先。找出他們的照片，放在聖壇上，念出祖先的名字，或只是感覺他們給予妳的支持能量。

2. **儀式**：點三根蠟燭——分別代表過去、現在和未來。說出下面給祖先的祝詞：

   我召喚母系家族的女人和男人。

   我召喚父系家族的女人和男人。

   我召喚家族之中，曾在我此生的旅途上支持我的人。

   我召喚這塊土地之靈。

   請為我帶來你的力量、你的優點、你的夢想、你的喜悅——我是繼承我們家族成就的人。

請為我的生命帶來能量與光，讓我能改變家族裡的傷痛，滋養未來的希望，頌揚歡樂，分享愛；

我正在為我自己及我的子孫，建立美麗人生的架構，並且播下美麗人生的種籽。

我知曉你的生命及能量，以及你走過的每一步路，都是祝福。

祝你安息，靈性永存；

你的光芒永在。

我榮耀你，祖先。

我感謝你。

我希望得到你的祝福，你的能量，讓它流動──就像是一條神聖河流──流經我的身體及生命。

把家族的能量匯聚在妳的生命中。謹慎的將妳得到的傳承分門別類，妳便能為妳自己及妳未來的子孫，創造更多的可能性。當妳知道如何與自己的淵源互動時，妳就能夠擴展妳的創造領域。

願妳接受生命中的祝福。

第七章
成為一個完整的女人

　　女人在過去必須選擇留在家中，或是在職場發揮自己的創造力之間二選一。雖然，我們現在擁有更多的選擇，但許多女人仍然用這種分裂的模式運作。其實，女人的創造能量會穿透生活各個領域，去啟發、療癒及擴大她的創造潛能。這個章節要討論，女人擁有的自癒力，能夠恢復她生命中完整的創造能力。女人不再需要在家庭及事業的抉擇中感到兩難——事實上，男人與女人（還有孩子）都需要更動態的能量模式，才能充分發展自己真實的天賦。

　　我愛這一切：手中的木製鍋鏟在鑄鐵平底煎鍋裡攪動，熱咖啡加奶精，兒子深色的眼睛，光腳走在地板上，黑巧克力脆片，紅酒注入酒杯的香氣，蓋在寶寶與我身上羊毛毯的重量，我翻著新書時他在我的胸前熟睡的呼吸。

　　當我享受這一切帶來的感覺，我的身體也會有所呼應。我的子宮變得溫暖，我的中心放鬆，我的根源區柔軟平滑。我在這一刻安處於這個靜止的點，或跟隨它加快的速度；我從容自在的達成任務。然而，當我強迫自己與時間賽跑，勉力去做那些永遠也做不完的家庭雜務，我的身體就會變得僵硬，抗議我的行為。我的野性自我的狀態，是我現下與自己的渴望之間最直接的測量器。

　　我花了許多年才接納自己的欲望，也才了解到欲望是一種讓我能透過身體與靈性相遇的方式。這需要擺脫社會的期許，以及我曾經想討好

的人們的期許，還有那些我誤以為是自己的使命的計畫。我逐漸用自己的目標及志向，取代別人的目標及外在世界對成功的評價。以前，我用外在的資源，指引自己的方向；現在，我把注意力轉向內在、自己的根源區，作為我尋求的引導。我知道，我的身體對自然創造能量流的直覺反應。我現在更容易知足，滿足自己真正的需求，有想要表現的創造力，有更明確的感官覺知，讓我能直接與靈性接觸。

當我想著這最根本的欲望時，腦海中浮現我兩歲大的兒子。他總是以最單純的形式表現他的欲望。他想玩水，就去感覺水流過他的指尖。他爬到我的大腿上，摸我盤子裡的食物，用湯匙舀來品嘗。有一天早上，我發現他光腳站在香蕉上。他興奮咧著嘴笑，重複說：「踩扁它、踩扁它」，白色香蕉在他的腳趾間散開。每個抽屜、每樣東西，都是他探索的目標。就像大多數兩歲大的孩子一樣，他想要被觸摸、被擁抱，想要聽故事、聽歌曲；他的欲望似乎永遠無法滿足。

在現今的文化中，欲望時常無法滿足。我們並不匱乏，我們有各式各樣的物品與設計滿足我們的欲求。問題在於，我們真正的欲望是什麼，我們必須停下來，花一些時間來感受自己真正的渴望：食物的香氣、愛人的凝視、皮膚與大地的觸感。我們必須停下來，接受滋養，才能接納我們周遭豐富的事物。要接受滋養，我們一定要知道自己渴求什麼。

欲望，是妳身體渴望與靈性親密結合

渴望的根源來自於渴求結合。我們滿足身體的欲望，讓它憶起連結的感覺，因為我們長久以來一直希望回到合一的經驗，就如我們在母親子宮裡。我們在子宮裡被餵養，我們是另一個人的一部分。我們渴望得到滋養，起源於與子宮的分離。我們滿足這種欲望的方式，就是去餵養

我們的飢渴，也是我們支持自己的方式。

「欲望」（desire）常常被誤認為「性欲」（sexuality），被視為危險、骯髒及羞恥。但欲望與身體感官的本質有關。真正的欲望是一種身體表達，一種從內心極度渴望的精神連結，這也是靈性與形式的連結。

女人的故事：恢復妳的欲望

珊娜長期以來一直都有骨盆方面的問題，無法擁有愉悅的性關係。她想透過身體治療，改善她與伴侶的關係，但首先我們得要找出她的身體想要傳達什麼訊息。

我想從她的家庭背景裡，找出她的模式。珊娜告訴我，她媽媽與兩個姐姐都沒有任何骨盆方面的問題。但她說，她們與身體失去連結的情況似乎比珊娜更嚴重。她是家裡最願意誠實面對困難處境的人，而且，她一向都被說是一個有話直說的人。珊娜提到，她母親童年時遭到父母的性虐待，珊娜覺得她身體的問題以及她對於性的壓抑，也與過去發生的事件有關。

我要珊娜把注意力放在根源區。當珊娜開始專注在骨盆時，覺得自己失去了方向，所以，我讓她去感覺自己的身體。她這麼做的時候，注意到自己呼吸困難。我鼓勵她盡量大口吸氣，在治療骨盆時，把注意力放在身體上。

當珊娜與自己的身體連結，覺得能量滯礙難行，壓得她難以負荷，這是家族有性虐待史的典型情況。即使珊娜自己沒有受到性虐待，她母親受虐經驗的能量依然留在她的身體裡。對珊娜的母親而言，她的童年被父母毀了。成年人強大的性欲，是孩子的能量系統所無法承擔的。珊娜的母親很可能把這個沉重的能量留在她身體裡，而珊娜的身體也保留了相同模式的印記。孩子的身體通常反映父母的能量模式，因為他們之間一開始並沒有界線，他們不會分辨自己與父母的差異——尤其是與母

親之間。

身為成人，珊娜能從身體清除了家族虐待的能量，母親的傳承包含受虐能量，使珊娜的能量耗損，並抑制自己的欲望。珊娜的骨盆能量系統持續防衛著受虐能量的印記，抑制住她的潛能。我引導她到她的子宮，這是力量強大的器官，能夠釋出造成負面的能量。接下來的幾次療程，珊娜透過呼吸淨化她的身體，並且運用子宮的能力釋放能量。我們也針對珊娜的卵巢能量進行治療，強化她的骨盆界線，讓她辨識出哪些核心的能量是屬於她自己的，哪些是屬於別人的。

當珊娜能辨別她的骨盆能量後，她找回了她自己想要的及需要的事物。她希望牆上的顏色多一點，也希望身體能定期進行按摩療程。在她的中心不再是她習以為常的沉重感，她現在覺得更輕鬆、更有活力，並開始探索她的味覺及感官。這個探索使她與伴侶的關係更親密。她第一次有了性的欲望，珊娜終於明白，她在與交往的伴侶之間，總是由對方的欲望來主導他們的性關係。她讓別人來決定她的生活，而不是為了自己。珊娜把注意力放在身體上，開始遵循自己的欲望，與別人建立關係。她不僅找到了自己在其他領域上的欲望，同時也發現自己在性方面的欲望。

不健康的欲望形式

缺乏與內在靈性及女性建立關係，女人真實的本性會損害扭曲，形成許多不健康的欲望形式。經過幾個世代下來，這些扭曲往往會使人上癮。上癮及其他無法克制的渴望，顯示我們的能量領域嚴重失衡混亂，生命能量消散無蹤。男人及女人可能會讓自己陷於讚美、關注，以及食物、性、物質、賭博、權力、怒氣、工作等等的上癮行為之中，但他們是因為自己能量枯竭了，才有這樣飢渴的反應。

雖然我們的能量領域、我們與靈性的關係亟需修復，但大多數的人

不是用他們上癮的事物來滿足渴求，就是用阻擋的方式來抗拒不健康的欲望。如果妳發現，這個欲望被滿足之後，卻導致更大的欲求，更覺得空虛，那麼，妳的能量領域及妳的女性本質就需要更多的照顧。不要去填補空虛，記住，會有更深層的能量流動支持妳──一旦它們恢復之後。唯一真的能擺脫不健康的欲望或有害的模式，讓自己自由的方式，就要去照顧混亂失衡（以及悲傷、失落）的能量。如此一來，妳就能療癒身體裡最基本的模式及家族傳承的能量流。

釐清什麼是性欲望

性欲望（sex desire）是一個很特別的領域，這是兩個情投意合的成人之間的事。他們了解彼此結合的力量，以及這結合具有創造新生命的潛能。男女（不管實際的性別是什麼）的結合是神聖的。就如所有神聖的事物一樣，應該清楚、有自覺、有意圖的留存使用。

濫用或誤用性欲望，會造成極大的痛苦。如果有人用它來控制另一個人，那麼它對兩人都沒有好處。如果妳曾在沒有性欲望的情況下成為受害者，或妳的伴侶不尊重妳，妳的能量系統就需要淨化。如果妳渴望伴侶填補妳的空虛，那麼妳最好把妳關注的焦點放回自己的中心。鼓起勇氣，聚集妳所有的資源──個人儀式、朋友、諮商師、身體治療師、能量療癒師、以身體為主的練習，如瑜伽、皮拉提斯、太極等──都能幫助妳恢復與身體的健康關係。不用懷疑，妳一定會有真正的欲望（它能使妳的身體獲得新鮮的「氣」，並與靈性領域深層的能量流動建立連結），找回深層滋養與喜悅的源頭。

健康的性欲（sexuality）──與其他正面而親密的身體經驗有關，像是進食、月經、分娩、餵母乳等──是一個感官的健康關係（能夠透過身體接收到感官訊息的能力）。學習去分辨喜愛感官享受與性欲的差異，找出妳的生活與它們之間的關係。留意妳因為恐懼性欲，在哪些地

方限制自己的感官享受，或是限制自己去經歷歡愉。同樣的，如果妳的性欲受到阻礙，去恢復妳在感官上的表達，然後觀察有什麼不同。主動將注意力放在妳的感官上，妳就能增加整體的覺知能力，並提升妳身體的喜悅。

練習：打開妳的感官

1. 花些時間留意妳的身體。不管妳是在一個安靜的空間裡，或置身忙碌的家中或辦公室，停下來一段時間，閉上妳的眼睛，感覺身體的整體狀況。讓妳的想法像雲朵一樣飄過妳的身體，進入身體的感官領域。

2. 留意妳的呼吸狀況，看它的流動是否自然。把呼吸帶到身體感覺緊繃的區域。花幾分鐘留意妳的呼吸，然後放慢妳的呼吸。

3. 留意妳的觸覺。留意妳肌膚上衣服的質感。感覺妳坐的地方，或妳的身體接觸地板的地方。妳的身體是冷是熱的？妳的身體接觸到硬或軟的東西嗎？

4. 用妳的鼻子深吸一口氣，留意妳聞到的氣味。空氣是清新的嗎？是冷還是熱的呢？

5. 傾聽聲音。妳留意到什麼聲音？這些聲音妳曾聽到，卻從沒注意過，所以把它們關掉嗎？

6. 張開妳的眼睛，找到某件映入眼簾的東西。看一幅明亮的畫或外面的風景；觀察食物的顏色，或房間的裝飾圖案。

7. 把這個練習擴大到準備一頓飯、與朋友聊天、做愛或散步，靈敏的運用妳的感官，注意更深層的經驗，以及妳身體的反應。

透過有意識的滋養，包括從食物、人際關係及靈性上的啟發等等，探索妳想要連結的感官欲望。性欲望來自於感官能力，但感官享受卻不單只有性。吃是一種感官，觸摸是一種感官。我們通常在經驗時都太過急躁，沒讓身體真正去感受（用我們的感官去體會）經驗中各種不同質地。剝奪或否定我們的感官本質，事實上對我們的性欲、親密關係、身體健康，以及決定自己需要及想要什麼的能力，會造成很大的傷害。

覺察妳身體的感官能力是很重要的，這樣妳才能滋養自己，滿足妳的欲望。要得到滋養，先要與妳的欲望及妳深層的女性渴求建立良好關係。如果妳過去學的是去滿足別人而不是自己，如果妳家族的女人代代都是如此，那麼，當妳一開始要去面對這個情況時，這渴望可能會把妳壓垮。不過，一旦妳知道自己的身體與渴望是怎麼一回事，以及妳要怎樣享受它，妳將會體驗到創造本質及根源區欲望的動態能量流動。針對欲望，思考以下的問題：

- 身為女人，妳最深的欲望是什麼？
- 妳在哪裡遇到妳的欲望，妳在哪裡繼續渴求？
- 妳如何享受妳的感官？
- 妳如何享受或限制妳的感官滿足？
- 妳與感官享受的關係，如何影響妳的性欲、創造能量流、妳與靈性及其他身體經驗的連結？

憤怒，提醒妳忽視了自己的需求

當女人開始傾聽陰道及骨盆的聲音，我時常聽到她們很訝異這裡有那麼大的憤怒。從憤怒到狂怒，這是骨盆裡最常有的情緒。女人的根源區會用暴怒來回應背叛、失去力量以及未滿足的需求，這些傷害她野性

女人的靈性。

女人探索她的根源區，可能會在骨盆發現她對於身為女人的憤怒。當女人感覺到自己的力量，不符合家庭或文化為女人提供的機會時，女人會暴怒。在骨盆疼痛、月經疼痛或不孕時，女人會覺得遭到身體背叛，這也是很普遍的內在憤怒來源。無論女人發現她的憤怒源自何處，都是她處理自己的需求，以及實現欲望的潛在機會。

根源區的暴怒之聲：沒有被聽到的哭聲

第一次聽到骨盆發出暴怒之聲時，妳可能會對這股憤怒的力道嚇了一大跳。然而，聽過幾次之後，妳可能會注意到這聲音很明確在警告妳，妳的需求與界線可能被侵犯了，或是妳傾向於放棄自己的力量。根源區的聲音是妳最珍貴的盟友，能幫助妳守護妳的空間，值得妳仔細聆聽。

如果常常關注根源區，它的憤怒會比較平靜一點：「現在先別談那個計畫——妳碗裡已經滿了。」但如果常常忽略它，根源區可能會發出更大的聲音：「妳已經把自己搞得精疲力盡了，怎麼還能這麼做？」或是，它可能會崩潰，讓妳的內在受挫不設防：「好，妳既然不聽我的，那我走了算了——一切後果可別怪我。」開始留意根源區發出的憤怒之聲。思考下列的問題來幫助妳：

- 妳何時會傾聽根源區的憤怒之聲？
- 現在妳的根源區在生氣什麼？
- 妳有沒有傾聽它的智慧之語？

為什麼陰道這麼憤怒？

陰道及骨盆為每一個女人守住女性的智慧。然而，當女人與她的骨

盆之聲失去連結，這個資源就尚未開發。根源區裡聲音最大的就是陰道，它就像是一個長久以來不被認可的朋友，覺得不受賞識，而且很憤怒，尤其是當它見到女人貶低自己時，更是如此。

當女人放棄根源區的智慧，否認自己在各方面的需求時，她就放棄了自己的力量。女人可能選擇這麼做，去交換她覺得必要的東西。例如：過去世代的女人失去某些力量，因為她們要依賴丈夫給她們經濟上的保障。雖然，她們在基本物質上不虞匱乏，也有了安全感，但許多女人仍然壓抑她們心裡強大的聲音及創造潛能。當女人否定自己，來滿足實際或想像上的需求時，她們其實把大部分的時間花在創造領域以外的地方。她們留下的後代子孫要找回根源區，找回那個對她們有意義的地方，而且必須自己解決這些核心模式。

長期自我否定的行為，就像一個壓力鍋，聚積有害的內在憤怒。這上面有滿滿的悲傷，如果沒人去哀悼，它終將爆發，很可能會沸騰滿溢，將周遭一切焚毀。這些否定自己的女人的女兒們，在探索自己失去的領土時，就會經歷到內在強烈的憤怒。當她們開始探究失去力量的緣由，挑戰「財務依賴」，或與骨盆重新建立連結時，她們會發現所有家族的女人尚未滿足的需求都出現在自己身上。

一個女人要改變自己繼承的身體、情緒或心理模式時，一定要傾聽祖先從來沒有被聽到的哭聲。她一定要很堅強，才能得到家族賦予她的潛在天分。傾聽根源區的聲音，將引導女人去關切個人或各個世代之間，與力量相關的主題，這樣她才能收復自己的女性領土。

女人的故事：關注內在，找回強大的生命能量

凱特琳希望增進骨盆的力量。我評估時，發現她根源區肌肉很虛弱。當她要收縮肌肉時，只能感到很小的動作，而且骨盆及能量的活力都很微弱。這是能量崩潰的模式，顯現在個人力量或自我支持方面出現

困難。

在療程中，凱特琳說，她在工作上覺得很挫折，因為她覺得自己被貶低了。當她敘述的時候，骨盆明顯愈來愈緊張。她留意到這個現象後，我要凱特琳去想像自己被授予權力時的感覺。她想起來，她練過瑜伽，當她與骨盆同在，骨盆的緊張抒解了，肌肉的溫度及柔軟度都改變了，有很明顯的進展。她正在接觸骨盆的力量。凱特琳繼續去感受骨盆緊張及骨盆有力的差異。

療程的最後，她的骨盆肌肉大幅進步，已經能夠收縮肌肉了。她告訴我，她想要全職教授瑜伽課程，卻為了尋求經濟上的保障，持續做現在的工作。她現在領悟到，讓自己妥協，導致她身體及能量上有不良的結果，使她無法實現自己的欲望。持續接觸根源區的力量，鼓舞了她，讓她從生命的力量之地開始運作。

女人藉由照顧自己的中心，會明確知道她的欲望，也比較可能獲得真正支持她的機會。當女人覺得自己在生活中能量不足時，這通常是因為她與她的創造本質失去聯繫。如果她認為能量不足是正常現象，或者她可能只注意外在生活的情況，她就不知道如何掌握自己的力量去展現她的創造力。我鼓勵凱特琳開始關注內在，並記住從自己中心流出的強大生命能量。

怒不可抑的陰道：對於界線被侵犯的憤怒

界線受到侵犯是對個人的攻擊，而它通常都會在陰道及骨盆留下紀錄。當安全受到損害，信任感被破壞，憤怒的表現是很正常的。如果父母或其他大人不保護、甚至侵害女性的界線時，女人可能會在潛意識中，讓別人繼續侵犯她。陰道會憤怒，但在憤怒時，女人自己並不能恢復她的保護力。

任何沒有經過女人同意的骨盆經驗，都是一種潛在的侵犯界線。這

種侵犯包括性行為、各種虐待、醫療過程、墮胎或其他讓女人無法全然使用個人力量的情況。承認及療癒這些創痛事件，對女人的重要自我或對她未來的伴侶及孩子都非常重要。否則，這些事件會中斷她骨盆的能量，限制她與自己身體的關係，以及她跟其他人的關係。

女人的故事：跟身體說對不起

莉莎來找我時剛生產完兩個月，有性交疼痛的狀況。她的病史很常見：分娩時輕微的撕裂傷已經縫合好了，現在卻因性交產生疼痛。她的根源區在對她說話，但她沒有聽進去。

莉莎生完孩子六個星期後，做產後骨盆檢查時，她接受原本照顧她身體的治療師提出的建議，處理性交疼痛的問題。這過程包括切除靠近陰道縫合處的傷疤組織。莉莎描述這過程「比生孩子還痛」，這也使得骨盆疼痛的情況更為惡化。我開始進行抒解骨盆及陰道按摩的動作，鼓勵她療癒自己的身體。我要莉莎去傾聽她身體發出的內在訊息。莉莎說她的陰道在「發脾氣」。我引導她的注意力到那裡，她感覺到，她應該對自己的身體道歉，因為她沒有詢問自己的直覺，就做出這個醫療決定。

我運用陰道按摩，並教莉莎自我按摩的技巧。我們恢復了骨盆平衡，也抒解她產後的疼痛。此外，因為莉莎現在懂得傾聽身體的聲音，她也能聽見身體發出的訊息。如果她沒有學會傾聽根源區的聲音，她可能會在無意中，對伴侶及她自己釋放出身體的憤怒。藉由傾聽根源區的聲音，把已知的憤怒帶到意識層次，她才可能改變憤怒的形態。當她意識到憤怒，她才能釐清、療癒它，而且才有轉化的可能。

治療並減輕骨盆疼痛

如果有更多的女人懂得傾聽骨盆的聲音，她們就會知道，也能夠用

溫和尊重的方式進行骨盆照護、對治疼痛及其他骨盆症狀。我發現，有技巧的運用陰道按摩能減輕各種疼痛。我有一位五十幾歲的病人，在過去二十多年來，都承受性交疼痛之苦。在她第四次看診的時候，眼眶含淚的出現在我工作室，她說，只做了三次的療程及陰道按摩，使得她第一次經歷到不會疼痛的性行為。她是為這重大的里程碑高興，但她同時也感到悲哀，原來這麼簡單就能夠減輕她多年以來承受的疼痛。

雖然，骨盆疼痛的情況，先透過基層醫療的醫師診斷，排除身體的健康因素，是很重要的；但大多數的骨盆疼痛，是因為骨盆不平衡和慢性的緊張模式所引起的，這需要熟練的人員才能協助。過去受的傷害或創痛可能會引起骨盆疼痛，早年的受虐經驗也會導致情緒出現防衛模式。我曾經看過有些女人，因伴侶不尊重、不忠誠，而把骨盆疼痛當作一種無意識的保護模式，當她們結束關係或發現真相時，才解決這個問題。當女人的婚姻或伴侶關係，無法讓她實現自己或表達自己時，也可能會骨盆疼痛。此外，當女人開始去改變核心的模式，強化器官能量流，讓她的身體配合新的生活時，也可能會出現卵巢刺痛或肌肉無力的現象。

我一直見到女人生產之後，因為撕裂傷口需要縫合，傷疤導致性交疼痛的問題。這些女人千遍一律被告知，她們的症狀是正常的，以後會自然復原。她們沒有繼續忍受疼痛，或停止做愛，她們透過介紹，到我的工作室來尋求解決方法。經過幾個療程的身體治療後，她們的疼痛問題獲得解決了，我們都很好奇，為什麼身體的根源區仍然得不到應有的重視呢？

我協助過許多女人減緩骨盆疼痛，藉由治療骨盆緊張的模式或痛點，教育她們骨盆疼痛的因素有哪些，鼓勵女人能以自己的創造為榮，並教導她們傾聽根源區的聲音。

聽見妳根源區的憤怒

　　女性身體的根源區一直不被聽見時，會發生界線被侵犯及失去力量的情況。當妳對別人表達根源區的憤怒之聲時，別人可能會對妳說：「這有什麼大不了」、「妳為什麼這麼小題大作」、「算了吧」等。這些說法讓妳壓抑住自己強大的憤怒之聲。然而，壓抑這聲音，使妳無法為自己辯護。妳把能量用在壓抑自己不要表達，對根源區發出的警告不作回應。思考以下的問題，有助於妳傾聽根源區的憤怒之聲：

* 妳的根源區說了什麼？
* 當妳充耳不聞時，會發生什麼事？
* 當妳展現女性身體及女性自我的需求時，曾被人批評嗎？
* 妳想要重新開啟哪些受到壓抑的表現呢？

讓妳的根源區說話

　　解決壓抑最好的方式，就是透過表達。先讓妳的根源區發出聲音，找出壓抑情緒的模式。這包括妳傾向於避免的議題、妳想防範的人或是妳隱藏的特定感覺。找出妳在生活中哪裡有開放溝通的能量流，哪裡是溝通能力受阻的地方。特別留意那些會影響妳女性認同、界線或自我表達的模式。留意妳身體及女性的需求，尤其是那些尚未實現的需求，妳的根源區會找到它的聲音。當妳傾聽身體核心及根源區的聲音，妳就為妳生命中的女性表達打開了一個新的領域。針對讓妳的根源區發聲，思考以下的問題：

* 妳的根源區是什麼時候受到壓抑的？
* 它是如何一直不被聆聽或受到壓抑呢？
* 如何才能恢復妳根源區的聲音？

當妳開始聆聽根源區的聲音時,妳就能釋放掉舊有的憤怒,釐清妳真正的需求。妳會對有害的處境、界線被侵犯以及其他會耗盡妳個人力量的議題更加警覺——妳將能修正它。這樣做,能讓妳找回自己真正的力量——那股力量會讓妳成為完整的自己,實現妳生活中的欲望。

練習:恢復失去的力量

當妳的能力被剝奪或放棄的時候,恢復妳支持自己的力量是非常重要的事。

1. **思考**:把那些被侵犯、不被傾聽、剝奪妳個人力量的事件列出來。在事件的後面,把妳失去的特定事物(聲音、人格、安全感、喜悅、價值等等)寫下來。並且留意,妳的力量後來是否恢復。肯定那些幫助妳恢復力量的事件。

2. **儀式**:在紙的背面,描述妳想獲得哪些失去的特定力量,把紙放在聖壇上或是看得見的地方。例如:如果妳失去了聲音,就許願在下次遇到這情況時,能鼓起勇氣大聲說出來。憐惜自己受過的傷害。藉某個活動或手勢,取回妳在話語、身體、靈性或其他女性自我層面的力量。

重新調整妳的關係

當妳運用妳的創造能量時,妳很自然會吸引到親密關係、個人關係,甚至職場關係的一些人。為了要重新獲得妳的創造能量,妳要去檢視這些合作關係。在活躍的關係裡,能量會交換——給予及接收——但當某段關係只是索求能量,給妳的回報很少時,就可能會減弱妳的活

力。當妳傾聽根源區的憤怒之聲時，妳可以辨別出這種情況，開始重新調整妳與別人的關係。

重新調整關係的過程中，妳可能需要仔細檢視舊有的架構，或挑戰家庭的溝通模式。妳對這個行動可能引發的反應也要做好準備，當妳改變與別人的關係時，別人也會跟著改變。先從妳信賴的女性友人或是諮商師開始進行，調整關係的過程會更容易一點。我們要有勇氣打破不健康的連結，才能找回我們渴望的自由。除非我們一起釋放威脅野性女人的破壞性習慣，否則沒有人能真正自由。當妳這麼做的時候，妳可能會發現一些不健康的關係正逐漸遠離妳。

我也看見，透過根源區，女人的創造關係就有很巨大而真實的改變。當女人重新界定根源區的模式時，會影響她吸引別人的方式，以及她在生活中與別人的互動。她不是用對立或其他的交換形式，而是去改變潛藏的能量模式，使她的關係也全部一起改變。

例如：幾位個案在性方面都有很大挫折，她們渴望強壯的男性伴侶。或是，她們希望能得到照顧，得到賞識。她們希望得到伴侶的注意，卻很失望的遭致批評，導致她們的關係並沒有明顯改變。然而，當這些女人透過療癒，接收更多的女性能量，對自己的女性表達充滿自信，她就擁有了自己一直渴望的活躍能量。突然之間，她的伴侶也會注意到她的光采。他們關係的本質會改變，女人不再因為匱乏而拉住她的伴侶，現在他們之間有豐富的創造能量，這能量變得更強大、更明確、更有潛力。同樣的，如果女人與某位家庭成員（或其他關係）的關係不佳，處理核心的緊張，能改善她對力量的感覺、自我表達、安全感、喜悅的能力，也會降低她在人際關係上的緊張。

當女人在關係中得不到自己想要的，通常會把它視為理所當然，而壓抑在核心，形成一種壓力。這會持續限制她的能力，讓她無法去創造

及接收她想要的事物。她得釋出核心的緊張，才會有真正的能量流動。與其去修正別人，等待別人改變，不如去認可女性的能力，實現欲望，她會發現自己身體裡擁有的能量或資源。釋放緊張，使她更自由，能量更流暢；她會對自己不曾預期到的改變及重新連結的喜悅，感到驚喜。

女人的故事：在憤怒的灰燼中蛻變

萊思麗到我工作室治療骨盆緊張，當她與骨盆區連結時，她發現了自己的憤怒。她發現自己似乎有無止境的憤怒。接下來的幾個月，每次她傾聽根源區的聲音，不是怒氣沖沖，就是罵個不停。當她同意接受自己並不真正想要的性行為時，它就會抗議。當她面臨最後期限或超時工作時，它就會抱怨。當任何人向她索求她無法付出的能量時，它就會爆炸。

當她領悟到那憤懣的挫折及憤怒不被承認時，萊思麗才知道，難怪她的肌肉很緊張。當她開始去傾聽，她的骨盆肌肉放鬆了，隨著時間的增長，骨盆發出的聲音，也變得柔和多了。在憤怒之火的灰燼下面，她發現自己在發展事業的過程中，有自我否定的傾向。

萊思麗的根源之聲引導她找回自己最重要的本質。她發現工作掌控了她的生活。她想成功，但承擔遠超乎她能力，因此她不得不對自己的需求妥協。自我否定強烈影響她對自己及家庭的照顧，她把所有最好的能量都奉獻給了職場。

當萊思麗開始不讓自己在工作上承擔過重的責任時，她生活的其他面向有了較大的空間。她的憤怒消失了。萊思麗的憤怒其實是過度疲憊的信號，她因為精疲力竭推開其他人，而不是從自己的能量中得到力量。現在，她開始把時間花在自己的需求及渴望上。她享受烹飪，提早下班回家做晚餐。她開始參加跳舞課程，而且與一位朋友固定出去散

步。因為這些改變，她發現自己的骨盆肌肉明顯不再那麼緊張。治療她的骨盆需求，使她核心的渴望得以滿足，讓她享受在工作以外的生活。

適當的憤怒是健康的

作家暨說故事的人，克萊麗莎·埃思戴絲，在她《與狼同奔的女人》書中描述正當的憤怒，催促女人穿越集體的沉默與恐懼，讓女人收復並保護她的領土。適當的憤怒使人打破不再有意義的舊有形式或生活模式，有助於創造新的形式。

適當的憤怒幫助女人在這個世界占有一席之地，並肯定自己獨特的貢獻。它提醒女人一定要改變過去的模式，才能具體表現她完整的潛力。它是一種意志，去滋養一段能實現及滋養她「女性」靈性的關係。這種憤怒是健康的，它提醒別人預留空間給自己，因為她想保護自己的界線。

身為女人、母親、女兒、姐妹、愛人、夥伴，沒有人照她想要及需要的方式聽她說話、看見她、碰觸她、支持她、讚美她時，她就會有憤怒。有時，妳必須要持續挖掘，才能找出適當的憤怒，幫妳說出自己的心意，提出自己的需求。挖深一點，直到妳找到靈魂之聲，在妳傾聽根源區時，就能聽到它的聲音。

適當的憤怒可以被引導，支持妳的成長，實現妳的欲望，幫助妳創造一個充滿活力及心滿意足的生活。對於憤怒，思考下列的問題：

- 妳在什麼時候會為自己辯護？
- 妳在生活中有哪一部分想要更大聲說話？
- 妳適當的憤怒引導妳朝向什麼需求及欲望？

陰道能量是妳的生命之門

透過妳的根源區重新建立身體的連結，女人會恢復女性本質中最基本的層面。重新連結，使身體與靈性重逢，我們才第一次隱約瞥見野性女人的風采。陰道主要被視為一個性器官，其實不僅止如此，陰道更是生命之門，連結了女人的強烈本質。它保護女人孕育種籽的空間，它也確保為女人的創作靈感帶來豐盛的能量。當女人能呈現、運用陰道的能量，她就擁有自己的野性女人，感知能力、創造力與喜悅就會油然而生。

陰道能量包括再生的循環週期，它會打開接收或關閉，守護對女人來說最珍貴的事物。這是女性身體回應原始本能的地方。當她能夠完全開發陰道的能量時，她就獲得一個有力的工具，為她的女性光采補給能量，並保護自己的女性自我。

傾聽陰道的反應，當它覺得不安全時，會變得很緊張，妳會聽到妳的守護者說：「想都別想，絕不要接受那有害的能量。」同樣的，它也可以滋養陰道的接收能力，當妳會聽到它說：「啊，這讓人神清氣爽，把這能量帶進妳的生命裡吧。」

陰道能量：敞開接收

接納，是女性真正的天賦之一。它讓一個女人能夠取得能量，然後轉化它。這個女性的特質是女人繁衍的基礎，無論它是透過生育孩子展現，或是發現自己具有創造的洞見。當陰道打開時，顯示出根源區更有接納力，女人更能汲取能量進入身體之中，不管是陽光照射在皮膚上的能量感知，或是與伴侶有身體接觸。她的陰道就是一個通道，打開是為了讓子宮釋出經血，淨化骨盆裡的能量，或生育孩子。對於陰道及女性接納的天性，思考下面的問題：

- 妳希望將什麼納入妳的生命中？
- 妳曾經阻止自己去接受什麼嗎？
- 妳需要什麼，來讓妳更有接受力，去接納妳想要的事物？

　　以下的練習可提升根源區接受的特質。運用它幫助妳取得妳想要的能量，讓妳的身體做好接受的準備，或是讓妳的核心放鬆，增加妳接受的能力。

練習：提升妳接受的能力

　　先把整個練習讀過一次，閉上眼睛，開始進行。找一個舒適的地方坐著或躺下來。

1. 把妳的注意力放在骨盆內部，觀察浮現的感覺。吸氣，去感受任何緊張的地方。吐氣，讓那些地方釋放或放鬆。

2. 隨著每一次的呼吸，慢慢使整個陰道柔軟，從它的前端到最深處。妳身體的能量會隨著妳的呼吸產生反應。把手放在下腹，專注在身體緊張的部位。想像妳在骨盆附近遊走，讓能量就像雲朵一樣的柔軟。

3. 想像身為女人的妳，想要接受的事物。繼續放鬆骨盆的各個層面。吸氣，吸收新鮮的能量，讓妳的根源區重獲生機，也讓妳的創意夢想更活躍。吐氣，繼續釋放任何抗拒。在每一次的循環裡，讓圍繞在妳四周的美好事物，為妳的能量基地帶來補給。重複五到七次。

4. 感謝妳的根源區帶給妳的潛能，讓妳能夠得到有活力的能量，進入妳的身體及生活中。張開雙眼，注意妳陰道及骨盆的改變。

陰道能量：關閉時的保護狀態

　　社會一般要求女孩與女人要有禮貌，不鼓勵她們憑直覺或身體的信號回應周遭的狀況，女人保護自己的能力就這樣被限制住了。身體信號會發出危險警告，包括：警覺度升高，骨盆底部或喉嚨的肌肉組織變緊張。女人受威脅時，肌肉也會有類似的反應。如果女人不知道這些直覺反應的信號及意義，那麼她在身體或能量上，就容易讓自己受到傷害。學會判讀陰道能量的信號，讓妳能得到自己核心的保護。教導孩子尊重身體發出的捍衛反應，不要忽略他們的直覺力，這會讓他們委協。

　　陰道的保護特質，是非常珍貴的資產。女人常常放棄自己的能量，去取悅別人、討好別人。不要為了盡義務而做，否認自己的需求，讓根源區累積緊張。最好的做法是傾聽核心守護者的聲音。當妳因為珍重而保護自己的身體及創造能量時，妳只會用真實而永續的方式對待自己。對於陰道的保護反應，思考下列問題來保護妳的女性自我：

- 妳何時曾以自己的保護直覺為榮？
- 妳曾經接收過什麼必須抵抗的事物嗎？
- 妳何時給予過某些東西，與自己的需求妥協嗎？
- 妳需要什麼，才能啟動妳的核心守護者？

　　透過下面的練習，來保護妳的空間。

練習：啟動妳的核心守護者

　　先把整個練習讀過一次，然後閉上眼睛，開始進行。找一個舒適的地方坐著或躺下來。

1. 把注意力放在骨盆的內部，觀察妳感受到的幸福。這是妳內在的神聖空間，應該是一個舒適安全的地方。

2. 觀想妳的骨盆，留意是否有些部分讓妳覺得太開放，失去防衛力。如果妳發現某個區域需要陰道的保護能量，詢問妳的根源區，哪一項保護的資源能幫助妳。妳的參與是最有效的保護——召喚根源區的能量，讓它填滿妳的骨盆。觀想它透過火或水元素，活化並清理重返的能量。

3. 妳核心的守護者有什麼基本特質？有些女人的保護能量帶有某種顏色或某種特質。而有些女人則會看到某個保護的形象或是動物靈。當妳核心的守護者出現時，邀請妳活躍的野性女人在各方面保護妳。這是妳的空間。要求任何妳覺得自己額外需要的保護。

4. 當妳出現在自己的核心，覺得自己受到保護時，辨識出妳自己的需求。必要時，從妳自己內在覺得有信心而安全的地方，對外在情況做出反應。祈求所有靈性存有送出療癒的光，照亮這個世界。當每個人都完整時，需要的保護就會減少。

5. 崇敬妳保護能量的智慧。張開雙眼，留意妳的陰道及骨盆的變化。

陰道能量的失衡模式

女人的女性傷痛，可以從陰道能量的失衡模式裡看出來，例如：過度接受或高度防備。任何危及女人安全感的情況，包括過去在身體、性行為或情緒上的虐待，都會造成陰道或根源區的失衡，野性女人也會受到限制。注意根源區的守護者，能讓女人收復她應有的領土。

陰道的過度接受

陰道能量失衡模式之一，是陰道過度接受。女人生產後的三、四個月，會為了嬰兒及養育孩子，繼續接收能量，這種接受模式是正常的。同樣的，女人渡過生命任何重要階段或創造週期時，也會出現這個模式。流產之後，接收力提升是很正常的現象。對我來說，這是一段非常神聖的時間——我接收到滿滿的祝福，也學到許多生命的課程。然而，陰道過度接受的狀況持續太久，會壓垮或耗盡女人的核心能量，因為她的身體就會一直保持在開啟的狀態，而不是處於敞開時接收、關閉時整合新資訊及能量這兩者輪替的恆常狀態。

一個女人如果因為過去的創傷，導致陰道失衡，可能會無意識的延長接受能量的模式，透過性或其他模式進行能量的交換，無視於自己真正的需求。因為她沒有保護自己，她骨盆的能量模糊，生活也不夠明確。她很難保住自己的能量，支持自己的創作。陰道過度接受時，身體症狀會有：骨盆肌肉收縮及協調能力減弱、陰道的感覺微弱、骨盆肌肉麻木等。對於陰道過度接受的情況，思考下列的問題：

- 妳曾經接受一些妳不要的能量到妳的根源區嗎？
- 妳想要清理這個能量，恢復妳的守護者嗎？
- 在妳生產過後或經歷一段密集的創作時期之後，妳的接受能力有大增嗎？
- 在每次分娩或創作中，有什麼樣能量進入妳的生活，或是從妳的生活中被清除？

女人的故事：新手媽媽的守護能量

莎拉生產之後來治療骨盆區。評估後發現，她骨盆的肌肉虛弱，陰道的整體狀況低落。她覺得精疲力盡，而且說，性不再像以往帶給她樂

趣，因為她的陰道有一種「門戶大開」的感覺。

　　生產會撐開陰道壁，改變陰道的形狀（透過陰道按摩可以明顯改善）。然而，在治療骨盆時，我們發現使莎拉的身體延長這種模式的原因。

　　當莎拉運用骨盆肌肉時，它們一開始的反應都很遲緩。她幾乎感覺不到骨盆的四個區域，骨盆內呈現出能量減弱的情況。缺少了身體與能量的配合，莎拉的核心變成一個狀況不良的容納空間：她的核心能量從骨盆裡漏失，使得她一直很疲倦。

　　我要莎拉去觀想一些方法，讓她在日常照顧孩子的生活中，得到更多的支持。她想像自己在孩子睡覺時休息，有時間去享受與孩子自然相處的時光，不用趕著做完家事，這時她骨盆內肌肉抽動，骨盆能量也明顯變強了。

　　當莎拉回想自己撫育孩子的日常作息時，發現自己內心的掙扎。她想享受孩子帶來的樂趣，但卻習慣保持高效率，維持家裡的整齊。既要持續照顧嬰兒，更要照顧自己產後的身體，使得她動作變慢，這是過去從未發生的情況。她掙扎要放棄自己的需求，來達成實際的目標，因為照顧孩子占用的時間是很難估算的。同樣的，她的親戚都來探望這個新出生的嬰兒，莎拉與她的伴侶就得下廚招待客人，然而，她的能量不是要用在這方面。當她專注在自己的骨盆時，她感受到自己能量枯竭，她發現，她過去把這些客人的需求，打理家事的需求，擺在自己與孩子的健康之前。她按照以前對自己的期許，消耗自己的能量，而沒有把注意力放在自己身上，也沒有把她養育的能力用在對的地方。

　　懷孕、生產、照顧剛出生嬰兒，消耗了莎拉大量體力，她需要更小心保護她的能量，並承認自己過度負荷。我鼓勵莎拉觀想她的骨盆，想像嬰兒在她的骨盆裡，將注意力放在這段神聖的生產後期間，敞開自己，接收來自靈性的能量，想像自己把重心放在最重要的事情上。當莎

拉這樣做，她的骨盆肌肉開始動了。她正在啟動「熊媽媽」的能量，也就是根源區的本能反應，用來保護一個新手媽媽與新生兒（或是任何正在從事個人創作的女人）。療程的最後，莎拉的感覺愈來愈多，根源區的肌肉也能協調了，變成一個更好的空間，盛裝她充滿活力的能量。

接下來幾個星期，她可以感受到，只要珍惜並保護自己的休息與孩子相處時間，根源區的力量就會不一樣。當一個女人接觸到自己核心的守護者時，便能以更支持與更滿足的方式，關心自己的需求。記住什麼才是對她最有價值的事，注意自己的能量是否允許她這樣做。藉由每天傾聽根源區守護者的聲音，莎拉知道自己是否有能量去付出，或者她只要與她的嬰兒一起休息，專注在養育孩子的重心上。

陰道的過度保護

陰道的另一種能量失衡模式，是陰道的過度保護。陰道的失衡導致肌肉處於高度防禦（肌肉過度緊張），使女人難以接收到能量，給予自己必要的支持與滋養。這種失衡會造成疏離或匱乏的感覺。

陰道過度保護的身體徵兆，包括核心肌肉緊張、肌肉出現激痛點、肌肉緊縮。陰道緊張可能導致性行為、骨盆檢查或塞入衛生棉條時，骨盆會疼痛。女人有時對骨盆疼痛或陰道肌肉緊張透露出的信號渾然不覺，但在觸摸陰道內的骨盆肌肉時，她可以感覺到自己有好幾個激痛點。

能量失衡造成的陰道緊張，常常被誤以為是肌肉結實。其實，有這種模式的女人，她的骨盆肌肉很難使力，陰道會有熱熱的感覺，這顯示肌肉有壓力、能量受阻塞。她也可能會有尿失禁、便祕、痔瘡或其他骨盆失衡的徵兆，因為她的陰道肌肉持續緊繃防備，而不是成為補給能量的基地。對於陰道過度保護，思考下列的問題：

- 妳曾經在無法抵抗的情況下，必須保護自己嗎？
- 妳是否處於高度警戒狀態保衛自己？
- 妳的根源區說了些什麼？
- 妳需要什麼樣的支持，才能釋放妳核心的緊張，恢復骨盆平衡？

女人的故事：放鬆警戒，享受性愛

拉蕊因為陰道不舒服尋求骨盆治療。她提到自己常常充滿防備心，而且很緊張。她曾經被虐待，也找過諮商師處理她的情緒問題。現在，她想要讓她的身體放輕鬆，享受與伴侶做愛的歡愉。

拉蕊的骨盆肌肉處於高度緊張，還有很多鬆弛的區域。過去讓她沒有安全感的情況增加她肌肉的防禦力，使得骨盆高度戒備的狀況成為一種常態。然而，女性身體也會因為鬆開自我保護的能力而感到不安全。這會造成陰道過度接納的失衡情況。當發生這種失衡情況時，女人不會與她的中心同在，她的骨盆底部也會降低感覺和麻木。這兩種情況都會阻止女人與她的身體、能力建立關係，無法心滿意足的與她所選擇的伴侶結合在一起。

互相尊重的性關係，在身體及能量上，都能為女性身體帶來滋養與平衡。很明顯的，拉蕊過去受到的骨盆創傷，阻礙她接收這些滋養。然而，就算創傷不明顯，也可能會阻礙伴侶之間接受彼此的滋養。女人有意識的與她的骨盆空間同在，就能夠治療她的骨盆創傷，在與伴侶做愛時能夠得到支持。

拉蕊想治療陰道失衡的情況，增加她接受的能力。在陰道按摩時，我教她做呼吸練習，放鬆肌肉組織，但她需要持續提醒她的身體，放鬆不會有事。拉蕊搭配骨盆治療及觀想，淨化她骨盆的能量。

一開始，拉蕊把注意力放在她的骨盆上，她覺得她的上半身及下半

身好像分成兩半，她的下半身就好像是一片陌生的領土。她需要勇氣才能穿越這兩個區域間的界線。當她一次又一次注意她的根源區時，拉蕊愈來愈能輕鬆的與自己的骨盆同在。她的防衛能量降低了，陰道的肌肉變得更柔軟。

當拉蕊對她的身體更自在時，就減輕了骨盆肌肉整體的緊張。當她更能感覺到她的根源區，與她的核心同在，她覺得不再需要用緊抓不放的模式防禦她的根源區了。這個改變，讓拉蕊用一個嶄新的方式去感受她的身體及性行為。過去拉蕊對性的感覺，都是危險及害怕的。當拉蕊能進駐她的根源區，就能感受到內心的平靜。性愛現在是個機會，讓她與伴侶在真正屬於她的親密空間裡結合。

陰道能量平衡，使妳的野性女人自由

女人一定要處理陰道能量的失衡情況，才能恢復內在的野性女人。藉由接觸到完整的陰道能量，她既能回復根源區的平衡，還能恢復她的能力，去接受並保護骨盆的能量。接受及保護的特質對女人的健康很重要，也讓她能夠滋養核心的野性女人。

跟性虐待等創傷有關的陰道失衡，可能需要諮商師、能量工作者、身體工作者，有技巧的給予專業的支持，才可能帶來身體或能量上的平衡。就算過去不曾遭受虐待，女人的骨盆創傷——女性身體帶來疼痛或羞恥的聯想——都可能會妨礙她的性行為，或是性方面的親密感。例如：以前遭受背叛的經驗，會影響她放鬆警戒的能力，使她無法去經驗陰道的歡愉。女人與女性感官享受相關的恐懼及懷疑，會限制她野性女人的表達。

定期感覺妳的陰道，注意它的接受模式，以及它如何保護妳的根源區及妳的生活。骨盆強健、活力充沛，使妳能夠滋養並保護妳的創造能量。不要再築一道牆，它會（很沒有效率的）阻礙各種能量，妳

要與支持健康、排拒毒素、淨化毒素的活力相配合。知道自己身體內在的感覺，判斷妳在哪個部分無感（麻木的感覺、寒冷、能量低、缺乏覺知），然後透過呼吸、有意識的觀照、自我按摩、靈性的能量療癒，去感覺到自己的存在。注意傾聽根源區的聲音，找出身體不滿足的需求及渴望。用中心裡無限寬廣的愛，取代所有的自責、羞恥、受害及各種限制妳的模式，讓妳的感官得到自由。

練習：稱讚妳的根源區

1. **思考**：仔細思考妳與陰道的關係，妳會用什麼方式稱讚這片女性領土。留意妳曾經如何保護妳的身體，以及妳重視的事物。檢視妳曾在哪些地方運用過妳的接受能力。思考自己多渴望得到歡愉，表達妳的感官天賦。

2. **儀式**：選一個顏色來代表妳核心的活力，在妳想要稱讚根源區的光采時，就穿上這個顏色。

運用根源之藥，療癒妳自己

　　女性身體的根源區非常珍貴。在根源區，我們可以重獲女性的直覺，那是女人生命的內在指引，使女人在生活中能與靈性建立關係。根源區擁有我們的創造能量，使我們有能力創造喜悅的人生。但當我們忽略或泛性化根源區時，就會嚴重耗弱我們核心活躍的創造本質。當我們積極去恢復野性女人——回復我們內在的療癒、創造、發明的生命潛力——我們就製出自己根源區的靈藥。我們找到了療癒女性創傷的原始能量，並且建立真正能支持女性創造力的架構。

　　根源之藥是豐富的療癒資源，女人會在恢復根源區、身體及能量的平衡過程中，發現這個靈藥。我養育三個孩子這些年來，學會一系列的全人治療法，能夠治療刀傷、咳嗽、發燒、感冒、出疹子等各種疾病。當我們探索著女性領土這塊最難處裡的區域，我們也找到了最有效的靈藥。它就像一種營養補給品，滋養女人每天的活力，在她面臨挑戰時，能如強心針一樣，引導她在新領土上航行。

　　我教導女人藉由定期自我照護，在根源區建立穩定的基礎：運用陰道按摩、滋養卵巢及子宮裡的能量流、接觸核心的創造力、淨化骨盆能量等方法，製作自己的根源之藥。一般的例行保養有：每週一次陰道按摩，每天與骨盆同在，核心能量平衡，必要時多做增強能量的練習。

　　當女人與她的身體有更密切的關係，自我照護就是她日常生活的一部分。在壓力大的日子，她可以增加陰道按摩的次數，減輕身體的緊張。在某些過渡時期，清除骨盆能量，或每星期接觸幾次子宮能量，有助自己的轉化。如果在忙碌的創造期之後，她正在恢復元氣的過程，花個三、五天滋養卵巢的滋養能力及冒險好玩的能量，能迅速恢復核心的能量。用根源區的能量因應女人的需求，能更新身體內在的潛力。有效運用她們根源之藥的女人，也能認出和讚揚別人的根源之藥，以及加強社區整體的感覺。無論是例行的自我照護、儀式、能量方法、其他的療癒形式或有創意的治療方法，只要每天逐步的進展，應用妳的根源之藥，女人的生活就會開始改變。

　　當女人每天都與自己身體的根源區同在，這表示她在任何時間都能接收到滋養及靈感，處理自己的需求，更有效率運用她的創造能量，豐富自己的生活。無論是專注在核心的問題，或者只是品嘗內在的喜悅，她內在的野性女人已經準備好了。幫助妳與根源之藥重新連結，思考下列的問題：

- 妳的壓力或挫折最主要的來源是什麼？
- 妳會把根源之藥，用在生活中的哪些地方？
- 身為女人，什麼能持續帶給妳啟發與喜悅？
- 這些與妳製造根源之藥有什麼關係？

製造根源之藥：憤怒，讓我找到自己的創造力

　　女人根源區的能量模式，影響她對創造能量的運用。這些模式說明了女人代表的意義，決定她是否更通往靈性及喜悅。它也塑造了女人的情感表達及照顧子女的能量。改變這些模式的方法因人而異，但身為一個女人，如果能發現對自己最具挑戰的模式是什麼，就會發現根源之藥能夠協助她轉化。

　　我發現有一條憤怒之流，貫穿我的身體——當我不開心的時候，很容易暴怒。一股衝動讓我走上憤怒之路，我知道這是來自於家族傳承的模式。當女人被催促去做，或以特定的方式反應時，她只是在遵循舊路，依循前人挖的溝渠一路前進。透過憤怒或強大的情緒爆發，她們才能抒解自己的情緒。但這樣的抒解並不能解決深藏的模式。這些潛藏的模式造成能量阻塞，直到壓力大到不得不釋出；而當能量是大規模釋放，而不是平靜流出時，往往會造成更大的傷害。

　　探索使我走向憤怒的道路，我發現其中深藏著自我否定及壓抑的模式，促成有害能量的累積。我曾經感覺到在我背後排了一長列的女人：我的女性祖先以及她們的渴望，這是代代相傳下來沒有得到滿足的需求，以及不受肯定的潛藏力量。要找出這潛藏的模式，我需要去感覺身體裡的憤怒，卻不想引發它的能量。與其被席捲而來的憤怒擊潰，我寧願轉向內在，把注意力放在根源區的感覺上。

　　當憤怒出現時，我讓自己放慢下來，問自己究竟想要什麼。搜尋我身體的緊張地帶，我發現長久以來，無論是在身體及靈性上，我都缺乏

支持。我承擔的負荷突然變得難以忍受。與其隨著憤怒起舞或不去管內心的掙扎，我寧願點蠟燭，泡個舒服的澡。我覺察嘴裡的苦味。我餵飽自己，然後禱告。我開始治療根源區的肌肉，透過按摩消除我的緊張。我召喚靈性的力量來協助我。

　　當我的憤怒出現時，根源區變得又緊又熱，我覺得與自己的身體分離了。身體的緊張帶來一股強迫性的衝動，讓我想去攻擊，推開我需要的舒適及滋養。自我照護的簡單動作，在遭遇憤怒時，需要很大的努力才能做到，但我只是為自己煮了一碗湯，告訴我的伴侶我的感受，並且照料我的需求。當我感受潛藏在憤怒之下的感覺時，我得到滋養，使我在重新設定能量的運作方向時，獲得外在的支持。隨著時間的變化，我在根源區打造了幾個較小的能量療癒通道，來表達我的需求，讓自己喘息一下，愛護自己，運用恆久支持的能量，更溫和的釋放憤怒。依循這些能量通道，讓我將一切安排好，直到確認我的優先順序。

　　我與憤怒的關係，最大的轉變來自於，我把創造力的表現放在第一位。有時候，我在照顧年幼的孩子時，我能夠在混亂吵雜之中找到平靜。當我兩個比較大的孩子安靜玩耍或還在學校裡，而我最小的寶貝正在睡覺，這就是時間的創意之窗大開的時候了，只要我選擇這麼做，我可以完成大部分的工作。我其實可以用這段時間來打掃，整理東西，但我把髒碗盤留在那裡，讓玩具散落各處，我選擇坐下來寫作。我覺得這滋味很棒，而且也是必要的，把我的創造需求擺在第一位，否則，我會被無止境的混亂搞得團團轉（像家族裡的其他女人那樣）。我會泡杯茶，專心寫作，那是我每天的快樂時光。

　　我常常寫到告一段落，寶寶醒來了，或是兒子吵著吃點心。如果，我剛才是在做家事的話，聽到這些要求會讓我很火大。我會認為自己的需求永遠不會得到滿足，甚至會因此埋怨我的孩子。相反的，寫作時深思冥想的氣氛，讓我的內心平靜，讓我與靈性有直接的連結，我可以讓

無止境的家務事在一旁等待。當我擁有的創造能量充滿我整個身體時，每天的家務負擔會變得更輕鬆。

我發現創造力的內在節奏，讓身為女人的我得到日常生活的滋養。我從根源區出發時，總是有充裕的時間及能量去寫作、去照顧我的孩子並維持我家的整齊。如果，我把外在的架構強加在我的日常生活中，運作的節奏可能無法配合得那麼好。當我感覺到自己的身體開放時，我還可以藉由投身在寫作之中，找到展現創造的空間，這是我在養育三個孩子時無法想像的事情。

根源區為我的生活帶來了流動的能量。憤怒仍會出現，但不再像過去一樣頻繁，而且我有更多的資源去面對它。當我處於特別艱難的時刻，我就運用我的根源區能量，例如：我被外在的需求壓得喘不過氣或精疲力竭時，我還能夠很穩定的用更溫和受控的方式，釋出壓抑的能量。在幾次能量釋放的過程中，我發現了家族的母親們一直沒有被滿足的需求。我一定要照顧好自己，才能擴展自己的創意領域。循著能量規律的流動，我看出是那股強大的決心及燃燒的熱情，把我與家族的女人緊繫在一起。當憤怒出現時，我將它視為一位老師以及讓我能收復更多領土的機會。每天生活在創造能量流中，使我不再受憤怒左右。

當妳渴望改變自己的創造領域時，把最艱難的模式或使妳無法持續使用創造能量的障礙找出來。例如，否定妳的身體需求，不讓自己休息、拚命工作，耗盡妳能量的執著行為，或是偏激的情緒等。妳可能會覺得自己被逼著非得遵循某種模式不可，彷彿落入陷阱，或被外力驅使，這些都是妳根源區能量耗損的模式。當妳遵從根源區的指示，製作出靈藥，療癒這些盜用妳重要生命力的深層模式，妳就會了解自己身為一個具有創造力量的女人最大的潛能。

練習：製作妳的根源之藥

　　去想一個讓妳困擾已久的模式，這些模式往往是因為家族的失落或女性創傷而形成的。把它想像成一塊妳原本就擁有的美麗土地，但妳從來不知道它的存在。當妳小心耕耘它，妳可能會種出最好、最營養的作物。這個練習會幫妳製出妳的根源之藥，訂出一個行動計畫，當這個難以應付的模式下次再出現時，妳就有因應的對策了。

1. 去想一個自己特別難以應付的模式，並且留意妳身體的感覺，注意妳的根源區出現的感覺。妳的能量在哪裡是流動的，在哪裡是堵塞的？妳發現任何緊張，覺得熱或冷嗎？或是有其他的感覺？妳如何被逼著做出反應？下一次再有相同的挑戰出現時，試著放慢速度，並留意妳身體的狀況。讓自己遠離這種模式的強迫推力。仔細思索妳潛在、沒有滿足的需求。

2. 詢問妳的身體，當妳處在這種模式中，哪些行動能幫助妳保持能量流動，恢復核心的平衡。如果時間很短的話，選擇一個最快速的行動，以及一個可能需要更多時間的行動。當某個情況或事件開啟了這個模式時，妳就展開自我滋養的行動，然後觀察有什麼事情發生。把注意力放在妳的身體上，尤其是妳的根源區。妳可能會出現一些感覺，也許會有一些抗拒的形式出現，但專注在滋養自己，滿足自己的需求，並且注意妳身體的感覺。

3. 妳的身體是元素組成的，會對自然元素產生反應。想想隨手可得的自然元素，用它們來支持妳身體的能量流動，擴展妳原來的領域。例如：透過喝杯熱茶、洗個熱水澡，增加一些水元素，讓妳的情緒流動；火元素能以熱氣的形式，為停滯的能量系統帶來活

力。凝視著天空，引進風元素，淨化理性頭腦的模式，啟發靈性。別人的觸摸、柔軟的毛毯或是心愛的寵物，帶來扎根的土元素，能恢復妳內在的寧靜。運用根源之藥平衡妳身體的能量流，改變核心的模式。

4. 觀察能量流進妳的根源區，盡可能放慢速度。如果時間很短，晚一點或是等妳製作更多根源之藥再進行。仔細思考妳可能需要哪些更進一步的協助：針灸、諮商服務、能量工作、身體工作、創意表現的管道、花時間到郊外等等，強化妳的根源之藥。妳會發現，妳一步一步製造出根源之藥，也發現自己過去不曾接觸的領域。

傾聽根源區的聲音

當妳傾聽根源區的聲音，就算處境再困難，都能為妳帶來啟發。只要與妳的根源區同在，就能帶來療癒。當妳主動創造某些事物，或是處於挑戰性的時刻，運用以下的建議，增進妳傾聽內在智慧之地聲音的能力。

練習：傾聽根源區之聲

1. **從內在出發**：從內在尋求新的指引，不要隨外在的環境起舞。
2. **清除核心的緊張**：把手放在骨盆上面按摩，或是引導妳的呼吸淨化妳的核心，更明確的接收根源區的智慧。
3. **設定妳的意圖**：清楚說出妳現在要什麼，而不是反映外在的意見。

4. **辨識妳的需求**：照顧自己，讓妳的中心恢復平衡。把注意力放在達成妳真正的需求及渴望上。

5. **走出戶外，運用自然元素（風、火、水、土）**：放下任何反應模式，運用自然元素去激發核心的能量與流動平衡。

6. **召喚靈性力量**：說一段簡單的祈禱詞，點蠟燭，開啟妳的能量，接收內在與周圍靈性的支持。

7. **滋養自己**：透過知曉如何給予自我滋養、愛自己、自我照護，來鼓勵自己傾聽根源區的聲音。

說出妳的故事，找出妳的道路

這本書有許多女人的故事，說出妳自己的女人故事，妳就會找出恢復野性女人的道路。說出妳自己的女人故事、妳的驕傲、妳的痛苦，妳會找出妳生命中值得讚揚、需要療癒的地方。談談妳的家族背景、它的天賦及傷痛，繼續發揮妳祖先的成就。全面檢視妳的生活，包括舒適及困難的區域，找出妳身為女人的道路。

逃避或隱藏妳的創傷，是自然的傾向。妳可能不想要揭露自己的弱點，然而，說出妳的創傷，會帶走一些它對妳造成的影響。它會讓妳注意到，它是如何對妳造成影響，以及它可能限制住妳哪一部分的能量與喜悅。

把妳的創傷當作妳最重要的資產，它不是羞恥的來源，它是培育潛能的土壤。每一個痛苦的情緒或某種掙扎，都透露出一個受傷的地點，它會告訴妳獲得豐富收成的必要技巧。妳的創傷會帶妳找到禮物，而且，即使妳說出的是自己面臨的困境，妳就是少花一點能量在迴避自己的領土，而用多一點的能量去慶祝妳得到的東西。

在這個過程中，妳會找到更多的能力去創造妳想要的東西。而且，妳的旅程不會就此結束，阻礙及其他挑戰會繼續出現。這不是一個失敗的徵兆，而是成長的信號。妳的靈性正在擴展，妳的能量增強了，妳的道路也會繼續延伸。妳每一次經歷過情緒風暴或身體危機之後，恢復骨盆的平衡，妳就加強了核心與身體平衡的能力。接受每一次的挑戰，都是使妳變堅強的機會，也為妳的核心重建另一種模式，讓它可以恆久支持一個充滿活力及創造力的生活。這麼做不是為了要妳去追求完美，而是在這個動態的過程中，展現出妳野性女人真實的表達。對於妳自己受傷的故事，思考下列這些問題：

- 身為女人，妳最深的傷痛是什麼？
- 它們想說出什麼故事？
- 妳想要如何去改變這些影響？
- 最近有些什麼樣挑戰，使妳發現了自己創造領域的新面向？

骨盆創傷

身為女人，妳的骨盆承載了許多創傷。它也包含了讓妳最大的轉化潛力。把它說出來，並去療癒它，是很重要的事，我們不僅要開發自己的女性天賦，還要防範創傷的循環延續到下一代。

女人的故事：收復妳的繁殖之地

萊拉來治療骨盆，想要提升她與身體的關係。她嘗試做骨盆肌肉的練習，但幾乎完全沒有感覺，而且她注意到，她家族裡的女人完全忽略了她們身體的女性部分。她打算要改變這種模式。

萊拉的骨盆肌肉非常緊張，好幾處都有疼痛的感覺。當我以按摩消除她肌肉的緊張時，她痛到流出眼淚。我問她，骨盆治療是不是引發了

一些情緒，她告訴我更多她的故事。萊拉曾經做過許多不孕症的治療，卻從來沒有懷孕過。長達十年時間，她感到強烈的痛苦與失望。後來她領養了兩個女兒，對她的家庭感到很滿意。她很驚訝，在治療根源區時，發現了這股被壓抑的情緒。

我繼續按摩萊拉的骨盆肌肉，鼓勵她把呼吸送到骨盆。我請她盡情流出療癒的淚水，宣洩她的悲傷，我告訴她，女人的子宮對於養育孩子的重要性。如果她肯定自己核心的能力，一個領養孩子的母親透過骨盆能量支持孩子的能力，與親生孩子的母親是一樣的。萊拉的子宮是滋養她的家人及真誠創作的根本。雖然她的孩子已長大成人，但透過把她們放在骨盆中的觀想，萊拉能繼續給予她們能量上的支持。

在治療的過程中，萊拉的能量逐漸恢復。她發覺自己一直以迴避的態度去處理身體的痛苦，而且，她也發現她以自己的身體為恥。不孕使她覺得自己不是女人，她的女性身體捨她而去。她記得，她的母親與外婆都不易受孕，有多次流產經驗。她知道，在她們的時代裡，多子多孫是件很重要的事。生育孩子的家族壓力及期許，加深了萊拉的挫敗。

當她去覺知身體的感覺時，骨盆的緊張減輕了。清除掉她一直以來緊抓不放的情緒能量時，她感到鬆了一口氣，也有了全新的能量。萊拉又做幾次治療，骨盆肌肉的緊張及疼痛逐次明顯降低。最後一次的治療，她的症狀幾乎完全消失，她也學會了骨盆自我照護的技巧，來維持骨盆健康的新模式。萊拉告訴我，她很驕傲，自己是家族中第一個為了自己的渴望與目標，找回女性創造力的女人。

萊拉在訴說骨盆創傷的故事時，發現她放棄了自己的女性領土。她發現「不孕」這個字眼，讓她覺得自己不像個女人。再加上家族用女人的生育能力來衡量女人的價值，使不孕的痛苦更加惡化。任何女人只要不符合家族的期許，就可能會覺得自己是失敗的，或是覺得她的女性特質是沒有價值的。而且，當女人認為自己是個失敗的女人，就會放棄自

己的根源區，因為那是她的失敗之地。這樣一來，她也放棄了最基本的創造潛能。但如果她從身體開始改變自己繼承的模式，認可自己身體與生俱來的繁衍力，知道那可以用來創造並滋養她認為最有價值的事物，那麼，她就可以重新獲得這個力量，掌管自己的創造力。萊拉透過這樣的方式，收復了身體裡的豐饒之地。

　　每一個創傷，都標示出妳身為一個女人，妳的身體或女性本質的故事。妳每一次說出故事，會讓妳知道自己失去了什麼，需要去恢復什麼。當妳揭露傷痛的模式，改變它們對核心造成的衝擊時，有助於淨化妳的能量，支持這個改變。透過以下的練習——這是傳統療法的蘿西塔・阿維戈，以及她的書《靈性的沐浴》（*Spiritual Bathing*）帶給我的靈感——淨化妳的身體及妳家周圍的能量。

練習：靈性的沐浴

1. 用一個碗呈滿水。採集一些吸引妳注意的樹葉花朵——有香味的藥草及玫瑰是很好的選擇。在妳採集植物的時候，用妳自己的方式，説一段祈禱文，以得到靈性的協助。每次拿一片花瓣或樹葉，放進水裡。
2. 當妳完成之後，看著碗裡呈現的美麗景象。注意水中每片花瓣或樹葉的顏色及形狀，它們正是妳的骨盆創傷及其他塑造妳骨盆的經驗。
3. 用妳的手把這些植物壓進水裡，説一段祈禱文。祈禱它們為妳帶來需要的療癒、保護或祝福。就如唐・厄萊吉歐把馬雅療法傳授給蘿西塔時，告訴她：全心全意的信任，就會帶來療癒。詢問妳的根源區，還有什麼方式有助恢復妳的骨盆能量。保持靜默。

4. 用手指沾點水，灑在子宮位置的肌膚上，祝福妳的骨盆。祝福身體裡其他有需要的部位。也灑一些水在妳身體周圍（就像小鳥洗澡一樣），淨化妳的能量場。想像這些祝福擴展到妳的野性女人的景致，點亮妳核心綻放開來的能量，同時觸及生活周遭的其他人。把水灑在妳的住家周圍，淨化每個房間的能量，也可以灑在家人及寵物的身上。

5. 把這碗水倒進大地，感謝妳身體內再生的潛力，如同大地一樣。

骨盆受創的目的

我曾經目睹過，女人承認自己骨盆或女性方面的創痛時，身體出現的改變。有一個女人，當她承認自己的悲傷時，她的子宮提高了幾吋。另一個女人訴說生活中的挑戰時，她的子宮被拉到一邊去，然後，當她提到自己的挫折及無力感時，子宮又回到正常的位置。當女人找到核心的問題並釋放骨盆緊張時，根源區的肌肉通常會恢復活力，能量得以回流，也增加骨盆的血液流動。

當妳知道妳的中心保留了哪些創傷及力量時，妳的身體就不再需要承載這些不曾被注意的負荷。妳的骨盆能量會變得清澈，隨著身體輕盈的新感受，妳會感覺到創造之火的力量、靈性及喜悅。

在妳骨盆空間裡的能量模式，反映出妳對身為女人的想法。妳也許在頭腦上解放了，但妳的創造本質仍受到骨盆能量模式的掌控。當妳看見妳的女性創傷，以及骨盆失衡的現象，妳會知道如何去調整妳的創造本質，符合妳真正的天性。

骨盆創傷反映出妳的女性身體的悲傷，妳的陰道及骨盆肌肉上會出現實際的疼痛，注意這些創傷帶給妳的引導，讓妳去發現，在創造中心

沒有被認出的部分。例如：妳可能每隔一段期間，就會注意到妳陰道肌肉的疼痛區域。如果，妳已經在處理與這個創傷有關的心理、情緒問題，就結合陰道按摩或器官能量的練習，活化女性身體中的這個區域。或是把阻礙潛力的家族模式找出來，療癒核心運作的模式。

　　骨盆失衡總是發生在身體已經虛弱的地方，因為肌肉緊張、能量降低、較少的血液流經有創傷模式的區域。反覆發作的骨盆症狀，如特定部位的疼痛或緊張，則需要全方位治療的協助。當妳身體與能量上反覆出現骨盆失衡的症狀時，詢問妳的根源區，這個受傷的地方還需要什麼樣的治療。把尚未表達的話說出來，發現內在失落之處。恢復核心的覺知及能量，處理情緒的重擔，平衡男性及女性的能量。讓妳的創傷之地接受祝福。不僅僅是擺脫某些特定的阻礙，還可以透過想法、文字、祈禱、觸摸、值得信賴的療癒師，以及愛與尊重的行動，重新建立連結。

　　讓根源區的能量開始流動，啟發妳、引導妳有療癒的回應。妳唯一需要知道的，就只有骨盆裡的資源。對於妳最深刻的骨盆創傷，詢問以下的問題：

- 什麼骨盆症狀或創傷模式，引起妳的注意？
- 妳的女性（或男性）領域中的哪個部分還沒有處理到？創傷的能量還沒有轉化？
- 妳在身體與生活上，出現哪些失衡的狀況，阻止了骨盆創傷復原？
- 妳如何移動妳的核心能量，舒緩這個創傷？

恢復愉悅的性生活

　　女人要先對自己的身體與性能量，以及伴侶的性能量感到舒適安全，才會有愉悅的性經驗。許多來找我做骨盆照護的女人，都希望能處理性行為對她們造成的創痛。當女人在性經驗中受到傷害，她就無法全

然與自己的身體同在，無法完整接收到兩情相悅的性愛帶來的滋養。

健康的性行為之中，參與的雙方投入情感、相互尊重。他們信任彼此，讓對方看見自己最脆弱的一面，體驗親密帶來的純粹與美麗。無論是女人或男人早年遭受性侵害，或其他身體、感情、能量上的創傷，那麼她或他的性基礎便遭到破壞。即使僅僅一次的傷害，都可能造成嚴重的影響，這要視個人受創時的年紀，以及傷害的輕重而定。然而，只要有正確的關心及呵顧，傷害可以復原，活躍的性能力也可恢復。

我曾治療過參與六〇年代性解放運動的女人，她們過去認為，與不同的人發生關係，就是性解放。但當她們在從事這些不加選擇的性行為時，通常會與自己的根源區切斷連結，因此，她們也常常會覺得自己的身體受到侵犯。女人可能要經過很多年，才會發現自己身體受創與侵害的程度有多深，但療癒骨盆能量能為她帶來必要的療癒。

開放的性行為，並不是健康性行為的基礎（有時候，節制的性行為其實是陰道的防禦性能量在警告女人要保護自己）。而且，健康性行為的重點在於，全然與自己的身體同在，以及與對方的連結。

女人的故事：重新喚醒妳的性欲

凱西為了治療性方面的問題，前來尋求骨盆治療。她曾經與一位不懂得珍惜她的人結婚，常常覺得他們的性關係非常壓抑。後來她開始約會，遇到一位新的對象，她希望與他發展新的親密關係。所以她來尋求幫助，想治療她的問題。

當我開始治療凱西的身體時，第一個出現的模式，就與悲傷有關。我鼓勵她注意中心的沉重感，讓這股能量重新流動。她發現這悲傷來自於失敗的兩性關係，不僅如此，還有她的伴侶不能尊重她並忽視她的需求。凱西曾經尋求諮商師的協助，處理過去婚姻帶來的痛苦，現在她開始清除身體與這段關係相關的能量。

想要療癒壓抑性接觸造成的創傷，我鼓勵女人去發現自己與身體根源區的親密關係——這一切都是為了自己——不是為了與伴侶的關係。女人得先清除阻塞的能量，承認骨盆的情緒，才能專注於自己切斷連結、阻塞的地方。承認這些也許很難，但卻會帶來最深遠的改變。克服這種失去連結的性關係，可能會引起個人的不舒服，因為它必須完全專注在自己身上，只注意骨盆的失衡。這麼做，也能讓妳免於受到伴侶觀點的影響，以及不懂得自我珍惜的情況。女人必須先療癒與自己身體的關係，才能去療癒與伴侶的關係。改變骨盆的狀況，能夠改善與伴侶的性關係。當女人重新調整自己的骨盆，就會找到一個能享受做愛的新伴侶，或者發現現在的伴侶開始能回應她核心的改變。

凱西覺得自己與根源區很疏離，彷彿自己已經放棄了性。所以，我要她把注意力放在這種狀況上。她看到自己性感動人的畫面，但又覺得離她好遠，似乎不屬於她。深思過去的婚姻，凱西發現她的自我表達受到限制。當她建立連結之後，她感覺到一股巨大的熱氣貫穿她的骨盆。覺察到核心的感覺，她療癒了這失聯的關係，與自己的身體恢復了親密關係。與懂得尊重她的伴侶共享新發現的親密關係，讓凱西能夠更進一步療癒並展現她與生俱來的性感魅力。

性與身體，感受交換能量的熱情

更新妳與身體的關係，妳會沐浴在自己的光采中，神采飛揚。當妳與溫柔、美麗又野性的根源區建立穩定的新關係，妳會發現自己與伴侶的關係也不同了。妳的性可能是情欲的或生澀的，是熱情主動或害羞被動，把妳根源區所有的表達統統展現出來。妳要用這樣的方式，全心投入自己的根源區，在妳與伴侶的本質相遇時，妳的身體能量會與對方有大量的交換，而且通常具有療癒效果。

性是一種在身體、情感、能量上，以及潛在靈性層面的行為。找出

妳的性在哪些區域受到限制，就可以了解妳的野性女人在哪些地方缺乏安全感。妳很可能在身體層面性交，卻在做愛的過程封閉自己的情感。同樣的，妳也可能在情感分享親密，卻恐懼對伴侶表現出自己身體的渴望。當妳透過根源區去感覺及回應時，妳會發現自己的能量如何流動或阻塞。

性欲是妳另一個要面對的領域，它能夠療癒妳骨盆的創傷，而且有另一個人參與見證。運用子宮生來保留及釋放的韻律，淨化核心的能量，妳可以釋放掉無用的性能量，留下能夠滋養性的能量。恢復妳身體完整的能量流，去感覺與另一個人交換能量的熱情。帶著愛及好奇心，與妳的愛人一起探索妳野性女人的領域。

如果妳（或任何一位家庭成員）過去曾遭受性侵，妳的能量系統可能會在防衛反應之下，被凍結起來，例如：陰道的防禦增加，關閉有接受力的左卵巢，或與骨盆切斷連結。有時候，防衛反應來自於直接的經驗，有時候則是受家族影響，形成身體或能量的模式。雖然這是自然的防衛，但如果妳繼續用對抗核心的方式做出能量反應，會使妳無法經驗成人的性愉悅。如果妳的骨盆仍然受到過去性創傷的影響，妳的根源區需要一些實際的協助來改變核心模式，反映出妳的頭腦已經知道的情況：妳現在是安全的（妳在這裡很安全，妳綻放光采是安全的）。

運用陰道按摩處理肌肉的緊張。提醒妳的陰道要放鬆警戒。把呼吸帶到妳的卵巢，創造骨盆界線（強化妳的能力，選擇自己要接受什麼），然後去感受伴侶的能量。如果妳的情緒席捲而來，就先暫停一下，或是向諮商師尋求協助。這是妳的根源區，妳有權利去經驗妳自己選擇的愉悅。

感覺得到性愛的愉悅，是測量妳與根源區關係的指標。與妳的根源區一起合作，開始探索妳自己的性歡愉。陰道按摩增加妳肌肉的健康，提升性愛的享受及達到高潮的潛能，因為這些都要靠豐沛的血液及能量

流動，也需要協調結實的肌肉。但最深刻的性歡愉，更需要完整的能量，妳的靈性與身體才能夠合而為一。處理妳與根源區的關係，能引導妳踏上通往完整的道路。

療癒個人創傷，就是療癒整個世界

看到女人在身體層面及個人生活中的女性復甦，讓我相信每一個女人在恢復自己與女性（及更活躍強壯的男性）的連結時，都扮演了重要的角色。每一個勇於挑戰限制女性的行動——包括能夠愛護自己，享受女性的愉悅——都為整個世界恢復更大的創造力。女人在分享自己的故事時，會發現她們在這整個過程中扮演的角色。

故事告訴我們，對女人來說，什麼是可能的。她們有療癒的潛力，因為在她們說的故事裡，揭開了這個事實。故事告訴我們，我們並不孤單，我們能夠改變受虐或支配模式。當我們用故事來療癒這些傷痛時，我們不只是改變自己，也改變了所有女人的道路。把這些存在於意識之下的故事說出來，會影響女人的存在意義。但正因為故事被說出來，它們便成了每一位傾聽者的一帖靈藥。

根源之藥與轉化行為

我懷第二個兒子時，對家族及文化中普遍造成的女性創傷有了更深刻的了解。有一天晚上，我夢到一群女人圍繞在我周圍。在夢中，我懷孕了，身上披掛著精緻的披肩及珠寶。我覺得自己像一位女神，受人崇敬，魅力十足。當我與一個來自印度的朋友分享這個夢境時，她告訴我，這聽起來很像她的國家為每一個懷孕婦人舉辦的儀式。他們相信，女人在懷孕的時候，就是女神的化身。女人在懷孕的時候具有神性，所以人們會前來尋求她的祝福。

聽完我朋友的話，我非常嚮往。我自己的文化裡，著了魔似的認為

女人只有纖瘦到厭食的地步才算美。大部分的育嬰雜誌都主張女人要運動，才能恢復懷孕前的體態，對女性身體提供一大堆膚淺的建議。

我懷著身孕的身體，讓我覺得自己成熟性感，我與大地深深連結，我是神聖的。我有過生孩子的經驗，我很喜歡分娩時打開子宮及陰道的感覺。那讓我感覺到根源區的活力，我不想要回到其他的模式。成為女神，並且慶祝這件事的想法，讓我身體每個細胞都活了起來，這能撫慰世世代代懷孕的女人，當她們的身體在孕育另一個生命時，她們沒有受到肯定，甚至被視為羞恥。

我根據自己的夢境，以及朋友提供的文化知識，我們設計一場儀式來讚揚懷孕。我邀請一群女人聚集在我家。聚會的那天，朋友用一條鮮黃色的絲巾別在我頭髮上，披掛至我的肩膀。我在膨脹突出的肚子下穿一條絲裙，讓肚子露出來。我的脖子上帶著珠寶，我的手臂上掛著手環。除了結婚，就屬這天，讓我覺得自己光豔照人。

在儀式中，我跪在每個女人前面，說：「我榮耀妳內在的女性。」之後，每個女人走向我，對我與未出世的孩子說同樣的話。我朋友在我的額頭及肚子上，抹了一種特殊的紅色粉末。另一位朋友負責拍照，捕捉儀式進行中強烈的光影變化。我與我的孩子彷彿沐浴在金色的光環中，我懷孕的身形被金光包圍著。

我透過這個儀式來療癒我自己家族的創傷模式。兩性都受到貶低女性的痛苦，我則因為配合在子宮中成長的孩子，才知道我內在的痛苦。與其去護衛我的孩子，我寧願用根源之藥來設計一場儀式，回應我內在渴望療癒的呼喚。

大家問我，我是不是因為認為自己懷的是個女兒，所以才想要讚揚女性。對我來說，這與孩子的性別一點關係都沒有。男孩及女孩，女人及男人，都有女性面。「女性」是一種本質，不是性別上的差異：明白這一點，才能了解什麼是「女性」。

那男人呢？

　　女人要與骨盆建立關係，女人問我：「那男人呢？」沒錯，男人也有一個神聖中心，常常被誤解忽視，使他們的能量及身體潛能受到傷害。他們的骨盆擁有器官能量，這攸關他們的創造本質，也需要得到比較好的照顧。而且，他們來自於母親卵巢裡的一顆卵子，在母親的子宮裡孕育，所以《女人的身心療癒地圖》這本書，也與他們息息相關。有些先驅已經在從事男性及女性骨盆健康的工作，包括尚皮爾・貝若（Jean-Pierre Barral），他是法國的整脊師，針對內臟的身體治療廣受注目，他發展出徒手治療前列腺的技術。愈了解骨盆治療對男性健康的重要性，就愈能幫助男人獲得這方面的照顧。

　　身為三個孩子的母親，我肯定女性能量對他們生活的重要性，女性能量既能滋養活躍的創造力，也能發展強健實際的「男性」。要幫助他們與自己內在「女性」建立關係，我鼓勵他們玩音樂、動手創造、親近大自然，關心照顧自己的身體，了解「在」與「做」之間的關係，在生活中，感知內在的能量流動，及創造循環——發現他們自己的美好。就像女人恢復她們的身體與「女性」的關係，男人也能從接觸自己內在的「女性」獲益，不管他們是兒子、伴侶、兄弟或朋友的關係。重新恢復內在「女性」，這轉變能讓「男性」以嶄新的形式出現。

每一天都從根源區出發

　　身為女人，我們盡全力從根源區汲取智慧。我一直鼓勵我的個案去關注根源區，無論她們是要平衡骨盆能量，還是因某個特定目的需要創造力，或是要找到一個新的方法滋養自己、撫育孩子。

　　我的一位個案，在一家大型醫院當護士，就把這個方法運用在工作上。經過身體治療的療程之後，她學會如何進入她的根源區，為她帶來

了許多靈感,她把「從根源區出發」這幾個字寫在夾板上,開始巡房的工作。這些字提醒她,她在與病人互動時,要從根源區去回應。她發現,她開始以一個更深刻、更滿足的出發點去行動——既為了她自己,也為了那些被她照顧的病人。想像一下,當各行各業的女人開始從根源區出發去工作,那麼野性女人的表現領域會有多大。

練習:從根源區出發的關鍵

- 保留每天沉思的空間,接收來自身體的洞察力,以及來自靈性的鼓舞。
- 清除身體、情感、心理或靈性上,限制妳自我滋養的阻礙,同時(在相同的領域裡)創造能帶給妳支持的架構與生活方式。
- 定期表達妳美好活潑的創造本質。
- 從內在之地出發及創造:問問妳自己,妳如何才會受到激勵而創造,妳需要什麼,妳被什麼吸引。
- 主動滋養妳的創造韻律,每個月及每年都舉行儀式,設定妳創造的意圖。
- 每天都找新點子開心一下:音樂、顏色、大笑、詩、孩子、朋友、食物、大自然、祈禱等。
- 追求妳的喜悅:追求任何能提升靈性的事物。
- 擴展妳的感官:全心全意去觸摸;關注自己的感覺,注意能量與身體在哪裡結合,靈性在哪裡展現出具體的形式。

當妳生活的各個層面都從根源區出發,妳會找到女性身體真正的潛能。不管妳的內在有什麼疑問、掙扎或渴望,都從根源區去解決它。不

要再被骨盆創傷限制，妳可以運用自己的根源之藥，它會是妳最初始也最根本的作品，它將恢復妳的喜悅之河——這是妳身體裡的喜悅，妳日常生活中的喜悅，以及其他從妳的根源區得到滋養的人的喜悅。

在喜悅中，愛上妳的野性女人

女性身體，是一個充滿喜悅與奇蹟的地方。所有未來的孩子們，無論是個性平凡還是獨特，都會從這裡誕生。它代表著妳女性領土與感官所在。它包含無限的創造潛力，把妳與其他女人分享的姐妹情誼連結在一起。根源區的智慧就在這裡，子宮的潮汐變化帶來古老的知曉。讚揚妳的野性女人：這是一份珍貴禮物。

喜悅與快樂不同，它是一種更廣闊的歡喜。喜悅讓人能夠在任何時刻中都感覺平靜，接收到它滿滿的祝福。這是一種愛自己的修練，肯定自己值得與生命的美麗建立關係。治療根源區的能量流及緊張模式，能提升我們喜悅的能力。與根源區銜接，我們才能發現並經驗我們的喜悅。

根源區的喜悅之聲：奇異恩典

當妳傾聽根源區的喜悅之聲時，妳就能恢復健康。當妳滋養它時，陰道會很喜悅，它喜歡泡澡及溫暖的空間。它喜歡跳舞、歡慶生命。如果妳正在傾聽喜悅的根源區之聲，妳會小睡片刻，吃好的食物。妳會說故事，大聲笑。妳會搔孩子的癢，與他們一起唱歌。妳會放縱自己的感覺，好好睡一覺。妳會以自己為榮，因為妳知道身為女人的價值。妳聽到那聲音說：「我是女人，聽我吶喊。」

當我開始與自己的根源區工作時，我可以想像得到喜悅，卻感受不到喜悅。當能量回到我的核心時，我的體內喜悅的感覺重新被點燃。當

我清理了根源區的緊張，我更能加入兒子們喧鬧的歡笑。找到妳自己根源區的喜悅之聲，妳就能恢復活力，為妳的靈性帶來恆久支持的能量。調整自己的身體，讓喜悅的能量源源不絕——這股能量現在能更輕鬆自在流過妳生活的每一個面向。

練習：用祝福之杖來慶祝妳的喜悅

1. **思考**：仔細想想妳最大的喜悅。注意妳的哪個身體部位感覺到它。探索喜悅的感覺，想像妳要如何把這個感覺帶到妳身體及生活上不同的領域裡。

2. **儀式**：找一群人，或是為自己做一根祝福之杖（細節與第190頁的「釋放悲傷儀式」相似）。準備一些紙條、一根中型木棍，繩子。花一點時間，仔細思考妳的希望、夢想、祈禱及喜悅，把它們寫下來。如果妳是為自己做這根祝幅之杖，把它們寫在紙條上。寫好以後，把紙條都綁在木根上，同時，心裡想著妳的喜悅、夢想與感謝，感受那擴展的能量。如果妳們是一群人，邀請每個人做內在的省思，然後要大家把這些寫在自己的紙條上。寫好之後，讓每個人把紙條綁在這根木根上。妳可以把木根放在聖壇上、丟進水裡、埋進土裡，或是放在火裡，釋出它的精神能量。不管是自己一個人做，還是與團體一起，鼓勵妳野性女人在遼闊的喜悅中漫步。

注意：祝福之杖是一件絕佳的禮物，用來祝福某人、協助療癒，或是作為一個過渡階段的紀念。邀請團體成員寫下對某人的祝福及願望，一起做一根祝福之杖。

一個女人如果遺忘了自己的喜悅，她常常會工作太認真，不讓自己休息吃飯。她可能會開始拿外在的標準或她的表現，去評量自己的價值，覺得永遠都不夠。她會疲倦緊張，與真正的自己失去連結。社會架構並不支持野性女人的存在，她會用強勢文化的標準來思考，這種文化對於生產力及數量的肯定，遠高於永續及品質。

　　相反的，如果女人能遵循根源區的聲音，讓自己與喜悅之源連結，她就會有豐沛的能力滋養自己，滋養她的孩子及創作。她珍惜自己，也知道自己天生的價值。她擴大了身為一個女人的意義，她會使自己的夢想成真。對於喜悅，進一步思考下列的問題：

- 喜悅在妳身體及生活中的哪些地方能自由流動？
- 喜悅在哪些地方受到阻礙，或無法觸及？
- 妳需要什麼，才能把喜悅帶回這些地方？
- 妳如何支持妳女兒或兒子的喜悅，支持其他引領我們未來的女人及男人的喜悅？

女人的故事：與內在喜悅再次相遇

　　珍在流產兩個月後來做骨盆治療，希望有助於她的療癒。當我要她把注意力放到她的骨盆區時，她開始觀想骨盆內部，看到子宮四周圍繞著金色的光芒。這使她大吃一驚，因為她與自己身體連結的感覺是生氣。她對身體無法懷孕這件事，感到生氣及失望。

　　珍觀想她的子宮區，發現一個光采奪目的地方。她知道自己已經完全與她的骨盆脫離連結，甚至沒有注意到，流產之後，她的身體經驗了什麼情況。當珍把注意力放在身體的感覺上，她覺得負擔減輕了：這是她對身體的怨恨產生了負荷，不僅與她的流產有關，也與其身為女人的受傷經驗有關。

當珍把這些壓抑住的感覺從子宮釋放出來，她覺得就如生孩子一樣，她感到一股能量流進她的身體。她子宮周圍的光芒擴散到整個骨盆區，這是一個全新的豐饒之地。珍感覺到她子宮的光采，她與被她遺忘以久的內在喜悅再次相遇了。

把時間花在那些真正能帶給妳喜悅的活動及地方，能使妳重新觸及女性的美麗本質。喜悅是一種輕盈的能量，它可以提升妳身體的能量流動，為妳野性女人加油充電。用以下的問題，進一步思考妳的喜悅：

- 妳最近如何表現妳的喜悅？
- 什麼樣的活動讓妳無需費力就可以享受喜悅？
- 妳都是如何與別人分享妳光芒四射的喜悅？

專注在妳的根源區

根源區主要的身體及能量模式，能引導妳進入完整的女性領域。至於親密關係、性行為、女性認同、女性身體的所有權，妳要依循陰道的本能，與妳的卵巢銜接，滋養並恢復妳的創造之火。傾聽子宮的聲音，孕育妳的真心創作。檢查妳的輸卵管，活潑的卵巢和沉穩的子宮之間的平衡，關係到妳親密的伴侶關係。女性身體的每個部分都需要妳的好好關注，才能重新喚醒妳野性女人的靈性。

了解身體透露出平衡的信號：骨盆底部肌肉能夠協調，有接受滋養的能力，主動表現妳的創造力，感覺得到根源區肌肉的平靜與放鬆，有活力且平衡的核心能量，能夠接受並給予撫摸。這些都能確認妳的日常作息是健康的。同時，也要注意身體透露出不平衡的信號：緊張、無法協調的骨盆肌肉、沮喪的感覺、精疲力竭、能量低落、創造力停滯、情緒變化無常、過度渴望、覺得被壓垮、逃避撫摸或身體的需求，這些都是妳身體渴望改變的信號。

檢視在妳的生活中是否與妳的女性身體完整連結，妳將會找回自己的力量。尋找身體曾經歷過的疼痛或失落，妳會發現轉化的潛力。根據妳的性經驗，泛性化的女性身體，可能使妳阻斷與根源區的連結。當妳找回這個重要連結時，妳會恢復妳的野性女人。我的一位個案說，照顧她的根源區是一個很感人的經驗。她記得過去的經驗，以及骨盆檢查帶來的痛苦，但現在，她已經從自己的身體裡找到了希望。

清理妳的阻礙

妳核心的創造能量流動的時候，妳的喜悅也會自在流動。當妳的中心有情緒或被其他能量阻礙時，妳的創造能量就受局限，妳獲得喜悅之源也會被堵塞。但當某種情況引發了妳的情緒時，例如：強烈的憤怒或悲傷，妳絕佳的機會就來了。儘管情緒是自發性的，妳要克制責罵別人的衝動，從根源區找尋內在的明淨。這是一個阻礙妳喜悅的情緒負荷。

感受這個阻礙如何被妳的身體承載著，才知道該如何從妳的核心引導這些能量流動。妳如果感覺很沉重，就讓自己休息。如果覺得很緊張、受到局限，就洗個澡或是散個步，來幫助妳的能量流動。如果覺得受到侵犯或情緒很激動，就坐在地上，深吸幾口氣，找回妳的中心。滋養妳自己，發現妳的需求，配合根源之藥，清楚自己的欲望，去重建核心模式，它們能輕鬆為妳帶來喜悅。在我們面臨挑戰時，我們可以選擇要保有什麼能量，就如下面這首詩所提醒我們的：

> 對喜悅說好。
> 拒絕其他的一切。
> 對人們說好。
> 拒絕負面能量。
> 對自己說好。

對神聖說好。

拒絕索求或絕望。

對生命說好。

對愛說好。

對妳的美麗說好。

對喜悅中的自己說好。

妳是一顆多切割面的珍貴寶石

　　思考女性形式的本質。妳與身體及女性之間的關係，可以塑造妳野性女人的領土。仔細想想妳對自己的渴望，重新思考妳與妳的身體或女性有關的負面聯想。找出任何讓妳不想成為女人的想法。當妳開始愛妳身為女人的各個面向時，妳會發現，有更多方法可以接觸到妳真正的本質。真正的女性形式，就如一顆多切割面的珍貴寶石。去感受色彩、音樂、大自然、藝術之中，各種美麗的層次——知道妳也是這美麗的一分子。創作一個代表野性女人的藝術作品，找出女性的新形象。

練習：創作一個表現野性女人的作品

　　這個練習要創作出一件作品，或是透過個人表演，展現出妳女人的光采，或是妳與野性女人的關係。妳可以選擇手做的媒材：水彩、黏土、拼貼、彩色鉛筆、炭筆、紙，或是一些天然的素材，如石頭、泥土、樹枝、樹葉。然後，選擇一個主題激發妳的創意。把注意力放在妳的根源區，不要用頭腦去想，當妳探索某個特定的主題時，跟隨過程之中出現的創意靈感（例如：吸引妳的色調、質地或形狀，而不是做出一些「看起來或聽起來不錯的東西」）。妳可以用以下的內容為主題，或是自己創造一個意圖。

- 描繪出妳美麗、聰慧、生氣、堅強、狂野、害怕、神聖的陰道或野性女人。
- 製作一個妳野性女人的地景模型：妳完整的創造領域的真實樣貌。
- 創作一件具有療癒力的藝術作品，療癒自己的女性創傷。
- 創作一件靈感完全出自妳的光采而產生的作品。

要得到更多的靈感，創造另一件作品，把注意力放在創意上，它可能來自妳的子宮、卵巢、整個骨盆、創造能量的目前狀況、正在成形的新模式，或是其他方面的女性或男性特質。去留意，當妳把焦點放在自己的覺知上時，妳的作品會有什麼相似或不同之處。

創造妳自己

創造力是我們與生俱來的能力，我們的工作之一就是要去了解我們創造的渴望，塑造我們自己的形式，那是我們的創造能量的外在表現，它支持我們創造力的流動。做一個有創造力的女人，沒有標準方法；每個人自行決定要如何去展現她的創造本質。如果妳發現，影響妳的是別人的能量，不是妳自己的創造力，妳就可以把這些能量釋放掉。身為女人，妳擁有屬於自己最棒的創造能量，妳不需要透過交換去接受這種潛能。

只要呵護並關心妳的根源區，妳就能回復天生的創造力。妳可以更有活力、耀眼、與自己同在——從妳野性女人的領域中聚集能量。任何存在的形式——身體模式、生活方式、特定角色、日常習慣、互動關係——只要不再適用，就是妳該去塑造一個新形式的時候了。妳的中心非

常清楚妳哪裡的能量受到限制。運用呼吸、觀想、器官能量、儀式、禱告或妳根源區的指引，專注在妳想要創造的事物上。運用骨盆的力量，從更大的靈性領域取得能量資源，打造屬於妳自己的形式。

練習：讓妳的骨盆歌唱

做這個練習，可以提升妳的創造能力，或在面臨挑戰的時刻獲得支持。當妳的骨盆能量協調時，妳能得到來自核心大量的資源。

1. **中心**：歸於妳的中心。進入內在的創造空間。注意妳在這個空間裡的感覺，感受創造能量目前的狀態。

2. **清除**：淨化妳的骨盆，藉由內在的感知，掃除那些能量。允許妳的身體把不再適用的東西清除。每次吸氣時，想像清新的能量使妳的根源區恢復活力。每次吐氣時，把它完全釋放掉。

3. **平衡**：平衡內在（女性）及外在（男性）之火，讓妳的創造能量以充滿活力、永續的方式流動。專注在妳的左卵巢：讓妳的女性光采滋養妳的中心，帶給妳啟發。專注在妳的右卵巢：讓妳的男性光采創造新的形式，守護並讚揚妳的女性。調和核心的內在之火。在子宮裡設定妳的意圖。

4. **祝福**：召喚聖靈祝福妳的中心。邀請靈性之光充滿妳的骨盆。沉浸在微微發亮的光中；記住，妳是神聖的。

5. **歌唱**：在這個氣氛中，用妳全部的力量過著喜悅的生活，展現妳的光采。在平常的時刻，在特別的時刻，都與妳的中心在一起，讓妳的骨盆歌唱。

榮耀妳的身體

榮耀妳的女性身體。做它愛做的事情：跳舞、爬山、小憩、吃東西或大笑。關心自己，照顧自己。選擇觸感舒適的衣服質料，穿戴讓妳開心的顏色。天氣寒冷的時候，用衣物包住妳的骨盆保暖。為妳每一次的創作，感謝妳的根源區，也感謝根源區之火，賦予妳的女性特質生命。

妳的子宮排出血液，或妳覺得自己在釋放，多待在家裡休息。在下腹抹些蓖麻油，蓋上暖和的被子，幫助妳的身體從核心釋放。想要增進活力的時候，去戶外吸收新鮮空氣，讓它滲入妳的每一個細胞裡。淋浴時放一點瀉鹽，或是做蒸汽浴，使妳的身體更有活力，妳的身體就是野性女人的家。

練習：召喚四個自然元素

妳的身體是由自然元素組成。運用這段祈禱來召喚自然元素，祝福妳的美麗：

但願我如被祝福的土：成長、滋養、茂盛、落實。
但願我如被祝福的水：流動、淨化、賦予生命、自由。
但願我如被祝福的火：溫暖、光明、照顧、狂野。
但願我如被祝福的風：輕盈、開放、充滿靈感、來去自如。

接受大地與天空的擁抱

這段旅程也許很辛苦。接受大地與天空的擁抱，記住妳與大地及靈性的連結，希望下面的冥想能幫助妳。

練習：大地之母，天空之父

1. 躺在地上。

2. 伸展妳的身體，把重量交給大地。注意身體下方的觸感。感受來
   自大地深處的支持。讓妳的身體躺在溫柔的地面上休息。

3. 注意身體下方，地球的能量及活力。讓古老的大地之母擁抱妳。

4. 現在，把妳的注意力放在上方的空氣及天空。感覺風輕輕擦過妳
   的肌膚，氣流在樹梢迴轉，蝴蝶與小鳥乘風飛翔。

5. 傾聽風的聲音。說出妳的祈禱，讓風載走它。感覺頭頂上方寬廣
   的天空，讓它揚起妳的靈性。讓最古老的存在，妳的天空之父，
   帶給妳激勵。

6. 感謝大地之母及天空之父，祂們一直在這裡擁抱著妳。

呼喊靈性，接收祝福

當妳在困難中航行，或是陷入妳自己的痛苦中，把妳的希望及祈禱
對著靈性大聲呼喊。完全敞開妳自己，不留任何防備，分享妳最私密的
自我。靈性一直都在，只是當我們受傷時，我們常常會封閉自己，妳可
以透過祈禱、行動、歌聲、儀式，就像與最信任的朋友說話一樣召喚靈
性。到戶外去，或做一些讓妳能與身體的感覺連結的事，都有很大的幫
助。當我需要靈性的陪伴時，我會生火。我去拾一些樹枝，排成我要的
樣子，用來表現我現在的狀態。燃燒它，看著它的改變，火焰與木頭共
舞，然後接收它的祝福。

記住子宮裡的靈性

我們可以在子宮裡找到自己的靈性。女性身體，是讓每個人能夠來
到這個地球開始人生的門戶。如果，我們能記住自己在女性身體的根源

區，與靈性產生的連結，我們就會記得要以自己神聖的內在為榮。我們會清理身體及生活中無關緊要的事物，留給自己更多的空間，與靈性建立更深的關係。

當女人帶著她對身體的疑問來找我時，我不會告訴她答案。我會指著她的子宮。所有她需要知道的事，關於她的孩子、她自己的創造目標等，都在她的子宮裡，在這個初始之地。這是新生命的來源，也是與祖先連結的地方。女人只要來到她的根源，來到她信任的靈性所在之地，她就會得到她渴望的所有事物。

個人連結的光芒，會散放到到更大的社會結構裡。第一位女人記得如何接觸核心的靈性，第二個人接著這麼做。這些女人的孩子也會繼續與他們神聖的內在相連結。這些女人的伴侶也會記得他們自己神聖的開端。這就是女性得到最美的回報。

練習：神聖的骨盆空間

1. 把妳的感知放在骨盆中心，子宮的空間裡。注意妳的吸氣、吐氣。這是妳隨時接收直覺的智慧、療癒或靈性的個人空間。

2. 召喚妳的四個骨盆區域，注意每次得到的回應：
   * 我的前骨盆區對我有什麼意義？
   * 我的右骨盆區對我有什麼意義？
   * 我的後骨盆區對我有什麼意義？
   * 我的左骨盆區對我有什麼意義？

3. 接受妳接收到的訊息，藉由從召喚骨盆的這個簡單動作，了解妳正向擁有巨大能量的靈性源頭敞開自己。結束這個練習，並說：「我以感恩之心，接收神聖骨盆的祝福，那靈性、協助、保護的能量正圍繞著我。」

讓神聖的浪潮載妳前行

去改變我們身體與根源區的關係，以及身體與野性女人的關係。這麼做不是要去設計，或是多做些什麼，只是要妳知道我們已經擁有的。我們的存在就是力量。我們發現，無論遇到什麼阻礙，就在此時此刻，我們能夠充分展現身體內在的力量。我們也發現，只要根源區狀況良好，神聖之流永遠長在，我們就從這裡展開行動或是創造。我們可以從自己的核心跳進偉大的神聖之流，接受祂的支持及療癒，祂的啟發及直覺，祂的安慰及祝福，在這靈性中包含的一切，都是我們需要的。我們尋找的喜悅，有我們臨在的力量，有靈性相伴，有神聖的浪潮載我們前行。

隨著妳的身體走向喜悅

只要來到海邊，我的靈性就會飛揚起來。一直以來都是如此，每當我想分享我對喜悅的了解時，就會帶我的兒子到海邊。我常常帶他們去太平洋沿岸的一個海灘。

有一天，我與媽媽講電話，告訴她我們的海灘之旅。她告訴我，我帶兒子去的地方，正是她小時候去過的海灘。她媽媽帶她去那裡，探訪當時住在那裡的外婆。海邊的那段時光，是媽媽童年最快樂的一段記憶。

我在媽媽肚子裡的時候，這個太平洋海灘所帶來的喜悅，就已經深深影響到我了。我長大之後，我身體的喜悅帶我回到這個地方。我的身體自然而然帶我們走向喜悅。

回歸大地

與大地及妳的內在野性連結。照料一片土地，讓泥土從妳的指縫滑

過。注意土地如何塑造並維持作物的成長。將妳的注意力往上移，傾聽鳥兒展翅疾飛的聲音，樹葉沙沙作響。觀賞花叢鮮豔的色調，或是早晨天空的色彩，看看它如何隨著光影變化。

到戶外去，注意妳身邊的自然景致，喚醒妳身體深處的自然野性。承認妳是這塊土地的一部分，擁有活力充沛、狂野不羈的本質。恢復古老的能量流，把這個重要的生命勢能及永恆的表達，帶入妳自己內在的領土。

收復妳的根源區，妳會得到身為女人所需要的一切。過去減損妳女性力量的經驗，現在提醒妳要如何守護妳的領土。妳的家族帶給妳的挑戰，都會成為妳在生活中進行創造的靈感。身為一個女人，妳可以扮演新的角色，擁有新的形象，跨入新的層面。妳可以創造一個動態的形式。透過每一件妳創造的作品，展現女性自我的勇氣。製作妳的根源之藥，與神聖骨盆之內的靈性力量相遇。從妳的微笑可以看出，妳已經感受到野性女人將帶給妳的喜悅。

願妳能夠了解，並愛妳自己的美麗。

終場
女人的祈禱

　　我在擊鼓。海水隨著鼓聲的節奏朝我湧來，鬆軟的沙包圍著我，我擊鼓感謝我得到的一切。我的鼓聲就是祈禱。我對著天空擊鼓。我對著大地擊鼓。我一邊擊鼓，一邊感受鼓聲振動著我的肌膚。鼓聲撞擊我身體裡壓抑住喜悅之流的阻力。

　　我坐在那裡擊鼓時，我先生和三個兒子正在海裡探險，他們的男性身體催促他們採取行動。我兩個較大的兒子，繞著綿長的海岸線來回跑，他們的爸爸則踏著穩定的步履慢走。我在沙灘擊鼓，看著他們在沙灘上移動留下的痕跡。我的喜悅就如海浪般一波一波湧起。

　　我閉上眼睛，抬頭迎著陽光。當我再次睜開眼睛，與我一起出遊的四個男生聚在一起了。我的眼睛巡視廣闊的沙灘，尋找他們的蹤影。他們站立的身影形成黑色輪廓，就像是小心堆疊的石堆，召喚著靈性回家。

　　我持續擊鼓，直到喜悅的感受流貫全身，彷如光線穿透水面，我的抗拒開始軟化，我想起了自己的骨盆。我正在重返女性身體的根源。我正在尋找女性自我之心。我的根源什麼都知道，我透過探訪它了解自己。在野性女人的領土上遊走，我如此自由自在。所有的一切都閃耀著金色光芒。我就是我自己。女兒、母親、愛人、老師、療癒師，完整的自己就站在門口，等著我歸來。四周圍繞著弧形的骨骼、子宮的外牆、

卵巢之光，我安坐在身體的平靜之地。我坐在這閃亮的海邊，編織著女人喜悅的絲線，敲擊著鼓，感謝靈性。

把妳的夢想，
放在深沉河流之中；
妳的身體在這裡遇見靈性──
然後，夢想將會成真。

謝辭

　　我以感激之心，謝謝大家的協助，使得這部作品有出版的可能。我感謝靈性，照亮我，給我啟發。感謝祖先，包括母親與父親的家族祖先，我感覺到你們與我同在。感謝大地之靈。

　　謝謝每一位到我工作室來探索野性女人的人，這些人實在太多，無法一一說出姓名，但妳們聚集了一股自然的力量。妳們每一個人都對根源之藥提供個人的觀點，直接與我分享妳們身體直接的療癒潛力。妳們的勇氣鼓舞了我。如果妳們曾在治療的過程中被感動，就是已經把根源之藥變成具體的形式。願妳們在每天的生活中，繼續得到野性女人帶給妳的祝福。

　　謝謝出版界的作者與編輯，妳們的文字才華及觀點是最大的祝福：Elizabeth Lesser、Ned Leavitt、Britta Alexander、Jean Hegland、Dan Imhoff、Kathy Glass、Sara Guest。

　　感謝在關鍵時刻點燃火炬，讓我的創造之火繼續燃燒的人：Carol Ferris、Howard Ludwig、Tina Lilly、Cindy Tenant、Padrice Stewart、Sohi McCaw、Lainie Butler Kennedy。

　　我要對我的老師致上最深的謝意，感謝你與我分享畢生的心血，使得這條道路成為可能：MJ Strauhal、Dr. Sheila Murphy，以及近年的蘿西塔·阿維戈。

　　感謝所有的療癒師，他們與眾人分享這份工作的潛力。

向 Adrienne 及 Esme Fuson 致上敬意，他們與靈性直接接觸。也對所有嬰兒的靈性致謝。

感謝加強我能力的治療師：Dr. Judith Boothby、Dr. Susan Allen、Elizabeth Zenger、Joseph Soprani。

感謝 Tom Spanbauer，我的鄰居及社區心靈導師，打破舊有形式，帶入更多美好的事物。

感謝我的寫作繆思、靈性姐妹 Nancy Cook，以及她的子宮之光 Izi，幫助我點燃火焰。

感謝 Liliana Barzola Read，一顆閃亮的明星，為我保持能量的純淨與流動。

感謝 John Livingston 帶來了天使，提升我能量場的保護力。

感謝波特蘭的媽媽之友，尤其是我的讀書會成員，以及許多為我的作品增添光采的媽媽們，她們真正知道如何享受生活，撫育孩子。

感謝 Kate Hass 的編輯，以及 Timothy Rice 設計漂亮的初版封面（自行出版的版本）。感謝 Susan Gross 設計的出色封面，不斷帶給我啟發與靈感。

把一本書拆開，重新編排成更好的形式，這個過程充滿喜悅。感謝 Beyond Words 的老闆及總編輯 Cynthia Black。也要感謝 Beyond Words 的發行人 Richard Cohn 及 Atria Books 的發行人 Judith Curr。我尤其感謝 Beyond Words 願意出版結合靈性及身體的書，孕育這本書的誕生。衷心感謝編輯及印製部門同事的熱情及才華：Jenefer Angell、Dan Frost、Lindsay S. Brown、Devon Smith、Ali McCart、Heather Jones、Emmalisa Sparrow、Whitney Quon、Georgie Lewis。

感謝 Jan Waldmann 及 Scott Mahood 對這本書的喜愛與關切。

感謝 Dancing Crow 舉辦一場美麗的儀式，祝福這本書。

感謝我的家人，為我打好基礎，讓我熱愛我的家庭：Glenn及Melodie Petry、Ruth及Bill Love、Cheri、Julie、Greg、Vanessa。

感謝Jan及Darrell Kent在這片土地上誠懇踏實的生活，把我當成自己人。感謝Sara，我們長久以來的努力，持續為我們編織祝福。

感謝我的兒子Nick、Gabe及Japhy，你們為我帶來莫大的喜悅。願你們永遠知道自己的美好。你們的野性男人，每天都會為你們帶來平衡及快樂。

感謝我的靈性女兒Maia，我向妳承諾：妳的光芒永在。

感謝我的先生，我最喜愛的作家，也是我的摯愛Dan，你的存在是我生命的火焰。感謝你與我共同創造，及分享對野性的熱情。

也感謝Kiva、Blue Magoo、Kona。

最後，我要向我的野性女人獻上最深的謝意，謝謝妳的陪伴，在許多黑暗夜晚與靈感源源不絕的日子裡，冬天夏日，照顧嬰兒與養育小孩，及火光之中傳來的低語。妳是被愛著的。

附錄一
成立讀書會

　　女人聚在一起有很大的力量。我們彼此激勵學習，我們成立的女性圈子，讓我們的能量更活躍。這本書的智慧來自於許多女人，而且將會在社群形成新的形式，帶來更大的意義。當女人共同分享、討論這本書時，也會促使它進一步發展。這裡提供七個主題，供《女性的身心療癒地圖》的讀書會討論。每個主題都跟這本書其中一個章節有關，包括對這個主題的概論，相關的閱讀建議，以及每個章節所搭配的活動。這只是一個起頭，讓大家有機會一起探訪野性女人。

第一次聚會：領土

閱讀：〈前言：女人，妳準備好回家了嗎？〉、第一章〈開始妳的身心療癒之旅〉

開場：大聲念出第一章的引言（第27頁），來聚集能量。每個女人都簡短說明自己參加這個活動的意圖。

小組討論：

- 妳跟野性女人的景致（第30頁），關係如何？
- 在妳的生活裡，哪裡可以看見妳的野性女人？
- 妳想在哪裡滋養妳與野性女人更強的連結？

小組思考：由一位女人帶領小組，一起練習「觀想妳的骨盆」（第39頁）。然後，彼此分享妳在妳內在的景致裡發現了什麼。

小組活動：花五到十分鐘思考，寫下妳三個創造洞見或夢想。跟小組成員分享其中一個創作夢想，說明它跟妳野性女人的領土有何關聯。把這張寫著三個夢想種籽的紙張帶回家，把它種在妳的花園裡，或放在一個神聖的地方，用來滋養妳發自內心的創作。

結尾：大聲念出第一章的最後一段（第50頁），然後進行「圓圈祈福」，結束這次的聚會。「圓圈祈福」的做法是：大家手牽手，圍成一個圓圈。每位女人把她希望或祈禱時浮現的一個字或詞說出來（不論字詞是自然浮現，或是跟某個特定的主題有關）。重複進行三次，直到每位女人都說了三個字詞為止。

第二次聚會：身體

閱讀：〈第二章：探索妳的女性領土〉

開場：大聲念出第二章的引言（第51頁），來聚集能量。每個女人都簡短說明自己在上一次的聚會學到了什麼。

小組討論：

- 在妳的女性身體裡，妳發現了什麼模式？
- 這些模式如何形塑了妳創造能量的流動？
- 妳渴望恢復哪裡的骨盆平衡，或是想要收復哪片創造領土？

小組思考：由一位女人帶領小組，進行「淨化骨盆能量」的觀想練習（第68頁）。然後，分享妳對骨盆能量的發現。

小組活動：進行「榮耀妳的骨盆」練習（第60頁）。跟小組成員分享妳對療癒、慶祝、增進妳與身體或創造本質的關係。

結尾：大聲念出第二章的最後一段（第94頁），然後進行「圓圈祈

第三次聚會：認同

閱讀：〈第三章：妳真的很女人了嗎？〉

開場：大聲念出第三章的引言（第95頁），來聚集能量。簡單介紹每一位出席的女人。

小組討論：

- 妳如何顯化妳的女性認同？
- 妳放棄了哪一片女性領土，及限制了妳的「女性」表達？
- 對妳來說，什麼是神聖的？它如何協助妳恢復完整的女性領土？

小組思考：由一位女人帶領小組，進行「發現根源區的聲音」（第106頁）。分享妳在接觸根源區的智慧，尋找妳真正的「女性」時，所經驗到的情況及遭遇到的挑戰。

小組活動：練習「評估身為『女性』對妳的意義」（第97頁）。把妳列出的清單跟團體成員分享。注意妳的觀點，有什麼相似及差別的地方。思考神聖的「女性」，並說出妳對「女性」的新表達有什麼渴望。

結尾：大聲念出「祝福妳的身體」（第131頁），然後進行「圓圈祈福」，結束這次的聚會。

第四次聚會：表達

閱讀：〈第四章：活出妳的野性女人〉

開場：大聲念出第四章的引言（第133頁），來聚集能量。簡單介紹每一位出席的女人。

小組討論：

- 妳如何區分「男性」及「女性」？
- 在妳的生活中，妳能夠表現、接納妳的創造之火所帶來的溫暖嗎？
- 妳的光采在哪裡減弱了，哪裡的火源需要照料呢？

小組思考：由一位女人帶領小組，進行「卵巢的靜心冥想」（第138頁）。注意哪一側的卵巢比較吸引妳，在妳的創造生活中，它的表現如何。分享妳的發現，並說出妳從卵巢得到的智慧。

小組活動：根據「每天為卵巢做的事情」（第169頁），與團體成員共同列出一份能滋養火能量的清單，以及一份塑造新的「男性」及「女性」形式的清單。

結尾：大聲念出「滋養腹部的創作之火」最後一段（第168頁），進行「圓圈祈福」，結束這次的聚會。

第五次聚會：生育

閱讀：〈第五章：恢復子宮的母性能量〉

開場：大聲念出第五章的引言（第179頁），來聚集能量。簡單介紹每一位出席的女人。

小組討論：

- 生育，對妳來說是什麼？
- 妳覺得哪裡讓妳有豐盛的感覺？
- 哪裡覺得匱乏，或是渴望有更多的能量流動？

小組思考：由一位女人帶領小組，進行「創造本質的冥想」（第185頁）。分享妳的思考、現在的構思、子宮的智慧，或對於創造本質的夢想。

小組活動：小組一起進行「重新定義『母親』」的練習（第185頁）。仔細思考妳們對於「母親」一詞的共同經驗，以及身為女人所擁有的創造潛能。

結尾：大聲念出第五章的最後一段（第217頁），然後進行「圓圈祈福」，結束這次的聚會。

第六次聚會：家族傳承

閱讀：〈第六章：改變妳家族的傳承模式〉

開場：大聲念出第六章的引言（第219頁），來聚集能量。簡單介紹每一位出席的女人。

小組討論：

• 妳知道有什麼家族傳承限制了妳？
• 在妳的家族傳承中，有什麼是妳失落或遺漏的？
• 有什麼其他的家族背景，界定了妳的創造領域？

小組思考：由一位女人帶領小組，進行「找回家族傳的冥想」（第249頁）。分享母系及父系家族帶給妳的影響。

小組活動：進行「說出妳的恐懼」（第230頁）。跟小組成員分享妳的發現及討論，如果妳的生活不是因為恐懼，而是以信念與信任，從渴望的地方出發，妳的創造領域將有什麼不同。

結尾：大聲念出「祈求祖先的祝福」（第267頁），然後進行「圓圈祈福」，結束這次的聚會。

第七次聚會：神聖形式

閱讀：〈第七章：成為一個完整的女人〉

開場：大聲念出第七章的引言（第269頁），來聚集能量。簡單介紹每一位出席的女人。

小組討論：

- 身為女人，妳會怎麼做？
- 妳的妳的認同、關係、創作、角色、生存方式、日常習慣、身體模式、儀式、與靈性的連結等各種樣貌，在哪裡變得僵硬，無法動態的表達？
- 妳如何塑造新的形式，顯化妳完整的女性特質，及滋養妳的喜悅？

小組思考：由一位女人帶領小組，進行「打開妳的感官」（第274頁）。注意到，當妳的感官打開時，是妳如何覺察的？妳的臨在有什麼全面的改變？。

小組活動：小組成員共用一個大型的碗，一起進行「靈性的沐浴」（第305頁）。每一位女人分別把自己的花及葉子放在這個大碗裡，然後聚在一起，見證集體的創造力。用神聖之水祝福自己。大聲念出「神聖的骨盆」（第325頁），仔細思考妳的神聖中心。

結尾：大聲念出「召喚四個自然元素」（第323頁），進行「圓圈祈福」，結束這次的聚會。

　　完成七次聚會之後，設計一場小組成員可以一起參與的餐會、儀式或有創意的活動，來慶祝妳們與野性女人的旅程。彼此分享這段旅程的經驗。在討論中激發創造出新的儀式、日常行動、創意表現、根源之藥，並在日常生活中持續收復野性女人性的領土。

附錄二
練習單

附錄三
野性女人的自癒練習

　　這個練習，是要發展出新的身體形式以及新的能量管道，增強妳核心的光采，讓它綻放出來。定期的練習，會讓妳有更豐盛的創造能量，妳也能看出這股能量流動，如何影響妳生活所有層面。跟習慣一樣，這些有益的模式會因為經常使用而變得更有力量。妳在中心建立一個有活力又平衡的日常習慣，就能夠召喚讓妳展現創意的資源，或是在遇到挑戰時蒙受福祐，引導妳穿越混亂。

身體的流動——喚醒身體潛能

每天：照顧身體的需求——活動、營養、休息、撫摸。讓妳的身體引導妳獲得歡愉。

每週：淋浴時，花一分鐘做陰道按摩，讓妳的核心恢復生機。減少壓力來源，注重情緒健康。

每月：進行長時間的陰道按摩，接受全方位身體療程，把快樂放在優先順位。

能量的流動——讓振動的能量流經妳的中心

每天：有意識的進行骨盆練習——感覺骨盆裡的能量。讓中心的能量啟發妳，告訴妳外在世界的方向——從恢復妳生活秩序，到創造偉大計畫。

每週：運用骨盆器官的能量，依照所需來淨化妳的中心，恢復核心的平衡及流動，持續練習並堅持妳渴望達成的目標。保留一點空間，讓妳的能量更有活力，釋放不再激勵妳的能量。

每月：設計出創意的修練方式，作為生活的一種方式。找出讓生活各方面更有創造力的方法。

靈性的流動——顯化妳的光采

每天：冥想一分鐘，祈請靈性的祝福（參考第345頁）。在愛中展現妳的美。

每週：進行靈性的沐浴（參考第305頁），定期為自己及他人祈福。

每月：與深層的能量建立關係——到戶外去，處理家族課題，設計自己的儀式。

我們通常無法控制自己會遇上什麼事情，但我們可以選擇用什麼能量來回應。當我們對自己的創意方向，感覺到壓力、衝突，甚至困惑的時候，我們傾向於收縮——這會使身體更緊張，也減少了核心能量的流動。如果我們記得提醒自己，把注意力放在向外擴展上，而不是向內收縮，我們就能迎接更大的能量去改變模式，永遠不會匱乏。把憂心變成祈禱，用信念取代害怕，用祝福代替羞恥感，用平和取代悲傷，用愛取代生氣，讓我們向靈性打開自己，祂們就在我們的身體裡、呼吸裡、生活的流動裡。

一分鐘陰道按摩——讓中心恢復活力

1. 把一根手指頭放進陰道，觸摸骨盆肌肉的右邊，吐氣時用意念想著：「我釋放掉不再需要的東西。」

2. 用手指觸摸骨盆肌肉的左邊，吐氣時用意念想著：「我釋放掉不再需要的東西。」

3. 觸摸骨盆右側的肌肉，對著右卵巢呼吸：「請求右卵巢的光采，充滿我的骨盆。」

4. 觸摸骨盆左側的肌肉，對著左卵巢呼吸：「請求左卵巢的光采，充滿我的骨盆。」

5. 把手指放進陰道，對著骨盆的中心呼吸三次，肯定自己：「我是神聖的、容光煥發的，我把我的光采帶入我的生活。」

一分鐘冥想──祈請靈性的祝福

　　這個冥想可以在沉默、祈禱、散步或任何活動中進行。我常常在步行中進行這個冥想，當我想要得到靈性的協助時，就會在一邊整理家務時，或是開始某件工作時，進行冥想。

1. 把覺知帶到妳身體的中心。
2. 讓妳的骨盆底部，與大地建立連結。
3. 從妳的頭頂與天空之間，建立連結。
4. 想像大地與天空的能量，流進妳的身體，再從妳的中心流出去，當妳坐著、走路、創造或是從事手邊的工作時，擴展妳的潛力。讓這個具有創造力的能量流經妳的中心，妳就能得到靈性能量的祝福。

附錄四
骨盆照護治療師的人力資源

許多方法可以幫助妳,包括骨盆照護治療師。

- 透過www.wildfeminine.com的網址,獲得更多有關「全方位骨盆照護治療」的資訊,以及愈來愈多的全方位骨盆照護治療師名單。

- 打電話給當地的物理治療診所,詢問職員中有沒有女性健康物理治療師。拜訪任何可能的治療師:詢問她們的治療中,是否包括陰道按摩(不是每位女性健康物理治療師都受過內診技術的訓練)。詢問她們治療哪些骨盆狀況。那些能夠治療骨盆腔疼痛(而不是只會治療失禁)的治療師,通常擁有很棒的徒手技巧。

- 在當地找一位懂得運用阿維戈技術進行馬雅按摩的治療師,這是由蘿西塔・阿維戈醫師根據馬雅醫學的傳統療癒方式,所發展出來的技術,透過腹部及薦骨按摩,幫女人跟男人處理骨盆能量的流動及器官的協調。

- 透過貝若協會(Barral Institute)找尋當地的治療師,曾經接受過腹部或骨盆內臟按摩訓練(為腹部或骨盆器官按摩)。這項技術是由法國的整脊醫師尚皮爾・貝若發展出來的,也是為女人及男人調和核心及能量流。

好好呵護妳神聖的中心。
願妳的美麗閃閃發亮——
願妳的骨盆高聲歡唱!

附錄五
骨盆插圖

（編按：中文增訂版增加了五個插圖，幫助讀者了解自己的骨盆位置、骨盆結構、骨盆與生殖系統的相對位置，以及骨盆底部的模樣，使讀者的練習更容易上手。）

　　骨盆是女性身體的根源區，想要更了解妳的創造潛力，或感受核心最根本的能量，就把注意力集中在這裡。

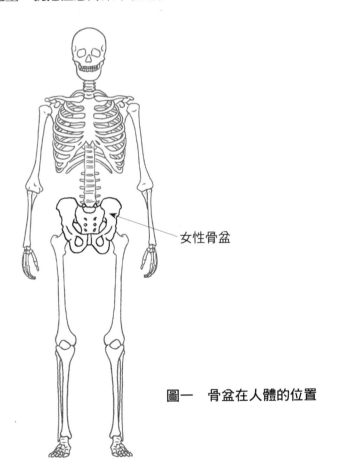

女性骨盆

圖一　骨盆在人體的位置

　　觀想骨盆的結構時，首先在妳的骨盆裡，設定一個地標。將手放在骨盆邊緣上方的位置，也就是骨盆頂端，有時候這裡被稱為髂骨。將妳的手朝骨盆的前端移動，找到恥骨（這塊骨頭在尿道或膀胱開口的前面），妳的左右骨盆在這裡連結。默想這個連結的區域。現在再回到骨盆的頂端，感覺骨盆後部傾斜的骨頭。骨盆從這裡連結到薦骨，這是一塊漂亮的三角型骨頭。

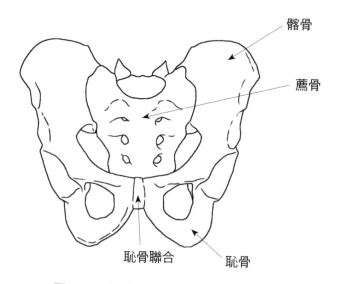

圖二　骨盆的結構（正面圖）

薦骨的大小跟妳的手掌差不多，它的末端就是尾骨（位在屁股之間的尾椎骨）。把妳的手掌放在薦骨上，感受這裡活躍的能量（很多神經末梢及血管交織包圍著薦骨，滋養妳的骨盆）。髂骨、恥骨、薦骨和尾骨，這些地標形成骨盆的碗狀。

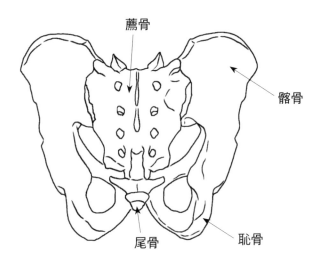

圖三　骨盆的結構（背面圖）

　　把覺知放在骨盆深處的中心，也就是子宮。注意核心的這座創造之井，這裡的能量較為稠密。感覺子宮的兩側，感受卵巢散發的熱力（光或溫暖），在妳的骨盆兩側綻放光采。將注意力集中在骨盆底部。這裡的結構中心，正位於子宮下方，也就是妳的陰道——這是一個通道。做愛、經血以及自然生產都要通過這個通道。

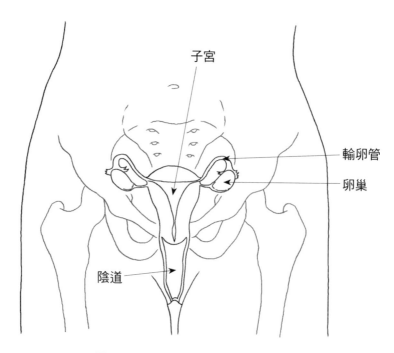

子宮

輸卵管

卵巢

陰道

圖四　骨盆與女性生殖系統

想像骨盆的底部與正面，陰道開口兩側的唇狀物是妳的陰唇。然後位於身體前方，一個為妳帶來歡愉的地方，那是妳的陰蒂。在陰蒂與陰道口之間的是尿道口，尿道上方是妳的膀胱。想像骨盆的後方，在陰道開口處的下方，通往根源區的後面部分，有直腸的通道口。兩個通道口之間是妳的會陰，這是一個充滿活躍動能之地，許多肌肉組織聚集在這裡。觸摸這個地方能立即感受向下扎根的感覺，這是連結大地能量的地方。

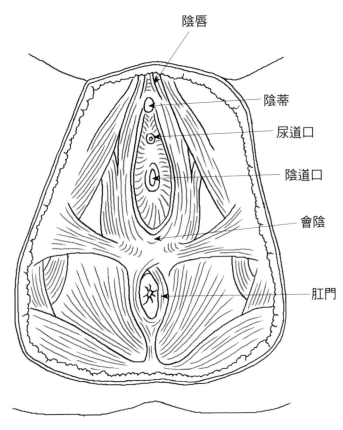

陰唇

陰蒂

尿道口

陰道口

會陰

肛門

圖五　骨盆底部的肌肉

Red Earth 04R

女人的身心療癒地圖（全新增訂版）
全方位骨盆治療，整合妳的女性身體，
喚醒生命野性活力！

Wild Feminine: Finding Power, Spirit &
Joy in the Female Body

作　　者／塔咪・琳・肯特（Tami Lynn Kent）
譯　　者／鍾尚熹
內頁排版／李秀菊
美術設計／謝安琪
插　　圖／王佩娟
特約編輯／金薇華、簡淑媛
責任編輯／黃汝俐

新星球出版

業務發行／王綬晨、邱紹溢、劉文雅
行銷企劃／陳詩婷
總 編 輯／蘇拾平
發 行 人／蘇拾平
出　　版／新星球出版 New Planet Books
　　　　　新北市231030新店區北新路三段207-3號5樓
　　　　　電話／(02) 8913-1005
　　　　　傳真／(02) 8913-1056
發　　行／大雁出版基地
　　　　　新北市231030新店區北新路三段207-3號5樓
　　　　　電話／(02) 8913-1005
　　　　　24小時傳真服務／(02) 8913-1056
　　　　　讀者服務信箱Email:andbooks@andbooks.com.tw
　　　　　劃撥帳號／19983379
　　　　　戶名／大雁文化事業股份有限公司

二版1刷：2024年3月
定價：520元
ISBN：978-626-97446-6-4
版權所有・翻印必究（Print in Taiwan）
缺頁或破損請寄回更換

國家圖書館出版品預行編目（CIP）資料

女人的身心療癒地圖（全新增訂版）：全方位骨盆治
　療，整合妳的女性身體，喚醒生命野性活力！／塔
　米・琳・肯特（Tami Lynn Kent）著；鍾尚熹譯. --
　二版. -- 新北市：新星球出版：大雁出版基地發行，
　2024.03
　　面；　公分. -- (Red Earth ; 04R)
　譯自：Wild feminine : finding power, spirit & joy in
　　the female body
　ISBN 978-626-97446-6-4（平裝）

1.CST：心靈療法　2.CST：心身醫學
3.CST：人格特質　4.CST：女性

418.98　　　　　　　　　　　　　　113001798